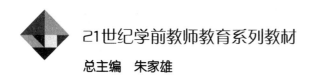

21世纪学前教师教育系列教材

总主编　朱家雄

幼儿卫生学

主　编　李姗泽
副主编　蒋　希

U0386093

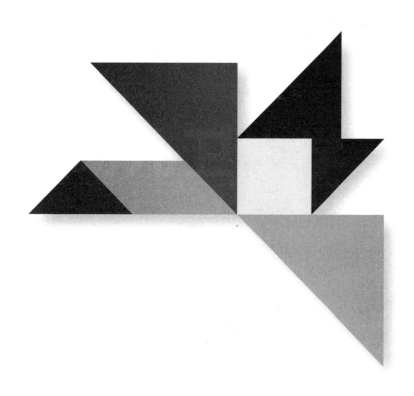

中国人民大学出版社

·北京·

本书编委会

主　编　李姗泽

副主编　蒋　希

参编者（按姓氏音序排列）

蔡红梅　高　红　骆丽娟　钱愿秋

陶　纬　王晓樊　朱萌萌

目 录

下篇　幼儿园的健康保健及研究

绪 论

幼儿卫生学是以幼儿的生长发育与其影响因素之间的相互关系为研究对象，以幼儿的身心发展特点和规律为依据，通过控制和改善影响幼儿生长发育的各种因素，增进幼儿健康、增强其体质、促进其正常生长发育为目的的一门学科。

幼儿出生以后，虽已具有人体的基本结构，但各个器官尚未发育完全，需要经过一个较长的生长发育过程，才能达到结构上的完善和机能上的成熟。在整个生长发育过程中，各个器官的成熟有早有迟，不同时期发育的速度也有快有慢，这就形成了幼儿不同年龄阶段的解剖生理特点和生长发育规律。成长中的幼儿，身体各部分的机构和机能都不够成熟、完善，特别是神经系统对整个机体的控制、调节机能较差，因此抵抗疾病的能力较弱，适应外界环境的能力也较弱。为此，增进幼儿的身体健康，确是一项不容忽视的任务[①]。

《托儿所幼儿园卫生保健工作规范》明确指出："托幼机构卫生保健工作的主要任务是贯彻预防为主、保教结合的工作方针，为集体儿童创造良好的生活环境，预防控制传染病，降低常见病的发病率，培养健康的生活习惯，保障儿童的身心健康。"该规范同时提出了托幼机构的卫生保健工作内容：（1）根据儿童不同年龄特点，建立科学、合理的一日生活制度，培养儿童良好的生活习惯。（2）为儿童提供合理的营养膳食，科学制订食谱，保证膳食平衡。（3）制订与儿童生活特点相适应的体格锻炼计划，根据儿童年龄特点开展游戏及体育活动，并保证儿童户外活动时间，增进儿童身心健康。（4）建立健康检查制度，开展儿童定期健康检查工作，建立健康档案。坚持晨午检及全日健康观察，做好常见

---

① 华东七省市、四川省幼儿园教师进修教材协编委员会. 幼儿卫生学. 上海：上海教育出版社，1986：1.

病的预防，发现问题及时处理。（5）严格执行卫生消毒制度，建立室内外环境卫生清扫和检查制度，做好个人卫生。加强饮食卫生管理，保证食品安全。（6）协助落实国家免疫规划，在儿童入托时应当查验其预防接种证，对未按规定接种的儿童要告知其监护人，督促监护人带儿童到当地规定的接种单位补种。（7）加强日常保育护理工作，对体弱儿童进行专案管理。配合妇幼保健机构定期开展儿童眼、耳、口腔保健，开展儿童心理行为保健。（8）建立卫生安全管理制度，落实各项卫生安全防护工作，预防伤害事故的发生。（9）制定健康教育制度，对儿童及其家长开展多种形式的健康教育活动。（10）做好各项卫生保健工作的信息收集、汇总和报告工作。

　　作为一名将要从事幼儿教师职业的学前教育专业学生，必须具有对幼儿保育的专业态度、专业知识和专业技能。专业态度包括：关爱幼儿，重视幼儿的身心健康，将保护幼儿的生命安全放在首位；富有爱心、责任心、耐心和细心；重视幼儿园生活对幼儿健康成长的重要价值，积极创造条件，让幼儿拥有快乐的幼儿园生活。专业知识包括：了解幼儿卫生保健的内容与要求，熟悉托幼机构保育工作的内容与实施途径等。专业技能包括：合理安排和组织一日生活的各个环节，将教育灵活地渗透到一日生活中；科学照料幼儿日常生活，指导和协调保育员做好班级常规保育和卫生工作；充分利用各种教育契机，对幼儿进行随机教育；有效保护幼儿，及时处理幼儿的常见事故，遇危险情况优先救护幼儿。

人体解剖生理和幼儿的生理卫生

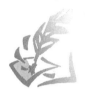

第一章

人体解剖生理及基本特征

本章导读

你了解你的身体吗？你的身体由哪些部分组成？幼儿的身体结构和成人一样吗？他们是"小大人"吗？本章将对人体的解剖生理特点进行概括阐述，并讲述人体的基本形态及基本生理功能，旨在为托幼机构的卫生保健工作奠定理论基础。

学习目标

1. 了解人体的基本形态。
2. 掌握人体的基本生理功能。

第一节　人体概述

一、人体的基本形态

从外在观察人体，整个人体从上到下可以分为头部、颈部、躯干部和四肢四个部分（见图1-1）。

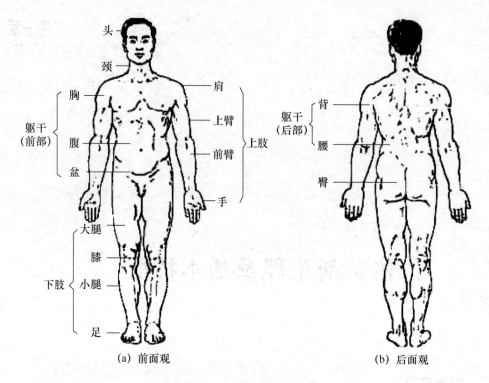

(a) 前面观　　　　　　　　　　(b) 后面观

图 1-1　人体的划分

资料来源：杨壮来，王滨. 人体解剖学. 2 版. 北京：人民军医出版社. 2012：2.

头部　头部包括脑颅和面颅，脑颅比面颅发达。脑颅里有颅腔，颅腔内有脑。面颅上有眼、耳、口、鼻等器官。

颈部　颈部上连头部，下连躯干部，较短而运动灵活。

躯干部　躯干部分为躯干前部和躯干后部两个部分。躯干前部又可分为胸部和腹部，躯干前部内的体腔以膈肌为界，上面是胸腔，下面是腹腔，腹腔下方的骨盆部分是盆腔。胸腔中有心脏、肺、气管、食管等器官，腹腔中有肝脏、胃、脾脏、小肠、大肠等器官，盆腔内有直肠、膀胱、生殖器官等器官。躯干后部分为背和腰。躯干和下肢连接处为臀。

四肢　四肢分为上肢和下肢。上肢有肩、上臂、前臂和手，具有灵活的关节。下肢有大腿、膝、小腿和足，宜于直立行走。

二、人体的基本构成

人体是由细胞构成的，许多形态和功能相似的细胞和细胞间质构成人体的组织，而多种组织按照一定的规律构成具有特定形态且能够执行一定生理功能的器官，一种或多种结构、功能相似的器官组合而成能执行某项完整的生理功能的系统，最后各系统按照一定的规律组合构成完整的人体。

（一）细胞

细胞是人体结构和功能的基本单位，形态多样，大小不一，但结构基本相似，化学成分大致相同。细胞的内部一般由细胞膜、细胞质、细胞核三部分组成。

细胞膜是细胞外面的一层薄而略有弹性的膜，具有一定的通透性，控制着物质进出细胞，允许对细胞有利的物质进入，允许细胞内分泌物和代谢物排出，以此维持细胞的生理功能。

细胞质是细胞膜与细胞核之间的物质，是透明的胶状物质。其中主要的化合物有水、蛋白质、糖类、脂肪等，这些物质对于细胞的新陈代谢是非常重要的。因此，细胞质是细胞新陈代谢的主要场所。

细胞核位于细胞的中央，呈球形，主要化学成分是蛋白质和核酸（DNA 和 RNA），是遗传物质的主要存在部位。

（二）组织

组织是由形态和功能相似的细胞和细胞间质组成的基本结构，人体有四种基本组织：上皮组织、结缔组织、肌肉组织和神经组织。

1. 上皮组织

上皮组织由大量密集排列的细胞和少量细胞间质构成，呈膜状覆盖在人体表面和体内各种管腔壁的内表面。上皮组织具有保护、吸收、分泌、排泄和感觉等功能，位于机体不同部位的上皮组织具有不同的功能，如皮肤表面的上皮组织具有保护功能，胃肠道腔壁上的上皮组织具有吸收和分泌功能。

2. 结缔组织

结缔组织由少量细胞和大量细胞间质组成，广泛地分布于身体各部，如脂肪、软骨和血液等。结缔组织主要起连接、支持、修复、防御、提供营养和保护等作用。

3. 肌肉组织

肌肉组织由肌细胞和少量的结缔组织、毛细血管和神经等组成。肌细胞纤细，能将化学能转化为机械能，产生收缩作用。肌肉组织的收缩是人体四肢运动、呼吸运动、血液循环等活动的动力来源。肌肉组织根据形态和功能，可以分为平滑肌、心肌和骨骼肌三种。

4. 神经组织

神经组织由神经细胞和神经胶质组成。神经细胞，又称神经元，是神经组织的主要成分，具有感受刺激、传导兴奋和整合信息的能力。神经胶质相当于神经组织中的细胞间质，数量比神经元多，对神经元起支持、保护、隔离和提供营养等作用。

神经组织存在于中枢神经系统（脑、脊髓）和周围神经系统。

（三）器官和系统

器官是人体内由多种组织按照一定的规律构成的具有特定形态且能够执行一定生理功能的结构，如心、肝、脾、肺、胃等。器官一般由上面所述的四种基本组织构成，并以某种组织为主。每个器官都有一定的位置，具有一定的形态、构造和功能。

系统由一种或多种结构、功能相似的器官组合而成，能执行某项完整的生理功能。如鼻、咽、喉、气管、肺等器官，共同完成呼气和吸气的功能，所以这些器官总称为呼吸系统。人体根据不同功能可以分为不同系统，如运动系统、消化系统、内分泌系统、生殖系统、循环系统等。

总之，人体的各个组织、器官和系统之间相互联系、相互配合，在神经系统的调节和支配下进行着各种活动，共同完成人体的各种生理活动，使人体成为一个统一的有机整体。

第二节　人体的基本生理功能

人体是生物进化的最高形式。作为一个有序的整体，人体能与外界环境接触，并能做出相应的适应性反应，这些离不开人体的新陈代谢、兴奋性等基本特征。

一、生命活动的基本特征

（一）新陈代谢

新陈代谢是指机体与周围环境进行物质交换和能量交换，从而实现自我更新的过程。它包括同化作用和异化作用两个方面。机体不断地从外界环境中吸收各种物质和能量，将其转化为自己的一部分，储存于体内，这个过程称为同化作用。构成身体的一部分的物质也会不断地进行氧化分解，释放能量，以满足人体各种活动的能量需要，并且还会将分解后的最终产物排出体外，这个过程称为异化作用。同化作用会吸收能量，异化作用会释放能量，异化作用释放的能量除一部分用于同化作用外，其余的会供给个体进行各种生命活动。可见，新陈代谢的过程既有物质的交换，也有能量的交换。机体在与环境进行物质和能量交换的同时，也不断地进行自我更新，这是生命活动最基本的特征，新陈代谢一旦停止，生命也就终止了。

（二）兴奋性

机体或组织细胞对刺激的反应特性或能力，称为兴奋性。兴奋性是在应激的基础上发展起来的，使生物体能够对周围的环境做出适宜反应，是生物能够生产的必要条件。若机体或组织没有兴奋性，则任何刺激均无法引起其反应，因此兴奋性也是生命活动的一种基本特征。

能引起机体或组织细胞发生反应的内外环境变化，称为刺激，刺激的种类繁多，如光、电、声、温度、味道等。刺激要引起机体或组织细胞反应，一般需要三个条件：足够的刺激强度、足够的持续时间和单位时间内强度足够的变化幅度。由刺激所引起的机体或组织细胞的代谢及活动发生相应的变化，称为反应。反应有两种形式，一种是由相对静止状态转变为活动状态，称为兴奋，另一种是由活动状态转变为相对静止状态，称为抑制。

二、生理功能的调节方式

人体生理功能的调节方式主要有神经调节和体液调节两种，其中神经调节是人体最主要的调节方式。

（一）神经调节

神经调节是指神经系统的活动对人体功能的调节，它能够将信息从一个部位传到另一个部位，而且各项神经调节相互独立，互不干扰。神经系统的中枢部分包括脑和脊髓，而脑和脊髓发出的神经，组成神经系统的周围部分，分布在人体的各个部分。神经系统调节的基本方式是反射，机体接收到刺激产生兴奋，通过感受器、传入神经到达中枢神经，中枢神经接收信号并发出神经冲动，神经冲动再经传出神经到达效应器，由此机体完成应答性反应，这整个过程称为反射。而感受器、传入神经、中枢神经、传出神经、效应器这五个部分组成反射弧。例如，我们的手被针扎了之后会立马缩回，这是由于手（感受器）受到了针的刺激而产生兴奋，兴奋沿着传入神经传送给大脑中枢神经，随后中枢神经接收信号并发出神经冲动，神经冲动再沿着传出神经传到手臂等相关肌肉（效应器），引起肌肉收缩，手就缩回来了。

神经调节具有反应迅速、作用时间短、作用部位精准等特点，正常机体只要感受到内外的环境变化就会通过一定的反射途径引起有关器官的规律性反应来恢复和维持机体的相对稳定状态。

（二）体液调节

体液调节是人体内的又一种调节方式，指的是机体的某些细胞能够产生特异性化学物质对细胞组织的活动起调节作用。这些物质包括局部细胞组织的一些代谢产物以及某些特殊细胞组织所产生的化学物质。前者达到一定浓度时，能对细胞组织的活动产生影响；后者借助于血液循环的运输，到达体内一些相应的组织器官，调节其活动。这些起调节作用的特殊化学物质称为激素。产生激素的组织或器官称为内分泌腺。激素的作用具有选择性，激素的作用又可能是弥散的，不具体地针对一种类型的细胞，如甲状腺素能刺激机体总代谢的改变。激素在控制机体代谢、生长和生殖活动中发挥着至关重要的作用。

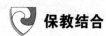 **保教结合**

中班主题活动"我的身体奥秘"

一、主题活动来源

中班幼儿，对自己和别人身体产生许多好奇，谈话中经常会说到自己的身高、自己的身体能力、自己与别人身体的不同等。同时幼儿精力旺盛、活动频率高，会忽视自己的运动能力和周围环境因素，爱追逐奔跑，常发生骨折、割伤、脱白等意外。因此，我们设计了主题活动"我的身体奥秘"，让幼儿进一步认识自己身体的每一部分及每部分之间的联系，探索身体各方面的能力。同时让幼儿认识自己身体与成人身体的区别、身体与周围环境之间的关系，掌握身体控制和平衡能力、安全和自我保护能力。

二、主题活动目标

（1）认识身体主要部分的外部特征。

（2）能运用观察、比较、测量等方法，发现并描述自己与过去、与他人、与成人身体的异同，了解自己的身体发展水平。

（3）在运动中探索自己的身体部位、体形以及身体各部位的作用。

（4）在运动中学会控制和调整自己的身体，探索保护身体的基本方法，树立安全意识。

（5）能用多种记录方式，记录活动过程和讨论过程，并绘制活动绘本。

三、环境创设

人体骨骼、器官模型，人的身体，各种与人体、运动、安全知识、急救等相关的绘本，各种运动器械。

四、家园合作

（1）设立科学育儿宣传栏目，向家长宣传家庭中常存在的危险及保护幼儿身体的科学方法。

（2）重视孩子的体育锻炼，利用假期带孩子远足、爬山、晨练等。

五、主题活动内容

（1）我的身体能量大：了解身体各部位特征、体形和功能，会欣赏和保护自己。

（2）我和别人不一样：用各种方式探索、记录、表达自己身体的特点，学会正确认识自己的身体及能力。

（3）保护身体：探索身体与周围人、环境之间的关系，学会各种保护身体的方法，树立安全意识。

注：每一部分的活动都包含集体教学活动、区域活动，有些还包括家园互动。

 技能实训

对照有关挂图、模型和自己的身体，说出人体的形态、结构及主要器官的名称和部位。

 思考与练习

1. 说出人体的基本结构。
2. 简要说明人体的新陈代谢和调节机能。

 拓展阅读

《中国儿童发展纲要（2011—2020 年）》节选

——儿童与健康领域的主要目标和策略措施①

依照《中华人民共和国未成年人保护法》等相关法律法规，遵循联合国《儿童权利公约》的宗旨，按照国家经济社会发展的总体目标和要求，结合我国儿童发展的实际情况，2011 年，国务院颁布了《中国儿童发展纲要（2011—2020 年）》，从儿童与健康、儿童与教育、儿童与法律保护、儿童与环境四个领域提出了促进儿童发展的主要目标和策略措施。

一、儿童与健康领域的主要目标

（1）严重多发致残的出生缺陷发生率逐步下降，减少出生缺陷所致残疾。

（2）婴儿和 5 岁以下儿童死亡率分别控制在 10‰和 13‰以下。降低流动人口中婴儿

---

① 中华人民共和国中央人民政府网. 国务院关于印发中国妇女发展纲要和中国儿童发展纲要的通知. （2011-08-05）. www.gov.cn/zhengce/content/2011-08/05/content_6549.htm.

和 5 岁以下儿童死亡率。

（3）减少儿童伤害所致死亡和残疾。18 岁以下儿童伤害死亡率以 2010 年为基数下降 1/6。

（4）控制儿童常见疾病和艾滋病、梅毒、结核病、乙肝等重大传染性疾病。

（5）纳入国家免疫规划的疫苗接种率以乡（镇）为单位达到 95% 以上。

（6）新生儿破伤风发病率以县为单位降低到 1‰ 以下。

（7）低出生体重发生率控制在 4% 以下。

（8）0～6 个月婴儿纯母乳喂养率达到 50% 以上。

（9）5 岁以下儿童贫血患病率控制在 12% 以下，中小学生贫血患病率以 2010 年为基数下降 1/3。

（10）5 岁以下儿童生长迟缓率控制在 7% 以下，低体重率降低到 5% 以下。

（11）提高中小学生《国家学生体质健康标准》达标率。控制中小学生视力不良、龋齿、超重/肥胖、营养不良发生率。

（12）降低儿童心理行为问题发生率和儿童精神疾病患病率。

（13）提高适龄儿童的性与生殖健康知识普及率。

（14）减少环境污染对儿童的伤害。

二、儿童与健康领域的策略措施

（1）加大妇幼卫生经费投入。优化卫生资源配置，增加农村和边远地区妇幼卫生经费投入，促进儿童基本医疗卫生服务的公平性和可及性。

（2）加强妇幼卫生服务体系建设。省、市、县均设置 1 所政府举办、标准化的妇幼保健机构。加强县、乡、村三级妇幼卫生服务网络建设，完善基层妇幼卫生服务体系。加强儿童医疗保健服务网络建设，二级以上综合医院和县级以上妇幼保健院设置儿科，增加儿童医院数量，规范新生儿病室建设。加强儿童卫生人才队伍建设，提高儿童卫生服务能力。

（3）加强儿童保健服务和管理。推进儿童医疗保健科室标准化建设，开展新生儿保健、生长发育监测、营养与喂养指导、早期综合发展、心理行为发育评估与指导等服务。逐步扩展国家基本公共卫生服务项目中的儿童保健服务内容。3 岁以下儿童系统管理率和 7 岁以下儿童保健管理率均达到 80% 以上。将流动儿童纳入流入地社区儿童保健管理体系，提高流动人口中的儿童保健管理率。

（4）完善出生缺陷防治体系。落实出生缺陷三级防治措施，加强婚前医学检查知识宣传，规范检查项目，改进服务模式，提高婚前医学检查率。加强孕产期合理营养与膳食指导。建立健全产前诊断网络，提高孕期出生缺陷发现率。开展新生儿疾病筛查、诊断和治疗，先天性甲状腺功能减低症、新生儿苯丙酮尿症等遗传代谢性疾病筛查率达到80％以上，新生儿听力筛查率达到60％以上，提高确诊病例治疗率和康复率。加大出生缺陷防治知识宣传力度，提高目标人群对出生缺陷防治知识知晓率。

（5）加强儿童疾病防治。扩大国家免疫规划范围，加强疫苗冷链系统的建设和维护，规范预防接种行为。以城乡社区为重点，普及儿童健康基本知识。加强儿童健康相关科学技术研究，促进成果转化，推广适宜技术，降低新生儿窒息、肺炎和先天性心脏病等的死亡率。规范儿科诊疗行为。鼓励儿童专用药品研发和生产，扩大国家基本药物目录中儿科的用药品种和剂型范围，完善儿童用药目录。将预防艾滋病母婴传播及先天梅毒综合服务纳入妇幼保健常规工作，孕产妇艾滋病和梅毒检测率分别达到80％和70％，感染艾滋病、梅毒的孕产妇及所生儿童采取预防母婴传播干预措施比例均达到90％以上。

（6）预防和控制儿童伤害。制订实施多部门合作的儿童伤害综合干预行动计划，加大执法和监管力度，为儿童创造安全的学习、生活环境，预防和控制溺水、跌伤、交通伤害等主要伤害事故发生。将安全教育纳入学校教育教学计划，中小学校、幼儿园和社区普遍开展灾害避险以及游泳、娱乐、交通、消防安全和产品安全知识教育，提高儿童家长和儿童的自护自救、防灾避险的意识和能力。建立健全学校和幼儿园的安全、卫生管理制度和校园伤害事件应急管理机制。建立完善儿童伤害监测系统和报告制度。提高灾害和紧急事件中保护儿童的意识和能力，为受灾儿童提供及时有效的医疗、生活、教育、心理康复等方面的救助服务。

（7）改善儿童营养状况。加强爱婴医院建设管理，完善和落实支持母乳喂养的相关政策，积极推行母乳喂养。开展科学喂养、合理膳食与营养素补充指导，提高婴幼儿家长科学喂养知识水平。加强卫生人员技能培训，预防和治疗营养不良、贫血、肥胖等儿童营养性疾病。实施贫困地区学龄前儿童营养与健康干预项目，继续推行中小学生营养改善计划。加大碘缺乏病防治知识宣传普及力度，提高缺碘地区合格碘盐食用率。

（8）提高儿童身体素质。全面实施国家学生体质健康标准。合理安排学生学习、休息和娱乐时间，保证学生睡眠时间和每天一小时校园体育活动。鼓励和支持学校体育场馆设施在课余和节假日向学生开放。完善并落实学生健康体检制度和体质监测制度，并建立学生体质健康档案。

（9）加强对儿童的健康指导和干预。加强托幼机构和中小学校卫生保健管理，对儿童开展疾病预防、心理健康、生长发育与青春期保健等方面的教育和指导，提高儿童身心健康素养水平。帮助儿童养成健康的行为和生活方式。加强儿童视力、听力和口腔保健工作。预防和制止儿童吸烟、酗酒和吸毒。严禁向儿童出售烟酒和违禁药品。

（10）构建儿童心理健康公共服务网络。儿童医院、精神专科医院和有条件的妇幼保健机构设儿童心理科（门诊），配备专科医师。学校设心理咨询室，配备专职心理健康教育教师。开展精神卫生专业人员培训。

（11）加强儿童生殖健康服务。将性与生殖健康教育纳入义务教育课程体系，增加性与生殖健康服务机构数量，加强能力建设，提供适合适龄儿童的服务，满足其咨询与治疗需求。

（12）保障儿童食品、用品安全。完善婴幼儿食品、用品的国家标准、检测标准和质量认证体系，强化生产经营企业的质量意识，建立婴幼儿食品安全监测、检测和预警机制，加强农村地区食品市场监管，严厉打击制售假冒伪劣食品的违法犯罪行为。加强婴幼儿用品、玩具生产销售和游乐设施运营的监管。健全儿童玩具、儿童用品等的缺陷产品召回制度。

（13）加大环境保护和治理力度。控制和治理大气、水、土地等环境污染以及工业、生活和农村面源污染，加强饮用水源保护。加强监管，确保主要持久性有机污染物和主要重金属（铅、镉等）暴露水平符合国家标准。

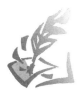

第二章

运动系统及幼儿卫生保健

在生活中，我们了解到"幼儿学走路时经常摔倒，但很少骨折，而老人摔倒后很容易骨折"；"幼儿能跑、会跳了，可是要让他画条直线很困难"。这是为什么呢？本章从解剖学和生理学的角度，在概述人体运动系统的形态结构和功能原理的基础上，介绍了幼儿运动系统的解剖生理特点及卫生保健，为托幼机构的卫生保健工作奠定了基础。

学习目标

1. 熟悉人体运动系统各部分的组成及其生理特点、主要功能。

2. 掌握幼儿运动系统各部分的特点。

3. 掌握幼儿运动系统的卫生保健要点。

4. 能依据幼儿运动系统的特点提出相应的卫生保健措施。

第一节　运动系统概述

运动系统被称为人体动作的执行者，由骨、骨连接（又称骨结合）和骨骼肌三部分组成，在神经系统的调节和各系统的配合下，起着支撑身体、保护内脏器官和执行动作的作用。

一、骨

（一）骨的组成

人体骨骼系统由 206 块骨头连接而成，按部位分为颅骨、躯干骨和四肢骨（见图 2-1）。这三个部位的组成和机能又各有不同。

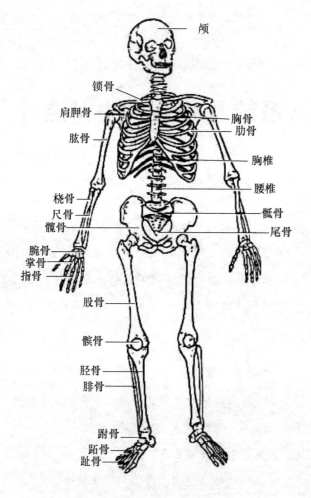

颅

锁骨
肩胛骨
肱骨
胸骨
肋骨
胸椎
腰椎
桡骨
尺骨
髋骨
骶骨
尾骨
腕骨
掌骨
指骨
股骨
髌骨
胫骨
腓骨
跗骨
跖骨
趾骨

图 2-1　全身骨骼

资料来源：郑黎明. 人体解剖学. 上海：复旦大学出版社，2008：46.

1. 颅骨

成人颅由 23 块颅骨组成。颅骨包括脑颅骨和面颅骨两部分，其中脑颅骨有 8 块，面颅骨有 15 块，它们主要对脑等器官起支持与保护的作用。

2. 躯干骨

成人躯干骨包括椎骨（24 块）、肋骨（12 对）、胸骨（1 块）、骶骨（1 块）、尾骨（1

块）。躯干骨主要用于支持身体重量、保护内脏器官以及缓冲人体运动时产生的震荡。

3. 四肢骨

四肢骨包括上肢骨（1对）和下肢骨（1对）。其中上肢骨由锁骨、肩胛骨、肱骨（上臂骨）、前臂骨（尺骨、桡骨）、手骨（腕骨、掌骨、指骨）组成，可以使用工具，完成复杂工作。下肢骨由髋骨、股骨、髌骨、小腿骨（胫骨、腓骨）、足骨（跗骨、跖骨、趾骨）组成。用以支撑人体以及完成各种运动。

（二）骨的形态

根据形态，骨又分为长骨、短骨、扁骨和不规则骨四类。

1. 长骨

长骨多分布于四肢，呈长管状，分为1体2端。体又称骨干，骨质致密，内有髓腔，含骨髓。两端膨大，称骺，有光滑的关节面。骨干与骺相邻的部分，称为干骺端。幼年时有骺软骨，其细胞不断分裂繁殖并骨化，使骨加长；成年后，骺软骨骨化，骨干与骺融为一体，其间留有骺线。

2. 短骨

呈立方形，多成群分布于连接牢固且运动灵活的部位，如腕骨和跗骨。

3. 扁骨

呈扁板状，主要构成颅腔、胸腔和盆腔的壁，起保护作用。

4. 不规则骨

形状不规则，如椎骨。有些骨内有空腔，称含气骨，如上颌骨。此外，还有发生于某些肌腱内的扁圆形小骨，称为籽骨，如髌骨等。

（三）骨的构造

骨主要由骨膜、骨质和骨髓构成（见图2-2），此外还有血管、淋巴管和神经。

1. 骨膜

骨膜覆于骨的内、外表面，是一层较薄的结缔组织膜，内含丰富的血管、淋巴管和神经，包括骨外膜和骨内膜两种。骨外膜又可分内、外两层，其内层和骨内膜均可分化出成骨细胞和破骨细胞，对骨的发生、生长、改建和修复具有重要作用。

2. 骨质

骨质是骨的主要组成部分，由骨组织构成，可分为骨密质和骨松质。骨密质质地致密，耐压性较大，分布于骨的表面。骨松质呈海绵状，分布于骨的内部，按所承受压力和张力的方向交织排列。

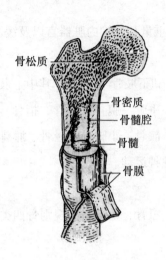

骨松质

骨密质
骨髓腔
骨髓

骨膜

图 2-2　骨的构造

资料来源：何大庆，魏劲波. 解剖生理学. 武汉：湖北科学技术出版社，2007：324.

3. 骨髓

骨髓填充在骨髓腔和骨松质内。人在幼儿期的骨髓内含有不同发育阶段的红细胞和某些白细胞，呈红色，称为红骨髓，具有造血功能。人5岁以后，长骨骨干内的红骨髓逐渐被脂肪组织代替，呈黄色，称为黄骨髓，失去造血功能。但在慢性失血过多或重度贫血时，黄骨髓可转化为红骨髓，恢复造血功能。在椎骨、髂骨、肋骨、胸骨、肱骨和股骨的近侧端松质内，终生保留红骨髓。

各骨的动脉分别来自滋养动脉、干骺端动脉等，动脉间有吻合。骨膜的淋巴管和神经丰富。

知识链接

骨质疏松

人从50岁开始，骨内的无机物逐渐减少，钙含量降低，水含量相应增多；有机物中的蛋白多糖明显减少，而胶原蛋白增多，胶原纤维增粗且排列不规则；骨密质萎缩变薄，骨松质中的骨小梁减少并变细，骨密度降低，骨组织呈多孔、疏松状态；加之骨的弹性减弱，脆性增大，抗压性降低，此时极易发生骨折。对骨密度的检查可诊断早期骨质疏松，预防骨折的发生。

（四）骨的化学成分

骨组织内含有有机物（有机质）和无机物（无机质）。有机物主要为胶原纤维和少量蛋白多糖，赋予骨骼一定的韧性和弹性；而无机物主要是钙盐，赋予骨骼硬度。成人的骨质包含大约2/3的无机质和1/3的有机质。幼儿的骨中有机质含量相对较多，柔性较大，不易骨折，但易弯曲或变形。

（五）骨的生长发育

骨的生长发育有两种方式，即膜内成骨和软骨内成骨。膜内成骨是指骨膜内层的成骨细胞不断形成新的骨质，使骨骼变粗；软骨内成骨是指长骨两端的骺软骨细胞不断生长、骨化，使骨骼变长。人出生后至 20～25 岁，骺软骨逐渐骨化。当骺软骨消失，骨骼则停止生长。骨骼的生长发育主要受生长激素和甲状腺激素调节。

知识链接

长骨发育[1]

长骨的生长、增粗主要依靠其干骺端软骨骨化和骨膜内成骨作用。干骺端骨骼融合，标志着长骨生长结束。

随着年龄的增长，长骨干骺端的软骨次级骨化中心按一定的顺序有规律地出现。骨化中心出现的时间、数目、形态变化可反映长骨的生长成熟程度。通过 X 线检查不同年龄幼儿长骨干骺端骨化中心出现的时间、数目、形态变化，并将其标准化，即可表示骨龄。人出生时腕部无骨化中心，出生后腕部骨化中心的出现顺序为：头状骨、钩骨（3～4 个月），下桡骨骺（约 1 岁），三角骨（2～3 岁），月骨（3 岁左右），大、小多角骨（3.5～5 岁），舟骨（5～6 岁），下尺骨骺（6～8 岁），豌豆骨（9～10 岁），10 岁时发育完全。人 1～9 岁时腕部骨化中心的数目约为自己的岁数加 1。新生儿已经有股骨远端及胫骨近端的骨化中心，因此，判断长骨的生长，对婴儿可拍其膝部 X 线骨片，对稍年长的幼儿可拍其左手腕部 X 线骨片。骨龄是一个独立的生长指标，不依赖于年龄和生长速度的变化，动态观察骨龄变化对于个体生长态势的评价及幼儿内分泌疾病的治疗有重要意义。

二、骨连接

骨与骨之间通过纤维结缔组织、软骨或者骨组织连接，形成骨连接。骨连接有直接连接和间接连接两种。

（一）直接连接

直接连接是相邻两骨通过致密结缔组织、软骨或骨组织形成的连接，活动性小，无间隙。例如，颅骨间的缝、椎骨间的椎间盘等，这种直接连接的活动范围很小或者不能

---

[1] 崔焱. 儿科护理学. 5 版. 北京：人民卫生出版社，2012：23.

活动。

(二）间接连接

间接连接，又叫关节（见图 2-3）。关节的连接主要依赖韧带等致密结缔组织。间接连接的骨与骨之间的空隙较大，有较好的活动性，四肢骨之间及躯干骨之间的连接主要是这种方式。关节主要由基本结构（关节面、关节囊和关节腔）以及辅助结构（韧带、关节盘和关节唇）构成。

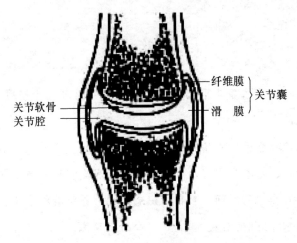

图 2-3 关节模式图

资料来源：褚世居，刘求梅. 正常人体结构. 郑州：河南科学技术出版社，2012：43.

1. 关节的基本结构

关节面：是相邻两骨的接触面，包括关节头和关节窝，两者表面都有光滑、透明的关节软骨，有弹性，在运动时可减少摩擦和震动。

关节囊：由坚韧的结缔组织构成，附着于关节面的周缘及其附近骨面上，封闭关节腔，可分内外两层。外层为纤维膜，内层为滑膜，可分泌滑液，对关节起着保护作用。

关节腔：关节软骨与滑膜共同围成的密闭腔隙称为关节腔，关节腔内充满了滑膜分泌的滑液，有助于维持关节的稳固并减少关节面之间的摩擦。

2. 关节的辅助结构

关节的运动，除了依赖于其基本结构外，还要依赖于韧带、关节盘和关节唇等其他辅助结构。韧带由致密结缔组织构成，可分为囊外韧带和囊内韧带两种，其作用主要在于加强关节的稳固性。关节盘是位于两关节面之间的纤维软骨板，将关节腔分为两部分，能增加关节的稳固性和灵活性。而关节唇是附着于关节窝周缘的纤维软骨环，有加深关节窝、增强关节稳固性的作用。

三、骨骼肌

人体的骨骼肌主要分布于颈部、躯干部和四肢，通常附着于骨骼上，其数量众多，全身共有 600 余块。骨骼肌在人体分布极为广泛，约占人体体重的 40％。骨骼肌收缩速度快而有力，为肢体的运动提供动力，并可在神经系统的调节下，随着人的意识变化收缩和舒张，所以又称为随意肌。骨骼肌是运动系统的动力部分，在神经系统的支配下，通过收缩牵引骨骼而产生运动。每块骨骼肌都具有一定的形态、结构和辅助装置，执行一定的功能，还有丰富的血管、淋巴管和神经分布，因此每块骨骼肌都可视为一个器官。骨骼肌的形状多种多样，通常可分为长肌、短肌、阔肌和轮匝肌四种类型。长肌多分布于四肢，收缩时可显著缩短而产生大幅度的运动；短肌多分布于躯干部深层，具有明显的节段性，收缩时产生的运动幅度较小；阔肌呈薄片状，多分布于胸腹壁，除适应运动功能外，还具有保护内脏的作用；轮匝肌呈环状，多位于孔裂周围，收缩时可关闭孔裂。

第二节 幼儿运动系统的解剖生理特点及卫生保健

一、幼儿骨的特点

（一）幼儿骨的结构和成分特点

1. 容易弯曲变形

成年人骨组织中有机物与无机物含量的比约为 3∶7，与成人相比，幼儿骨组织中含有较多的有机物和较少的无机物，两者的比约为 5∶5，所以幼儿的骨骼弹性大、硬度小，容易由不正确的姿势或其他原因引起骨骼弯曲变形，常常出现"青枝骨折"。而老年人的骨骼较硬、较脆，易发生骨折。

知识链接

何谓"青枝骨折"？[①]

如果把成人的骨头比作干树枝，幼儿的骨头就像娇嫩的青枝，一旦发生骨折，就有可能发生折而不断的现象。就好像鲜嫩的柳枝折断后，外皮还连在一起。幼儿的这种骨折，被称为"青枝骨折"。"青枝骨折"常因为骨骼具有良好弹性而多不完全断裂，按摩伤处时

---

① 唐林兰，于桂萍. 学前儿童卫生与保健. 北京：教育科学出版社，2012：5.

骨折的凹陷感不明显，断骨对周围组织的刺伤力较小，疼痛不如骨头完全断裂时明显，伤肢还可以做些动作，所以常容易被忽视。如果耽误了断骨复位时机，任其自然生长，肢体就会出现畸形，甚至影响正常功能。幼儿正处于生长发育期，若经过及时的治疗，骨折一般很快便可痊愈。

2. 骨髓中全是红骨髓

人5岁前的骨髓全是红骨髓，造血功能强，有利于生长发育；5岁后，骨髓逐渐有脂肪增生，直至成年期。

3. 骨膜较厚

幼儿骨膜较厚，血管丰富，这对骨的生长以及再生都起着重要作用。幼儿的骨若受到损伤，其血液供应丰富，新陈代谢旺盛，愈合比成人快。因此，幼儿发生骨折后应及时处理，否则断骨愈合后断面接口会不吻合，导致局部骨骼变形以及骨的牢固性降低。

（二）幼儿几种主要骨的特点

1. 颅骨

颅骨是由23块形状、大小不等的骨块组成，分为脑颅骨和面颅骨。新生儿的颅骨骨化程度较低，骨块之间的直接连接还没有完成，仅以结缔组织相连接，这些部位称为囟门。囟门主要有两处：前囟门和后囟门（见图2-4）。囟门的闭合反映颅骨的骨化过程，一般来说，前囟门（出生时为1.5~2cm）在人出生后前6个月随着其头围增大而稍变大，在人出生6个月以后逐渐骨化而变小，大多在人出生12~18个月后闭合；后囟门有的在

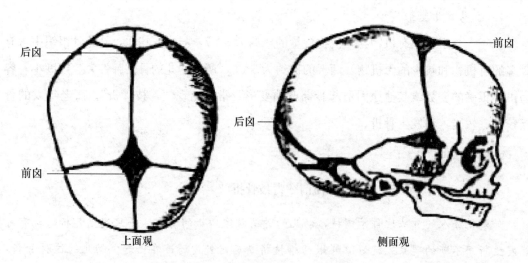

上面观　　　　　　　　　　　　　　　　　　　　　　侧面观

图2-4　新生儿的颅骨（头顶部）

资料来源：朱大年，郑黎明. 人体解剖生理学. 上海：复旦大学出版社，2002：46.

人出生时已经闭合或很小，一般在人出生 6～8 周后闭合，最晚在人出生 2～4 个月后闭合。囟门闭合的早晚，反映了颅骨骨化完成的快慢。早闭合多见于头部畸形的情况，晚闭合常常是由缺钙引起的。

2. 脊柱

脊柱是人体的主要支柱，是由脊椎骨叠加而成，脊柱的变化能够反映脊椎骨的发育情况。成人的脊柱有 4 个生理性弯曲，即颈曲、胸曲、腰曲、骶曲（见图 2-5）。这些弯曲的形成对保持身体平衡、缓冲对大脑产生的震荡有利。新生儿的脊柱只有骶部弯曲，随着年龄的增长、动作的发展，脊柱的生理弯曲逐步形成。人出生 3 个月左右会抬头时，颈曲形成，颈部脊柱向前凸；6 个月左右会坐时，胸曲出现，胸部脊柱向后凸；1 岁左右开始行走时，腰曲出现，腰部脊柱向前凸。人在婴儿期时，脊柱的 4 个生理性弯曲已经出现，但没有完全定型，在平躺时又会消失。而幼儿站立姿势不正确、单肩负重过久、长时间睡软床等均可致脊柱畸形，出现脊柱侧弯、后凸或前凸等。人一般到 23 岁左右，脊柱的骨

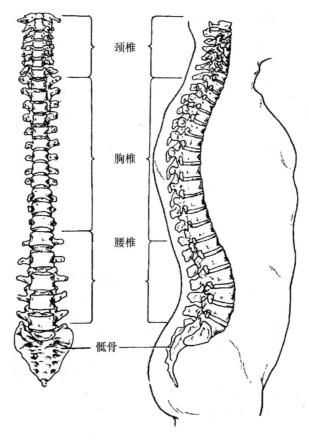

颈椎

胸椎

腰椎

骶骨

图 2-5 人体脊柱

资料来源：曾志成，刘学政. 人体解剖学. 北京：人民卫生出版社，2007：36.

化才会完成，4个生理性弯曲才比较稳定。

3. 腕骨

成人的腕骨共 16 块，左右各 8 块。新生儿的腕骨是由软骨组成的，腕骨骨化还没有出现。人 1 岁左右开始出现腕骨骨化，一直到 10 岁以后 16 块腕骨的骨化（钙化）才全部完成。因此，幼儿的腕骨还没有骨化完全，手腕力量不足，不能负荷过重，即动作要求不能过于精细、时间不宜过长。

4. 胸骨

人在幼儿期胸骨骨骺尚未愈合，胸骨柄、胸骨体、胸骨剑突连接不牢固，要至 20～25 岁时才完全愈合。维生素 D 缺乏、常患呼吸道疾病以及坐姿不正等因素，往往会影响幼儿的胸骨发育，甚至会影响其心肺的发育。

5. 足骨

足骨由 7 块跗骨、5 块跖骨、14 块趾骨组成。跗骨和跖骨通过韧带连接，形成向上凸起的足弓（见图 2-6）。足弓具有增加站立稳定性、缓冲机体运动时产生的震荡以保护大

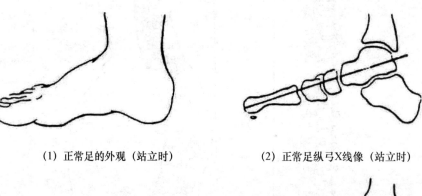

（1）正常足的外观（站立时）　　　　　　　　（2）正常足纵弓X线像（站立时）

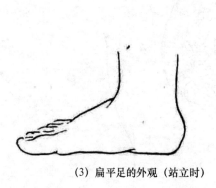
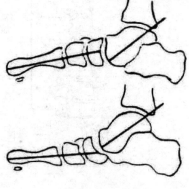

（3）扁平足的外观（站立时）　　　　　　　　（4）扁平足的X线像（站立时）

图 2-6　足弓、扁平足

资料来源：王根本. 医用局部解剖学. 北京：人民卫生出版社，1990：284.

脑和脏器、减轻足部疲劳的作用。婴儿因足部脂肪丰满，肌肉无力，往往看不出足弓。婴儿能够站立、行走后，足弓逐渐形成。稍大的幼儿因足骨、肌肉和韧带发育不全，过多行走、肥胖、负重过大等都容易使足弓塌陷或足弓变小，导致扁平足。对于轻度扁平足，患者感觉并不明显；但严重者会妨碍跑跳或行走，患者往往出现足底麻木或疼痛。

6. 骨盆

正常的骨盆是由髋骨、骶骨和尾骨共同围合而成的不规则骨骼。骨盆是整个骨骼的中心，担负着支持体重和保护盆腔内脏器（膀胱、直肠和生殖器官）的功能。而髋骨又是由髂骨、坐骨和耻骨三种骨接合而成。人在幼儿期，这三种骨未完全骨化，靠软骨接合，一直到19～24岁时这三种骨才完全骨化成一块完整的髋骨。髋骨是人体最大的骨，也是发育成熟最晚的骨。因此，幼儿在运动时要注意安全，切忌从高处往低处跳，避免在外力的作用下发生骨盆移位，影响骨盆发育和生育。

二、幼儿关节的特点

幼儿的关节窝较浅，关节囊及周边韧带比较松弛，肌肉纤维不够粗壮。因此，幼儿关节的伸展幅度和活动范围比成人大得多，肢体运动比较灵活，可塑性较大，但牢固性比较差。特别是肩关节、肘关节和髋关节，在突然的内外力作用下，如用力过猛、悬吊或跌倒，容易出现关节错位现象，俗称"脱臼"。

三、幼儿肌肉的特点

（一）容易疲劳

幼儿肌肉中水分较多，蛋白质、脂肪、无机盐较少。肌肉纤维细弱，肌肉的力量和能量储备都不如成人，因此容易疲劳。但幼儿新陈代谢旺盛，氧气供应充分，消除疲劳较成人快。幼儿会坐、爬、站、行、跑、跳后，其肌肉组织发育迅速，肌肉纤维增粗，肌肉活动能力和耐力会逐步增强。

（二）大肌肉群发育早，小肌肉群发育晚

幼儿肌肉群的发育有一定的规律：上下肢大肌肉群发育较早，小肌肉群发育较晚。因此幼儿的躯干部及上下肢活动能力较强，而腕部和手指的活动能力较差，难以完成精细动作。如3～4岁的幼儿能跑、会跳了，可是要让他画条直线很困难。

知识链接

幼儿粗细动作发育进程表

年龄	粗细动作
新生儿	无规律，动作不协调，常紧握拳
2个月	直立位及俯卧位时能抬头
3个月	仰卧位变为侧卧位，能用手摸东西
4个月	扶其髋部时能使其坐，其在仰卧位时能用双手支持抬起胸部，手能握持玩具
5个月	扶其腋下能使其站得直，其两手能各握一玩具
6个月	能独坐一会儿，能用手摇玩具
7个月	会翻身，自己能独坐很久，能将玩具从一手换入另一手
8个月	会爬，会自己坐起来、躺下去，会扶着栏杆站起来，会拍手
9个月	能试着独站，会从抽屉中取出玩具
10~11个月	能独站片刻，借助扶椅或推车能走几步，能用拇指和食指对指拿东西
12个月	能独走，能弯腰拾东西，会将圆圈套在棍上
15个月	能走得好，能蹲着玩，能堆叠一块方木
18个月	能爬台阶，能有目标地扔皮球
2岁	能双脚跳，手的动作更准确，会用勺子吃饭
3岁	能跑，会骑三轮车，会洗手、洗脸，会脱、穿简单衣服
4岁	能爬梯子，会穿鞋
5岁	能单腿跳，会系鞋带
6~7岁	能参加简单劳动，如扫地、擦桌子、剪纸、做泥塑、结绳等

资料来源：崔焱. 儿科护理学. 北京：人民卫生出版社，2012：34-35.

四、幼儿运动系统的卫生保健

（一）保持正确的坐、立、行姿势，预防骨骼变形

幼儿期是骨骼生长发育的重要阶段，幼儿骨骼的可塑性很大，如果经常保持某些不良的姿势，可影响胸廓的正常发育，造成骨骼畸形。不良的体态如驼背等不仅对幼儿的身体健康不利，而且也容易使幼儿产生自卑感，影响其健康心理的形成。所以为了预防幼儿骨骼变形，应该教育幼儿保持正确的坐、立、行姿势，保持头正、身直、胸舒、臂开、足安。具体应注意的事项为：

（1）幼儿不宜过多坐或者站，不宜睡软床或久坐沙发。

（2）幼儿负重不要超过自身体重的1/8。背书包时要双肩交替，不能长时间单侧负重，避免形成歪肩，最好用有双肩背带的书包。

（3）幼儿园及家庭要为幼儿配备适合其身材的桌椅。桌椅的高度差不合适，有可能引

起幼儿脊柱变形、驼背等问题。而合适的桌椅高度差应能保证幼儿在就座时，两臂能很自然地平放在桌面上、背部能伸直。

（4）幼儿听课、阅读时，应抬头，两肩放平，躯干挺直，两臂自然下垂，大腿平放在椅面上，腰部要靠在椅背上，两小腿与地面垂直或稍微向前伸，脚平放在地上，这样身体比较舒适，不容易疲劳。幼儿阅读时，书应与桌面呈 30～40 度角，应使书本与视线呈直角，这样可避免颈肌的疲劳。

（5）幼儿写字时，应做到头稍微向前倾，两臂等长地放在桌上，使前胸与桌沿保持一个拳头的距离，眼与书本也要保持一定的距离，不要过近。

（6）幼儿站立时，应做到两臂自然下垂，挺胸收腹。休息时两足交替伸出，不要固定在一侧。

（7）幼儿走路时，应做到两足勿向内或向外撇。

（二）组织适宜的体育锻炼和户外活动

适宜的体育锻炼和户外活动，能促进机体的新陈代谢，使肌肉和骨骼得到良好的锻炼，使机体更加强壮；也有利于骨的生长，加速身体长高；还能增强机体的抵抗力，预防佝偻病和其他疾病。就户外活动而言，一年四季均可进行。幼儿出生后应尽早参与户外活动，到人少处呼吸新鲜空气。户外活动的时间可以由开始的每日 1～2 次，每次 10～15 分钟，逐步延长到每日 1～2 小时。稍年长的幼儿除恶劣气候外，正常情况下应多在户外玩耍。幼儿外出时，衣着应适宜，避免穿过多。

组织幼儿锻炼时，安排要合理，运动量要适当。在锻炼内容上要注意全面发展，活动内容多样化，让幼儿的大肌肉群、小肌肉群、动作的协调性都能得到发展；在锻炼强度和时间上，要注意符合幼儿的年龄特点，选择适宜的运动项目和运动量。例如，广播体操和健美操等体操类活动比较适合 3～6 岁的幼儿，这些运动不仅能改善大肌肉群、肩胛带、背及腹肌的运动能力，而且能协调手脚运动，因此有益于肌肉骨骼的发育。在集体幼儿机构中，每天按时进行广播体操，最好四季不间断。幼儿园要注意不宜开展拔河、长跑、踢球等剧烈运动，要尽量避免让幼儿长时间站立。

另外，要让幼儿运动前做好热身活动，运动后做好放松工作，还要做好运动过程中的安全保护工作。

（三）合理膳食，促进骨骼和肌肉生长

骨骼和肌肉的生长必须有充足的营养保障，幼儿要注意补充优质蛋白质、钙、磷、维生素 D 等营养素，保证骨骼和肌肉的生长，可多摄取富含这些营养素的食物，如牛奶、鸡蛋、动物肝脏、瘦肉、虾米、紫菜、海带、豆类和豆制品等。

（四）衣服和鞋帽应宽松适度

幼儿的衣服和鞋帽不宜过于紧身，以免影响血液的循环以及肌肉、骨骼的生长发育。当然过大、过肥、过长的衣服和鞋帽，也会造成活动的不便，影响幼儿动作的发展，还容易造成意外伤害。

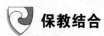 **保教结合**

幼儿的弓背

瑶瑶今年4岁了，这天早上，瑶瑶来到幼儿园，跟李老师问好时，只见瑶瑶爸爸拍着瑶瑶的背说："把背伸直，好好跟老师问好啊……"瑶瑶吐了吐舌头，很尴尬地叫了声"老师早上好"，便飞快地跑进教室，去做别的事情了。爸爸跟老师说："帮我跟她说说，多提醒她把背伸直……不知道她怎么回事，老是喜欢把背弓着。"李老师说："我也发现了，瑶瑶走路的时候喜欢弓背，我提醒过她几次要伸直，她只能坚持一会儿，但过不久又弓了起来。"

就瑶瑶弓背这件事情，李老师非常重视，结合瑶瑶爸爸妈妈的讲述，李老师进行了思考和分析，发现可能是以下原因：

一、缺乏正确的引导

瑶瑶的爸爸妈妈比较忙，她平时主要由爷爷奶奶带。爷爷奶奶在行走、坐立姿势方面给她的引导比较少，所以瑶瑶可能不知道正确的行走、坐立姿势是怎样的，觉得自己的行走、坐立姿势就是正确的，就应该这样。久而久之，就养成了弓背的坏习惯。

二、对大人行为的模仿

爷爷奶奶年龄大了，都出现了走路弯腰的情况，所以瑶瑶可能会不由自主地模仿爷爷奶奶，形成了弓背的习惯。

三、病理因素

幼儿正处于骨骼发育的关键时期，对钙、磷、维生素D等营养素的需求高于成人。如果这些营养素的摄入不足，幼儿的骨骼就可能会出现畸形。据瑶瑶妈妈说，瑶瑶除了弓背，走路好像和其他小朋友比起来也没有那么稳当，总感觉她的腿是软的。所以，综合这些情况，瑶瑶弓背不排除有缺钙的可能。

针对这些分析，李老师和瑶瑶的爸爸妈妈商议后，决定采取一些措施去纠正孩子的这种不良姿势。妈妈带瑶瑶去医院做了检查，确定瑶瑶就是有缺钙的倾向。医生给瑶瑶开了一些伊可新和钙片，并嘱咐要每天按时吃药。除了给瑶瑶每天喂药外，瑶瑶妈妈还给她布置了一个小任务，那就是让瑶瑶每天坚持练习 15 分钟的"站墙根"。具体做法是：以墙壁作为参照，瑶瑶每次站立时脚跟、小腿肚和臀部均触及墙面，而背部离墙 5～8 厘米，以此锻炼良好的站立姿势。同时，瑶瑶的爸爸妈妈也改变了平时一味命令她挺胸抬头的做法，而是告诉了瑶瑶一些具体的方法。例如，每隔半小时，就提醒瑶瑶做一做双肩向后用力、胸向前顶、仰面抬头看天花板（同时转动眼球）的动作，每个动作坚持 10～15 秒，连续做几次。在幼儿园，李老师也是有意通过体育游戏，教给瑶瑶正确的行走、坐立姿势，并利用奖励小机制加以强化练习。经过老师和家长的努力，瑶瑶喜欢弓背的不良习惯最终得到了明显的改变。

 技能实训

在幼儿园实习时，观察记录幼儿的户外活动，找出不符合运动系统保健要求的内容，形成书面分析报告。

 思考与练习

1. 练习题

（1）幼儿的骨骼成分有什么特点？针对这些特点，在组织活动时应注意什么？

（2）幼儿的关节有什么特点？在生活中应注意什么？

（3）幼儿的肌肉有什么特点？我们该如何进行保健？

（4）针对幼儿运动系统的特点，我们该如何进行保健？

2. 教师资格证考试历年真题

（1）幼儿的肌肉中水分多，蛋白质及糖原少，不适合他们的运动项目是（　　　）。（2013 年上半年《幼儿保教知识与能力》）

A. 长跑　　　　　B. 投掷　　　　　C. 跳绳　　　　　D. 拍球

（2）下列哪一种活动的重点不是发展幼儿的精细动作能力？（　　　）。（2017 年上半年《幼儿保教知识与能力》）

A. 扣纽扣　　　　B. 使用剪刀　　　　C. 双手接球　　　　D. 系鞋带

（3）为保护幼儿的脊柱，成人应该（　　　）。（2018 年下半年《幼儿保教知识与能力》）

A. 推荐幼儿用双肩背包　　　　　　　B. 鼓励幼儿睡硬床

C. 组织幼儿从高处往水泥地上跳　　　D. 要求幼儿长时间抬头挺胸站立

拓展阅读

《3～6岁儿童学习与发展指南》中有关幼儿运动系统健康的规定①

（1）要注意幼儿的体态，帮助他们形成正确的姿势。

提醒幼儿要保持正确的站、坐、走姿势；发现有八字脚、罗圈腿、驼背等骨骼发育异常的情况，应及时就医矫治。

桌、椅和床要合适。椅子的高度以幼儿写画时双脚能自然着地、大腿基本保持水平状为宜；桌子的高度以写画时身体能坐直，不驼背、不耸肩为宜；床不宜过软。

（2）利用多种活动发展身体平衡和协调能力。

走平衡木，或沿着地面直线、田埂行走。

玩跳房子、踢毽子、蒙眼走路、踩小高跷等游戏活动。

（3）发展幼儿动作的协调性和灵活性。

鼓励幼儿进行跑跳、钻爬、攀登、投掷、拍球等活动，以及玩跳竹竿、滚铁环等传统体育游戏。

对于拍球、跳绳等技能性活动，不要过于要求数量，更不能机械训练。

（4）创造条件和机会，促进幼儿手的动作灵活协调。

提供画笔、剪刀、纸张、泥团等工具和材料，或充分利用各种自然、废旧材料和常见物品，让幼儿进行画、剪、折、粘等美工活动。

引导幼儿生活自理或参与家务劳动，发展其手的动作。如让幼儿练习自己用筷子吃饭、扣扣子，帮助家人择菜叶、做面食等。

---

① 中华人民共和国教育部. 3～6岁儿童学习与发展指南. 北京：首都师范大学出版社，2012：7-10.

第三章

循环系统及幼儿卫生保健

本章导读

为什么幼儿受伤出血后，凝血较慢？为什么幼儿年龄越小，心率越快？为什么幼儿的扁桃体容易发炎？为什么幼儿的免疫力差，容易患传染病？本章主要介绍人体循环系统的组成及幼儿循环系统的生理解剖特点，并提供幼儿循环系统的卫生保健措施，以帮助幼教工作者在实际工作中对幼儿循环系统进行科学的卫生保健。

学习目标

1. 了解人体循环系统的组成及各器官的结构和主要功能。
2. 熟悉幼儿循环系统的生理解剖特点。
3. 掌握幼儿循环系统的卫生保健措施。

第一节　循环系统概述

在人体的生理活动中，身体组织要不断地得到氧气和养料，同时要不断地把体内产生的二氧化碳和废物排出，这个过程主要由循环系统来完成。循环系统包括血液循环系统和淋巴循环系统两部分。

一、血液循环系统

血液循环系统是一个封闭式的管道系统，由心脏和血管组成。心脏是动力器官，通过不停跳动，提供动力推动血液在体内循环流动；血管是运输血液的管道，血液通过血管在体内不断地循环，为机体的各种细胞提供赖以生存的物质，以保证机体内环境的相对恒定和新陈代谢的正常进行（见图 3-1）。

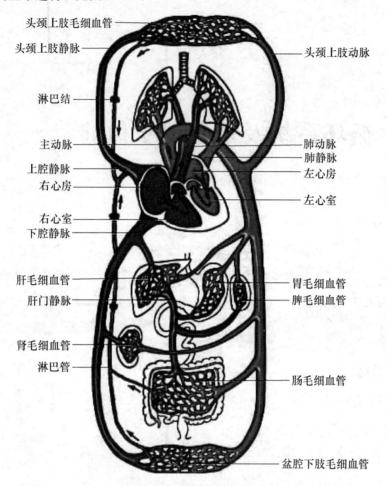

头颈上肢毛细血管
头颈上肢静脉
淋巴结
主动脉
上腔静脉
右心房
右心室
下腔静脉
肝毛细血管
肝门静脉
肾毛细血管
淋巴管

头颈上肢动脉
肺动脉
肺静脉
左心房
左心室
胃毛细血管
脾毛细血管
肠毛细血管
盆腔下肢毛细血管

图 3-1　血液循环系统

资料来源：杨壮来，王滨. 人体解剖学. 2 版. 北京：人民军医出版社，2012：118.

（一）心脏的结构及主要功能

心脏是人体的"生命之泵"。它通过自身节律性的活动——按自身特有的规律收缩、舒张，来实现血液在全身循环往复的流动。

心脏位于胸腔内，两肺之间偏左，横膈肌上方；大小和人自己的拳头差不多；形状似桃，心尖朝下向左前方，心底朝上偏向右方，是血管出入处。

心脏是主要由心肌构成的中空器官，内部可分为四个腔，分别称为左心房、左心室、右心房、右心室。左心室与主动脉相连，右心室与肺动脉相连，左心房与肺静脉相连，右心房与上、下腔静脉相连。左、右心房之间和左、右心室之间均有间隔隔开，故互不相连，心房和心室之间有瓣膜，这些瓣膜使血液只能由心房流入心室，而不能倒流。

心脏的作用是推动血液流动，为器官、组织提供充足的血流量，提供氧和各种营养物质，并带走代谢的终产物（如二氧化碳、无机盐、尿素和尿酸等），使细胞维持正常的代谢等功能。

（二）血管的分类及主要特点

血管是运送血液的管道，遍布全身各处。根据血管内的血流方向及其管壁结构的特点，血管可以分为动脉血管、静脉血管和毛细血管。

1. 动脉血管

动脉血管是血液从心脏流向全身所经过的管道，一般分布在身体较深的部位。在体表个别部分，如在腕部的桡动脉、颈部的颈总动脉等部分也能摸到动脉的搏动。

动脉的特点是管腔较小，管壁较厚且富有弹性，血流速度快。动脉管壁的功能是：心室射血时，管壁扩张，心室舒张时，管壁回缩，促使血液继续向前流动。

2. 静脉血管

静脉血管是血液从全身各处流回心脏的管道。静脉数量比动脉多。

静脉的特点是管腔较大，管壁较薄，管壁弹性小（因弹性纤维和平滑肌较少），血流速度较慢。较大的静脉具有内膜向内折叠而成的瓣膜，可抗地心引力，防止血液倒流。

3. 毛细血管

毛细血管是连接动脉和静脉的网状结构，人体内毛细血管分布最广。

毛细血管的特点是管壁极薄，仅由一层扁平上皮细胞构成，血流速度极慢，是血液与组织液之间物质、气体交换的主要场所。

（三）血液的成分及主要功能

血液是存在于心脏和血管里的液体，由液体的血浆与悬浮于其中的血细胞组成。血细胞包括红细胞、白细胞和血小板。正常人血液总量占体重的 7％～8％。

1. 血浆

血浆相当于结缔组织的细胞间质，为淡黄色、透明的液体。血浆中含有 90％～92％的水分，8％～10％的溶质。在溶质中，血浆蛋白质的含量最多，还有少量无机盐、葡萄糖等。血浆是血细胞生存的环境，主要功能是运输血细胞、营养物质和代谢废物。

2. 血细胞

血细胞分为三类，分别为：红细胞、白细胞和血小板。

（1）红细胞。

红细胞（又称红血球）无完整的细胞结构，没有细胞核和细胞器，呈双面凹陷的圆盘状，直径约为 7.5 微米。人体内红细胞的数量因性别、年龄、地域和机体状态的不同而不同。正常情况下，男性红细胞的数量为 450 万～550 万个/立方毫米，平均约为 500 万个/立方毫米；女性红细胞的数量为 350 万～500 万个/立方毫米，平均约为 420 万个/立方毫米。新生儿的红细胞数量较成人多，高原地区的人红细胞数量较多，人剧烈运动时红细胞数量比安静时要多。红细胞的平均寿命为 120 天左右。

红细胞因含有血红蛋白而呈红色，其主要成分是血红蛋白。血红蛋白是由球蛋白和含铁的血红素结合而成的，它的主要功能是运输氧气和二氧化碳。

正常人血红蛋白的浓度与红细胞的数量有密切关系，血液中红细胞数量多，血红蛋白的浓度也高。红细胞和血红蛋白减少到一定程度就会导致贫血。贫血时，红细胞数量和血红蛋白的浓度常同时减少，但两者不一定平行下降。某些情况下，红细胞数量减少较多，而血红蛋白的浓度不降低；或者红细胞数量减少不多，而血红蛋白浓度降低比较显著。

血红蛋白的特点是：既能与氧气结合又能与二氧化碳结合，而且还能与一氧化碳结合。由于血红蛋白与一氧化碳的亲和力比与氧的亲和力大约 200 倍，空气中只要有少量的一氧化碳，就可能有较多的血红蛋白与之结合，这时能与氧结合的血红蛋白将减少，从而出现缺氧症状或窒息，如煤气中毒就是这一原因。

（2）白细胞。

白细胞（又称白血球）是血细胞中真正有细胞结构的细胞，无色有核，呈球形，体积比红细胞稍大，但数量比红细胞少。正常成年人在安静时，白细胞数量为 4 000～10 000 个/立方毫米，它的平均寿命为几天到十几天。正常时各类白细胞保持一定的比例，但在机体有炎症或其他疾病时，白细胞数量就会明显增加。

白细胞分中性粒细胞、单核细胞、嗜酸性粒细胞、嗜碱性粒细胞、淋巴细胞 5 种，对人体具有重要的保护功能。中性粒细胞和单核细胞具有吞噬作用，能吞噬侵入人体内的微生物和人体本身坏死、衰老、受损的细胞；嗜酸性粒细胞能参与机体的过敏反应（当机体处于过敏状态时，该细胞数量增多）；嗜碱性粒细胞能促进其他白细胞向炎症或过敏反应区迁移；淋巴细胞具有免疫功能。白细胞在机体损伤治愈、抗御病原的入侵和对疾病的免疫方面起着重要作用，因此有"人体卫士"的美称，观察白细胞的变化情况是诊断疾病的方法之一。

（3）血小板。

血小板体积小，直径 2～4 微米，在流动的血液中呈圆形或椭圆形，无色，没有细胞核。血液中含血小板的总数为 10 万～30 万个/立方毫米。血小板的主要功能是促进止血和加速凝血。它的平均寿命为 3～5 天。

（四）血液循环

人体内的血液借助于心脏的节律性搏动，从心脏出来，经过动脉血管、毛细血管、静脉血管，最后再返回心脏的循环过程，称为总血液循环。根据路径的不同，血液循环又可分为体循环和肺循环。

1. 体循环

血液从左心室射出经主动脉及各级动脉流到全身各组织的毛细血管，在此与组织液进行物质交换，供给组织细胞氧和营养物质，运走二氧化碳和代谢产物，动脉血变成静脉血，再经各小静脉、中静脉，最后经过上、下腔静脉及冠状窦流回右心房。

体循环途径：血液从左心室排出→主动脉→各级动脉→全身各组织的毛细血管→各级静脉→上、下腔静脉→右心房。

2. 肺循环

血液由右心室排出经肺动脉及其各级分支流到肺毛细血管，在此与肺泡进行气体交换，吸收氧气并排除二氧化碳，静脉血变为动脉血，最后经肺静脉流回左心房。

肺循环途径：血液从右心室排出→肺动脉及其各级分支→肺毛细血管→肺静脉→左心房。

（五）血压

血液在血管中流动时对血管壁的压力称为血压。血压是促进血液循环的重要条件。心脏收缩时，血液流动对血管壁的最高压力称为收缩压；心脏舒张时，血液流动对血管壁的最低压力称为舒张压。血压的数值随年龄、性别和生理状态的变化而变化。成人的正常收缩压为90～140毫米汞柱，舒张压为60～90毫米汞柱。

二 淋巴循环系统

未被毛细血管所吸收的、可流动的少量组织液进入毛细淋巴管成为淋巴液，淋巴液在淋巴系统中的运行称为淋巴循环。淋巴系统由淋巴管、淋巴液、淋巴结、扁桃体和脾脏等组成。

淋巴系统不仅是血液循环的辅助装置，能够运输全身淋巴液进入静脉，而且是人体重要的防卫体系，能制造出白细胞和抗体，滤出病原体，参与免疫反应，此外，淋巴系统对液体和养分在体内的分配也有重要作用。

（一）淋巴管

淋巴管是淋巴液流经的管道。全身各组织的细胞之间，分布着许多细小的盲管，叫毛细淋巴管，毛细淋巴管逐渐汇合成越来越大的淋巴管。

（二）淋巴液

淋巴液由血浆变成，但比血浆清，水分较多，能从毛细血管壁渗入组织空间。细胞代谢的废物及细胞间的水分也能渗入毛细淋巴管，形成淋巴液。

（三）淋巴结

淋巴结为圆形或椭圆形结构，大小不一，存在于淋巴管经过的地方，主要功能是产生淋巴细胞、抗体以及过滤淋巴液，主要分布在耳后、枕部、颈部、腋窝和腹股沟等处。淋巴结成群存在，如颈部的淋巴结群、腹股沟处的淋巴结群等，各淋巴结群都收纳从一定区域回流的淋巴液。

当细菌、异物随淋巴液进入淋巴结时可被吞噬细胞吞噬。但如果入侵细菌、异物等数量大或毒性强时，会出现淋巴管炎、淋巴结炎。当身体出现炎症时，相应器官处的淋巴结就会肿大。因此，观察淋巴结是否肿大可作为诊断疾病的一个参考依据，如颌骨下方的颌下淋巴结肿大时，即表示口腔或鼻腔、面部有病变。

（四）扁桃体

扁桃体位于口腔后上壁，腭垂（悬雍垂）的两侧，能产生淋巴细胞，具有防御功能。扁桃体本身也可能受到病菌的感染而发炎，即扁桃体炎。

（五）脾脏

脾脏是人体内最大的淋巴器官，位于腹腔左上部，其结构与淋巴结相似，能造血、储血，还能过滤血液。脾内有巨噬细胞，能消除血液内的异物和细菌，也能吞噬衰老的血细胞，固有"血液的清洁工"之称。

（六）淋巴循环途径

组织液进入毛细淋巴管成为淋巴液，淋巴液从毛细淋巴管汇入大的淋巴管，通过淋巴结，最后经左侧胸导管和右侧淋巴管进入两侧的锁骨下静脉。

第二节　幼儿循环系统的解剖生理特点及卫生保健

一、幼儿血液循环系统的特点

（一）幼儿心脏的解剖生理特点

1. 心脏重量占体重的百分比大于成人

幼儿心脏重量占体重的百分比大于成人。新生儿的心脏重 20～25 克，约占体重的0.8%；成人的心脏约 300 克，约占体重的 0.5%。人 1 岁时心脏重 60～75 克，为出生时的 2～3 倍，5 岁时为出生时的 4 倍，9 岁时为出生时的 6 倍，青春期后增加到 12～14 倍，达到成年水平。

2. 血液输出量较少

心室每次收缩射出的血量叫每搏输出量，成人安静状态下每搏输出量约为 70 毫升。幼儿的心肌纤维细嫩，弹性纤维少。因此，其心室壁较薄，心脏收缩能力差，每搏输出量少，心脏负荷力较差。故幼儿不宜做时间较长的或剧烈的运动。人六七岁后，弹性纤维开始分布到心肌壁，心脏的收缩功能和心脏的弹性开始增加。

3. 心率快

心脏每分钟跳动的次数称为心率，应在安静状态下测心率。

心脏受交感神经和迷走神经的双重支配。幼儿支配心脏的迷走神经发育尚未完善，对心脏的抑制作用较弱，心脏以交感神经支配为主。另外，幼儿的心输出量少，而新陈代谢旺盛，只有增加搏动频率才能适应机体组织的需要。不同年龄段的心率如表 3-1 所示。

表 3-1　　　　　　　　　　　不同年龄段的心率　　　　　　　　　　　（次/分）

年龄	新生儿	1 岁以内	2～3 岁	4～7 岁	8～14 岁
平均心率	120～140	110～130	100～120	80～100	70～90

资料来源：张兰香，潘秀萍. 学前儿童卫生与保健. 北京：北京师范大学出版社，2011：14.

（二）幼儿血管的解剖生理特点

1. 管径粗，毛细血管丰富

幼儿的动脉，相对来说比成人粗。幼儿的动脉内径与静脉内径之比为 1：1，成人为 1：2，且幼儿的毛细血管非常丰富，因此，幼儿血管内的血流量大，供给身体各部分的营养物质和氧气充足。

2. 血管相对短

幼儿的血管比成人短，血液在体内循环一周所需的时间短，如人 3 岁时为 15 秒，14 岁时为 18 秒，成年后为 22 秒。供血充足，有利于机体的新陈代谢。

3. 血管壁薄，弹性小

幼儿年龄越小，血管壁越薄，血管弹性也越小。随着年龄的增长，人的血管壁加厚，弹性纤维增多，弹性加强。到人 12 岁时，成熟的动脉构造已形成。

4. 血压低

幼儿的血压比成人低得多，幼儿年龄越小，血压越低，这是由于幼儿心肌力量弱，心脏收缩排出的血量少，加上血管口径较粗，受到的阻力小。随着人年龄的增长，血压也逐渐升高。目前，幼儿血压的正常值尚无统一标准，一般认为幼儿 4 岁前的血压与 4 岁时大致相等。4 岁以后的收缩压约为：（年龄×2）+80（毫米汞柱）；舒张压为收缩压的 2/3。高血压在幼儿中不多见，如果幼儿的收缩压大于 120 毫米汞柱，舒张压大于 80 毫米汞柱，应进行病因检查。

（三）造血及血液的特点

1. 造血

造血器官在人胚胎期和出生后是不同的。

（1）胚胎期造血。

造血首先在卵黄囊出现，然后在肝，最后在骨髓。

（2）出生后造血。

在人出生后的最初几年中，所有的骨髓均为红骨髓，具有造血功能，能产生各种血细胞。随着人年龄的增长，部分红骨髓逐渐被脂肪髓（黄骨髓）所代替，人 5～7 岁时，长骨中出现黄骨髓。但当造血需要时，黄骨髓可以转变成红骨髓，恢复造血功能。

在正常情况下，幼儿出生两个月以后骨髓外造血停止，但当幼儿遇到各种感染、溶血、贫血、骨髓受异常细胞侵蚀等情况时，由于骨髓造血储备力小，肝、脾、淋巴结可以随时根据需要，恢复到胚胎期的造血状态，这时肝、脾、淋巴结肿大。当病因消除后，骨髓造血状态又可恢复正常。

2. 血液组成特点

（1）血量。

幼儿的血量占体重的百分比比成人大。年龄越小，血量占体重的百分比越大，例如，新生儿为 15%，人 1 岁时为 11%，人 14 岁时为 9%，成人则为 7%～8%（见表 3-2）。

表 3-2 不同年龄段的血量占体重的百分比 （%）

年龄	新生儿	1 岁	14 岁	成人
血量占体重的百分比	15	11	9	7～8

资料来源：张兰香，潘秀萍. 学前儿童卫生与保健. 北京：北京师范大学出版社，2011：13.

（2）血浆。

幼儿的血浆含水分较多，含凝血物质（如纤维蛋白和无机盐）较少，因此，幼儿出血时血液凝固时间较长。新生儿出血需 8～10 分钟凝固，幼儿需 4～6 分钟凝固，成人仅需 3～4 分钟凝固。

（3）血细胞和血红蛋白。

幼儿血液内红细胞的数量和血红蛋白量不稳定，随年龄增长而稍有变动。

人出生时，红细胞数量可高达 500 万～700 万个/立方毫米，血红蛋白可达 150～230 克/升。由于幼儿生长发育迅速，血容量增加较快，促红细胞生成素相对不足，使骨髓造血的功能下降，红细胞和血红蛋白逐渐减少，至人出生后 2～3 个月达最低水平，出现生理性贫血。此后，由于贫血对造血器官的刺激，促红细胞生成素增加，红细胞和血红蛋白又逐渐增加。在整个婴儿期，红细胞维持在 400 万个/立方毫米，血红蛋白维持在 110 克/升。在人出生后第 2～4 年又逐渐增加，7～12 岁时达到成人的水平。因此，判断幼儿贫血的程度时必须参照不同年龄段幼儿血象的正常值。

知识链接

生理性贫血[①]

正常宝宝血液内的血红蛋白量可高达 190 克/升以上，出生后 1 周内血红蛋白量逐渐下降，直至出生 8 周后停止，这种下降是生理性的，在医学中被称为"生理性贫血"。

宝宝出现生理性贫血，在保证正常营养的情况下不需治疗。铁剂对生理性贫血无效，反而对宝宝的胃肠道刺激比较大，会影响宝宝的食欲。

如果宝宝是病理性贫血，要做病因诊断，然后才能对症治疗。要和缺铁性贫血、遗传性红细胞增多症等加以区别。

（4）白细胞。

白细胞中的中性粒细胞较少，机体抵抗力相对较差。人出生时，白细胞数为 2 万个/立方毫米，以后开始下降，出生后 2 周左右达 1.2 万个/立方毫米左右，此数值维持在整个婴儿期。人 4～5 岁时降至 0.8 万个/立方毫米，以后逐渐达到成人水平，即 0.7 万个/立方毫米。在婴儿期直至 3 岁，血液中的白细胞数容易因哭闹、近视、肌肉紧张、缺氧等情况而发生波动。

在发育过程中，中性粒细胞与淋巴细胞的比例会发生变化。人出生时，中性粒细胞占 60％～65％，淋巴细胞占 30％～35％；出生后 4～6 天，两者几乎相等；整个婴儿期，淋巴细胞均占优势，约为 60％，中性粒细胞约占 30％；幼儿期，中性粒细胞占比逐渐增大，到 6 岁时两者又相等；6 岁以后，中性粒细胞占比继续增大，逐渐达到成年水平，即中性粒细胞占 65％左右。

---

① 楚思鹏. 育儿百科全书. 北京：中国妇女出版社，2013：79.

（5）血小板。

人在新生儿期的血小板含量波动较大，在出生后 48 小时内数量较低，约 15 万个/立方毫米，出生两周后可达 30 万个/立方毫米，出生 6 个月后血小板含量即与成人相同，为 15 万～25 万个/立方毫米，以后一般不受年龄影响，比较稳定。

二、幼儿淋巴循环系统的特点

淋巴系统在人出生时尚未发育完善，但在幼儿期发育最快。人在 12～13 岁时，淋巴结已经发育完善，其防御和保护机能表现比较显著，表现在幼儿期常有淋巴结肿大的现象。但幼儿期淋巴结的屏障功能较差，感染易扩散，局部轻微感染就可导致淋巴结发炎肿大，甚至化脓。人刚出生时淋巴结不易摸到，随着年龄增长，在其颈部、颌下、腋下和腹股沟处均可摸到黄豆大小的单个淋巴结，无压痛。人 2 岁以后，扁桃体增大速度加快，在 4～10 岁发育达到高峰，14～15 岁时退化，故幼儿期常见的扁桃体肥大往往是正常的生理现象。

三、幼儿循环系统的卫生保健

（一）合理安排营养膳食，注意预防缺铁性贫血

幼儿新陈代谢旺盛，必须要提供给他们充足的营养，尤其要提供给他们富含铁和蛋白质的食物，如瘦肉、动物肝脏、蛋黄等，还要注意纠正幼儿挑食、偏食的毛病，预防缺铁性贫血。同时，要控制幼儿胆固醇和饱和脂肪酸的摄入，从幼年开始就预防动脉硬化。

（二）服装要宽松适度

幼儿的服装、鞋、帽不宜过小、过紧，否则会影响血液循环的速度，造成幼儿不能及时从外界得到氧气、不能及时把体内产生的二氧化碳排出体外。因此，幼儿的服装、鞋帽要宽松舒适，这样有利于血液循环的畅通。

（三）科学合理安排一日活动

幼儿的一日活动安排要科学合理，要注重劳逸结合、动静交替。对不同体质的幼儿要因材施教，避免幼儿长时间精神紧张，要保证幼儿有充足的睡眠，消除其疲劳，减轻其心脏负担。

（四）合理组织体育锻炼，增强体质

要经常组织幼儿进行适合其年龄特点的体育锻炼，促进其血液循环，增强其造血功

能；使幼儿的心肌粗壮结实，改善其心肌纤维的收缩性和弹性，强化其心脏的工作能力，增加每搏输出量。

在组织幼儿进行体育锻炼时要注意以下几点：

1. 活动量要适当

对不同年龄、不同体质的幼儿，应安排不同时间、不同强度的活动。不要让幼儿过度疲劳而影响健康，也不要让其因为活动量不足而达不到锻炼的目的。

2. 活动程序要符合生理要求

组织幼儿运动前应让其先做准备活动，因为人体从安静状态转入剧烈的运动状态，需要一个适应过程。准备活动可以提高心血管系统的机能水平，使心输出量增加，心肌和骨骼肌的毛细血管网扩张，同时使工作肌肉获得更多的氧，从而克服内脏器官的生理惰性，缩短进入工作状态的时间。

运动结束时应做放松运动，尤其在剧烈运动后不应立即停止。因为运动时，心脏向骨骼肌输送大量血液，如果立即停止运动，血液仍留在肌肉中，静脉回流减少，使心脏排血量减少，血压降低，受重力影响，血液不容易到达头部，可造成暂时性脑缺血，而表现为头晕、恶心、面色苍白、心慌、呕吐甚至晕倒等症状。

3. 剧烈运动后不宜马上喝大量的水

运动时会大量出汗，水、盐流失较多，会出现头晕、眼花、口渴等症状，最好喝少量淡盐水。大量饮水会使血液的渗透压降低，导致钠代谢的失衡，影响机体正常的生理机能，甚至会导致肌肉抽筋。除此之外，运动后心脏的活动仍然很活跃，大量喝水会增加循环的血量，因而加重心脏的负担。

（五）注意预防传染病

幼儿的血液中具有吞噬作用的白细胞数量较少，抗病能力差，易患传染病。因此，要随时关注幼儿的起居和活动，预防各种传染病，从而避免由各种传染病引起的心脏病。

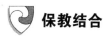 **保教结合**

幼儿运动各时段的科学饮水

幼儿参加户外运动，若大量出汗，机体会失水过多，出现严重的口渴感，在运动过程中很少有条件补水，这就造成了回到教室后的集中饮水问题。特别是夏天，一些幼儿直接到饮水机上接凉水喝。幼儿教师也认为幼儿流了很多汗，需要多补充水，要求其满满地喝一杯。而一次性大量喝水，会使血液稀释，血循环量增加，肾负担加重，严重时可能出现水中毒；而且会使胃液稀释，影响运动后的食欲，对幼儿身体健康不利。

幼儿运动后大量出汗，适时地补充水分是十分必要的。但是在补充水分的时间和饮水量等方面，教师应注意以下几点，以保证幼儿的安全：

一、运动中饮水

在运动过程中，饮水应少量多次。在运动间歇可饮少量水，每次以 150～200 毫升为宜，水的温度以 20 摄氏度左右为宜。这样水分会缓慢补充到体内，不会使血容量发生太大变化，机体内环境较稳定，也不会增加心脏和胃的负担。运动时虽感到口渴，但并不是体内真正缺水造成的，而是运动时口腔和喉黏膜的水分蒸发、尘埃刺激和唾液分泌减少造成的。因此，对这样的口渴，不应该多喝水，而应该以漱口湿润喉咙。

二、运动后饮水

（一）运动结束 10 分钟后再饮水

剧烈运动后，若短时间内饮水过多，虽然能抑制口渴的感觉，但也增加了机体的排尿量和排汗量，使肾脏的负担加重，使体内的盐分进一步丢失，导致电解质紊乱，影响机体的功能。所以，教师在组织幼儿喝水时，要注意把握饮水的时间，一般在运动结束 10 分钟后组织幼儿有序饮水比较适宜。在这期间，教师可以先组织幼儿开展一些放松活动，如散步、听故事等，来充实饮水前的等待时间，避免幼儿消极等待。

（二）运动后喝水要"少量、多次、慢喝"

据研究，人体每小时最多能吸收 800 毫升水，所以每小时内饮水量不能超过一升。教师要提示幼儿一次喝幼儿杯的半杯即可，间隔 15 分钟左右，而且要慢慢地喝，喝得太快会使血容量增加过快而加重心脏的负担，影响身体健康。

（三）运动后喝 10 摄氏度左右的凉开水为最佳

运动后身体会发热，血管扩张，体温一般会升到 39 摄氏度，全身血流加快，大量血液都流向四肢和皮下，而肠胃处于相对缺血状态，这时若大量喝冷饮，胃部血管会突然收缩，引起消化道强烈蠕动，产生腹痛、腹泻，久而久之，会引起消化系统的其他疾病。因此，运动后不要喝 5 摄氏度以下和 15 摄氏度以上的水。

技能实训

在幼儿园见习或实习期间，对某班级一日生活的各个环节进行观察，记录幼儿的饮水情况，分析教师组织幼儿饮水的流程，总结优缺点。

思考与练习

1. 血液循环系统的组成部分及主要功能是什么？
2. 淋巴循环系统的组成部分及主要功能是什么？
3. 为什么幼儿年龄越小，心率越快？
4. 幼儿血管的特点有哪些？为何幼儿一般不会出现高血压现象？
5. 幼儿淋巴系统的特点是什么？
6. 幼儿循环系统的卫生保健措施有哪些？

 拓展阅读

心律失常[①]

正常心脏的起搏点是窦房结，它按一定的频率、顺序及速度沿着心脏传导系统使心脏除极。如起搏点及/或激动传导不正常，即形成心律失常。其临床表现为心跳不规则、心慌、头晕、胸闷、疲乏等，严重时可产生晕厥、心源性休克，甚至出现心搏骤停而危及生命。

很少有人一生中从不发生心律失常，即使一个非常健康的人也不能保证不出现心律失常，只是出现的次数或类型、程度不同。

对心律失常的感觉取决于病人的敏感性，常见的有心慌（心悸），心前区不适、胸闷、憋气、乏力、头晕、四肢无力等。早搏病人会出现心脏停搏和悬空感，也有的会感觉心烦意乱、注意力不集中，有的甚至昏倒、出现突然意识障碍。

大部分心律失常不会持续存在，只在某种情况下如兴奋激动、过度疲劳、夜晚才出现，而且做心电图时不易被抓到。遇到这种情况可为病人做 24 小时动态心电图进行持续监测，若仍不能抓到，就要靠病人自己的回忆了：初发症状是什么，历次发病诱因，自己摸脉时是快还是慢，节律是否整齐，有无面色苍白、四肢发凉、出汗、晕厥等症状。病人将自己所了解的症状告诉医生，以协助医生诊治。

---

① 杨玺，聂军. 心律失常防治 190 问. 北京：金盾出版社，2014：11.

第四章

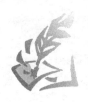

呼吸系统及幼儿卫生保健

本章导读

　　幼儿园中班的萱萱，前几天出现咳嗽、鼻塞、流鼻涕等症状，三天后开始高烧，而且嚷着耳朵疼，医院的检查结果显示萱萱是由上呼吸道感染引起了中耳炎。萱萱的妈妈很纳闷，本来是很常见的感冒，怎么就导致中耳炎了呢？……本章主要介绍人体呼吸系统的组成及幼儿呼吸系统的解剖生理特点，并提供幼儿呼吸系统的卫生保健措施，以帮助幼教工作者在实际工作中对幼儿的呼吸系统进行科学的卫生保健。

学习目标

1. 了解人体呼吸系统的组成及各器官的结构和主要功能。
2. 熟悉幼儿呼吸系统的解剖生理特点。
3. 掌握幼儿呼吸系统的卫生保健。

第一节　呼吸系统的组成

　　人体在新陈代谢过程中，要不断地消耗氧气并产生二氧化碳。机体吸入氧气和排出二氧化碳的过程，称为呼吸。呼吸是通过呼吸系统来完成的。

　　呼吸系统由呼吸道和肺两部分组成。呼吸道是气体的通道，它包括鼻、咽、喉、气管和支气管。肺是主要的呼吸器官，是气体交换进行的主要场所（见图 4-1）。

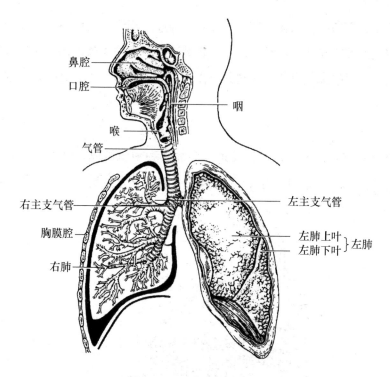

图 4-1　呼吸系统模式图

资料来源：何大庆，魏劲波. 解剖生理学. 武汉：湖北科学技术出版社，2007：106.

一、呼吸道

临床上将鼻、咽、喉称为上呼吸道，气管和支气管称为下呼吸道。

（一）鼻

鼻由外鼻、鼻腔及鼻窦三部分组成。鼻腔的前部覆盖着皮肤，内有鼻毛；其余部分覆盖着黏膜，内含丰富的毛细血管，黏膜能分泌黏液，称为鼻涕。鼻腔能阻挡灰尘、细菌的侵入，并能使吸入的冷空气变得温暖和湿润，从而减少对呼吸道和肺的刺激。总之，鼻腔对空气起着清洁、湿润和温暖的作用，能够减少灰尘、细菌和冷空气对呼吸道和肺的刺激。如果闭上嘴，用鼻子吸入干燥的冷空气并经过加工处理，可以使空气达到 20 摄氏度左右的温度和 70% 的湿度，因此用鼻呼吸比用口呼吸要好。

鼻还是嗅觉器官，嗅觉感受器位于鼻腔上部的黏膜中，有气味的微粒随着空气进入鼻腔后，接触嗅黏膜，刺激嗅细胞产生神经冲动，神经冲动传至大脑皮层产生嗅觉。在刺激强度持续不变的情况下，感受器对该刺激的感受性下降，称为感受器的适应现象，常说的"入芝兰之室，久而不闻其香"指的正是这个现象。

鼻窦是位于鼻腔周围的颅骨内含气的空腔，与鼻腔相通，其黏膜与鼻黏膜相连。鼻窦参与对吸入空气的湿润和加温，对维持人的脸部造型、支撑头颅内部、减轻头颅重量等方面起重要作用，且对喉部发出的声音起共鸣作用。当鼻黏膜发生感染时，炎症可蔓延到鼻窦，引起鼻窦炎。

（二）咽

咽是一条前后略扁的漏斗形肌性管道，由黏膜和咽肌组成，分别与鼻腔、口腔和喉腔相通，根据咽各部分的相邻关系，可把咽自上而下分为鼻咽部、口咽部、喉咽部（见图 4 - 2）。

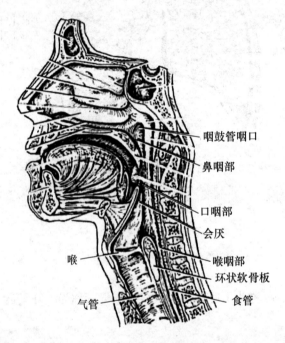

图 4 - 2　咽的矢状切图

资料来源：曾志成，刘学政. 人体解剖学. 北京：人民卫生出版社，2007：92.

在鼻咽部后侧上方两侧各有一条通向中耳的小管即咽鼓管。空气可经咽鼓管进入中耳鼓室，以调节鼓膜内外气压的平衡。

咽下端和喉、食管相连，是呼吸和消化的共同通道。呼吸时，空气经鼻腔、后鼻孔至咽腔。在咽腔内，空气由上方向前下方，经喉进入气管，食物由上方向后下方经喉进入食管，即所谓的咽交叉。吞咽时呼吸停止，呼吸时也不能吞咽，否则会发生"呛食"或"食物误入气管"。因此应避免吃饭时大声说笑的行为。

知识链接

幼儿吃饭时不宜打闹说笑[①]

幼儿吃饭时打闹说笑，易使食物误入气管，引起呛咳及呼吸系统炎症。

因为食物被吞咽到食道里去，是由舌头卷向硬腭，然后到达软腭，由软腭推送到咽；同时软腭和悬雍垂高举，咽门肌肉收缩，鼻腔通咽处暂时关闭，使食物不会进入鼻腔和喉。如果吃饭时大说大笑，在吞咽食物时，呼吸和咽食动作同时进行，易使食物误入气管或鼻腔，引起呛咳、喷嚏、流泪等现象，甚至引发肺炎。若鱼刺碎骨进入呼吸道，那危害就更大了。因此，幼儿在吃饭时思想要集中，不要大说大笑。

（三）喉

喉是气体的通道，也是发音器官，是呼吸道最狭窄的部位。喉由软骨（甲状软骨、会厌软骨、环状软骨）、韧带、肌肉及黏膜组成。

软骨外附有喉肌，喉腔内有黏膜覆盖。软骨构成了支架，可以保持气体畅通。甲状软骨最大，位于喉的前上方，呈倒立的盾牌形，其前方最凸出的部分称为喉结。会厌软骨形同树叶，上端游离，下端借韧带连着甲状软骨，为喉口的盖。吞咽时，喉上升，会厌软骨就遮住喉的入口，可防止食物进入喉腔和气管。

喉腔中部的侧壁左右各有一条声带。两条声带之间的空隙叫作声门裂。发声时声带拉紧，声门裂缩小，呼出的气流冲击声带引起声带振动而发出声音。成年男子的声带长而宽，所以声调较低沉、浑厚；成年女子的声带短而窄，所以声调高而尖。

（四）气管和支气管

气管上端连接喉的下方，下端在胸腔内分为左、右支气管。左支气管细长，右支气管粗短，位置较陡直，因此，有异物误入气管时最易坠入右支气管。气管和支气管都是由半环状软骨构成，因而使管腔敞开，气流畅通。管腔内壁覆盖有一层带纤毛的黏膜，黏膜能分泌黏液，黏住来自空气里的灰尘和细菌。黏膜上的纤毛不断地向咽喉部方向摆动，将灰尘和细菌等异物随黏液运送到喉部，通过咳嗽把痰排出体外。

二、肺

肺位于胸腔内，左右各一，呈半圆锥形。左肺分上、下两叶，右肺分上、中、下三

① 王虹，王喜聪. 宝宝健康益智小绝招. 3版. 北京：中国医药科技出版社，2014：223.

叶。左右支气管分别进入左右两肺，在肺内形成树枝状分支，越分越细，最后形成肺泡管，附有很多肺泡（每个肺有 3 亿～4 亿个肺泡）。

肺泡是半球形的囊泡，是气体交换进行的主要场所。肺泡壁由一层上皮细胞构成，肺泡表面缠绕着毛细血管和弹性纤维。毛细血管与肺泡上皮紧贴在一起，有利于气体交换进行。经呼吸而吸入的氧气，通过肺泡壁和毛细血管壁，由肺泡扩散到血液里；体内的二氧化碳则通过毛细血管壁和肺泡壁由血液扩散到肺泡内，再经呼气而排出体外。

三、呼吸运动

胸腔有节律地扩大和缩小，就是呼吸运动。呼吸运动是呼吸肌在神经系统支配下，进行有节律的收缩和舒张所形成的。外界气体和肺泡内气体的交换是通过呼吸运动来实现的。

呼吸运动包括吸气和呼气两个过程。吸气时，肋间外肌收缩使肋骨和胸骨向上向外移动，胸廓的前后径和左右径增大，同时膈肌收缩，使膈顶部下降，胸廓的上下径也增大，这样整个胸腔的容积扩大，肺也随之增大，肺泡内的气压下降而低于外界大气压，外界空气进入肺泡；呼气时，肋间外肌和膈肌舒张，肋骨因重力作用下降，使膈顶部回升，这样胸廓容积缩小，肺借助本身的弹性而回缩，肺泡内气压升高而高于外界大气压，迫使肺泡内的部分气体排出体外。

呼吸运动在中枢神经调节下有节奏地进行。进入肺泡的氧气，进入血液后再进入组织。二氧化碳从组织进入血液，再到达肺泡。体内二氧化碳增多，刺激呼吸中枢使呼吸变深变快，以增加二氧化碳的排出。当二氧化碳减少到一定量时，呼吸就恢复常态。延髓上控制呼吸的吸气中枢和呼气中枢相互制约以保证呼吸有节奏地交替进行。此外，在大脑皮质的控制下，呼吸系统可以随意吸气和呼气。

肺活量是指尽力吸气后再尽力呼气，所能呼出的气体量。测量肺活量，可以判断健康人呼吸功能的强弱，在一定意义上反映了呼吸机能的潜在能力，因而在体格检查中肺活量常作为测定的一个重要指标。肺活量随年龄、性别以及健康状况的不同而不同，成年男子的肺活量为 3 500～4 000 毫升，成年女子的肺活量为 2 500～3 500 毫升。

第二节　幼儿呼吸系统的解剖生理特点及卫生保健

一、呼吸器官的解剖生理特点

（一）鼻

幼儿的面颅骨发育不完全，鼻和鼻腔相对短小狭窄。新生儿几乎无下鼻道，以后随着面颅骨、上颌骨的发育，鼻道逐渐加长、增宽，直至4岁时才开始形成。

婴儿的鼻黏膜柔嫩且富含毛细血管，缺少鼻毛，故过滤空气的能力差，易受感染。感染后，很容易出现鼻黏膜充血、肿胀、流涕，鼻腔更加狭窄，甚至出现鼻塞，出现呼吸困难。

婴儿的鼻黏膜下层缺乏海绵组织，以后随年龄的增长逐渐发育完全，故幼儿很少发生鼻衄，六七岁以后才多见鼻出血。

幼儿的鼻窦尚未发育完全，随着年龄的增长，面颅骨和上颌骨逐渐发育完全，鼻窦才逐渐发育完全。因此，幼儿虽然容易出现上呼吸道感染，但极少出现鼻窦炎。

幼儿的鼻泪管较短，开口位于眼内眦，瓣膜发育不完全。因此，如果上呼吸道感染，病菌可以通过鼻泪管侵入眼结膜，引起眼结膜炎。

（二）咽

幼儿的咽鼓管粗、直、短，处于水平位，当咳嗽或擤鼻涕时，容易出现上呼吸道感染而侵及中耳，引起中耳炎。

人的扁桃体从1岁开始随着全身淋巴组织的发育而逐渐变大，4～10岁时发育达到最高峰，14～15岁时又逐渐退化。这也是扁桃体炎常见于幼儿期的原因。扁桃体具有防御功能，但当细菌藏匿于其腺窝深处时，其又可成为慢性感染的病灶。

（三）喉

幼儿的喉腔相对狭窄，黏膜纤细柔嫩，富有血管和淋巴组织，发生炎症时容易出现喉部肿胀、喉腔变窄，甚至出现呼吸困难。

幼儿喉部的保护性反射机能不完善，如果吃饭时随意说笑，容易将未嚼碎的食物呛入呼吸道。

幼儿的声门短而窄，声带短而薄，所以声调较成人高而尖。但幼儿的声带还不够坚韧，声门肌肉易疲劳，如果经常扯着嗓子唱歌，不注意保护，声带会充血肿胀、变厚，成为"哑嗓子"。男孩和女孩的声带发育不同，12岁以后区别明显，男孩声带变得较女孩长，声音也开始变低。

3 岁以内的男孩和女孩的喉头外形相似，男孩 3 岁后甲状软骨板的角度开始变锐，10 岁后喉结逐渐明显。

（四）气管和支气管

幼儿的气管和支气管管腔较狭窄，管壁和软骨柔软，肌肉发育不完善，缺乏弹性组织，黏膜血管丰富，黏液分泌不足，管腔较干燥。黏膜上的纤毛运动机能差，不能很好地排出黏液和微生物，因而容易感染而发炎肿胀，导致呼吸道狭窄进而引起呼吸困难。

（五）肺

人在胎儿时期，肺已开始发育，以后随着年龄的增长而进一步发育，主要表现为肺泡的分化。肺泡数量在人出生时约 200 万，在人 8 岁时增至 1 400 万，到成人阶段增至 3 亿；肺泡面积的增长比体表面积的增长明显，肺泡面积在人 1 岁半时为体表面积的 2 倍，3 岁时为 3 倍，成年时为 10 倍。新生儿的肺容积为 65～67 毫升，8 岁时增加 7 倍，12 岁时增加 9 倍；从人出生至成年，气体交换面积增加了 20 倍，约 70 平方米；从人出生到生长发育停止，肺的重量大约增加了 20 倍。

幼儿肺的弹力组织发育较差，血管丰富，整个肺含血多，含气少，肺间质发育旺盛，肺泡数量较少，容易出现黏液阻塞，并易出现肺不张、肺气肿和肺淤血等。

幼儿的胸廓短小且呈圆桶状，肋骨处于水平位，与脊柱几乎成直角，胸廓的前后径与横径基本相等，因此胸腔狭小，但肺相对较大，几乎充满胸廓，加上呼吸肌不发达，肌张力差，呼吸时胸廓的活动范围小，特别是肺的下部（脊柱两侧）受到限制，故吸气时肺扩张有限，换气不够充分，在幼儿患有呼吸系统疾病时这种影响更为明显。随着幼儿开始站立、行走，膈肌逐渐下降，肋骨变得倾斜，胸廓横径渐渐大于前后径，胸廓形状逐渐接近成人，呈扁圆状；由于横隔下降，吸入气体的容积也变大。

二、呼吸运动的特点

胸腔有节律地扩大与缩小，就是呼吸运动。

（一）呼吸频率快

幼儿的呼吸肌运动能力较弱，肺泡数量少，呼吸动作较浅，换气不足，但幼儿的新陈代谢旺盛，对氧气的需求量较大，因此只能加快呼吸频率来满足生理需要。年龄越小，呼吸频率越快（见表 4-1）。

表 4-1		不同年龄段的呼吸频率				(次/分)
年龄	新生儿	0～1岁	1～3岁	4～7岁	8～14岁	成人
呼吸频率	40～44	30～40	25～30	20～25	18～20	16～18

资料来源：张兰香，潘秀萍. 学前儿童卫生与保健. 北京：北京师范大学出版社，2011：9.

（二）呼吸节律不均匀

幼儿支配呼吸运动的神经中枢发育不完善，迷走神经兴奋性占优势，因而呼吸运动容易出现深浅交替或呼吸节律不齐、间歇、暂停等现象，这在新生儿期尤为明显。

（三）幼儿呼吸型

婴幼儿的呼吸肌发育不全，胸廓活动范围小，呼吸时表现为膈肌上下移动明显，主要表现为腹式呼吸。

2岁以后的幼儿已能行走自如，此时幼儿的膈肌位置下移，肋骨由水平位逐渐变成倾斜位，呼吸肌随幼儿年龄的增加而逐渐发达起来，因此幼儿2岁之后才出现胸腹式呼吸，一直到7岁，这种混合式呼吸仍占大多数。胸式呼吸仅在少数9岁以上的女孩中见到。

三、幼儿呼吸系统的卫生保健

（一）培养幼儿良好的呼吸卫生习惯

（1）培养幼儿用鼻呼吸的习惯。如此，空气可通过鼻腔变得清洁、温暖和湿润，可预防上呼吸道感染。应纠正用口呼吸的毛病。

（2）教会幼儿擤鼻涕。擤鼻涕的正确方法是：先轻轻捂住一侧鼻孔，擤完再擤另一侧；擤时不要太用力，不要把鼻孔全捂上使劲地擤；鼻腔通过鼻泪管与泪囊相通，在鼻腔有炎症时，如果擤鼻涕的方法不正确，就可能把细菌挤进鼻泪管，而使鼻泪管、泪囊发炎。鼻腔还通过一根管与中耳相通，即咽鼓管，如果鼻腔内压力太大，细菌进入咽鼓管，也会殃及中耳，引起中耳炎。

（3）教育幼儿不要随地吐痰，要养成在咳嗽、打喷嚏时用手绢或纸巾捂住口、鼻的习惯。

（4）教育幼儿不要随便用手挖鼻孔，以防鼻腔感染或出血。

（5）不要让幼儿蒙头睡觉，以保证吸入新鲜空气。

（二）保持室内空气新鲜

室内空气新鲜，氧气多，病菌就减少，能促进人体新陈代谢，可以增强幼儿对外界气候变化的适应能力，还可预防呼吸系统疾病的发生。因此，应经常开窗通风换气。

（三）科学组织户外活动和体育锻炼

经常参加户外活动和体育锻炼，可以加强呼吸肌的力量，促进胸廓和肺的正常发育，增加肺活量。户外活动还能提高幼儿对冷、热空气的适应能力，增强其抵抗力，降低呼吸道疾病的发生。

（四）严防呼吸道异物

培养幼儿安静进餐的习惯，不要边吃边高声谈笑，防止食物误入气管。教育幼儿不要边玩边吃小食品，更不可抛出来"接食"。不要让幼儿玩纽扣、小电池、硬币、玻璃球、豆粒等小东西，并教育他们不要把这些小物件放入鼻孔。

（五）保护幼儿声带

选择适合幼儿声音特点的歌曲或朗读材料，每句不要太长，每次练习时，发声时间最多在4～5分钟。在练习发声的地点应保持空气新鲜，温度、湿度适宜，相对湿度为40%～60%，温度为18～20摄氏度，避免尘土飞扬。冬季不要让幼儿在室外练声，要避免幼儿在温度骤变的情况下练习发声。要鼓励幼儿用自然的声音唱歌、说话，避免高声喊叫。当幼儿咽部有炎症时，应减少其发音，直到完全恢复为止。

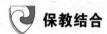 **保教结合**

大班健康、科学教育活动——"好听的声音"

一、设计意图

在日常生活中或者进行游戏时，幼儿常常因为过度兴奋而大声喊叫，这不利于幼儿养成轻声说话、认真倾听的习惯，长此以往可能会破坏幼儿的声带。《3～6岁儿童学习与发展指南》指出幼儿应"具备基本的安全知识和自我保护能力"，"在公共场合不大声说话"。针对幼儿的这个情况，我设计了"好听的声音"这个活动，以帮助幼儿了解声音的来源以及噪声对人的危害，初步分辨好听的声音和噪声，掌握保护嗓子的一些方法，养成轻声说话的良好习惯。

二、活动目标

（1）了解声音的来源以及噪声对人的危害。

（2）初步分辨好听的声音和噪声。

（3）掌握保护嗓子的一些方法，养成轻声说话的良好习惯。

三、活动准备

生活中的各种声音（好听的声音和噪声）、黄豆、米粒等，声带的图片。

四、活动重点

掌握发出好听的声音的方法。

五、活动过程

1. 感受声音，引起兴趣

（1）教师播放生活中的各种声音，让幼儿听音乐并使其猜想都是什么声音。

（2）教师出示空瓶子和一些黄豆、米粒。幼儿尝试用它们发出不同的声音。

2. 探索声音的产生

（1）教师出示小鼓、书、勺子。幼儿探索如何让这些物体发出声音，并观察物体发出声音时的变化。

（2）幼儿自由探索，教师指导幼儿感受物体发声时的振动。

（3）幼儿讨论如何使这些物体发出声音，物体发出声音时有什么变化。

（4）教师小结：物体发出声音时的变化。教师提问：我们讲话时也会有声音，猜猜哪里振动才有声音？

（5）请幼儿将手放到喉咙处，然后发声，感受喉咙里的振动。

（6）教师出示声带的图片，并告诉幼儿是声带振动发出的声音。但我们声带非常薄，我们应该好好保护它。

3. 探索好听的声音

（1）教师播放好听的声音和噪声，请幼儿谈谈感受。

（2）教师总结什么样的声音是噪声，噪声对人身体的危害。

（3）幼儿讨论生活中有哪些好听的声音，哪些是噪声。如何才能发出好听的声音。

（4）教师小结：生活中，好听的声音让人感到舒服，噪声会损害人的健康。我们在活动中要轻轻地说话，不要发出噪声。

4. 活动延伸

幼儿制作"轻声"的标志，贴到教室的各个活动区域。

技能实训

观摩一节幼儿园音乐教育活动，分析其歌曲的选择及整个教学过程是否符合幼儿的呼吸系统的保健工作，形成书面分析报告。

思考与练习

1. 呼吸系统的组成及主要功能是什么？
2. 为什么幼儿年龄越小，呼吸频率越快？
3. 幼儿的鼻有什么特点？如何让幼儿养成正确的呼吸卫生习惯？
4. 为什么要教育幼儿吃饭时不能高声谈笑？
5. 幼儿的声带有什么特点，如何保护幼儿的嗓音？
6. 幼儿呼吸系统的卫生保健措施有哪些？

 拓展阅读

帮幼儿排痰的方法①

幼儿的呼吸系统尚未发育完善，有痰很容易堵在喉、气管中或咽到胃中。这时，家长和教师们应该帮助幼儿及时排痰。

要保持居室内空气清新，定时开窗通风换气，最好将室内温度保持在18～22摄氏度。但要注意，不要让冷风直接吹到幼儿的身上。应将相对湿度保持在60%～65%，可用湿布拖地板的方法来增加房间的湿度。这样有利于幼儿的呼吸道黏膜保持湿润状态，也有利于黏膜表面纤毛的摆动，有助于痰的排出。此外，当幼儿有痰时，家长和教师们还可以试试以下几种方法：

一、拍背法

可在幼儿咳不出来痰时使用应急方法帮助其排痰。具体操作是：在幼儿咳嗽的间隙，让其侧卧或将其抱起侧卧，家长一手五指稍屈，握成空手拳，轻轻地拍打幼儿背部，左侧和右侧交替进行。拍击的力量不宜过大，要从上至下、由外向内，依次进行。每侧至少拍3～5分钟，每日拍2～3次。拍背法不仅能促使幼儿肺部和支气管内的痰液松动，将痰向大气管引流并排出，而且可促进心脏和肺部的血液循环，有利于支气管炎症的缓解，使疾病早日痊愈。

二、饮水法

让幼儿多饮水，尤其是饮23摄氏度左右的凉开水，这样可使咽喉部湿润，起到良好的物理治疗作用，有利于局部炎症的消除。咳嗽发作时，幼儿常有不同程度的脱水，这会

---

① 王新良，张东风. 儿童健康红宝书：幼儿篇. 北京：军事医学科学出版社，2008：81-82.

加重呼吸道炎症，增加分泌物稠度，使痰不易咳出。多饮凉开水能使黏稠的分泌物被稀释后咳出，利于止咳和祛痰。同时，凉开水还能改善血液循环，使机体代谢所产生的废物或毒素迅速从尿中排出，从而减轻其对呼吸道的刺激。

三、蒸气法

将沸水倒入一个大口罐或茶杯中，抱起幼儿，使其口鼻对着升起的水蒸气并使其吸气，可使痰液变稀利于咳出，还可减轻气管与支气管黏膜的充血和水肿，减少咳嗽。但千万要小心，避免发生烫伤。

四、药物法

不要让幼儿随便服用止咳药，以免咳嗽中枢受到抑制而不利于排痰。痰少黏稠难咳出者可在医生指导下使用氯化铵、桔梗、远志等祛痰药；痰多黏稠难咳出者可用必咳平、痰易净、α-糜蛋白酶等；痰自黏者宜用半夏露、杏仁止咳糖浆，有条件时应用超声雾化吸入法处理。中药川贝炖雪梨也有利于化痰止咳，可取梨 1 个，将顶部切下做成盖，挖出核，放冰糖 10 克、川贝末 6 克，盖上梨顶部，放碗内用火蒸熟，即可食用梨并饮梨汁。

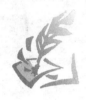

第五章

消化系统及幼儿卫生保健

本章导读

在生活中，我们了解到"幼儿在年龄较小时，不宜食用一些油腻的脂肪类食物"；"婴儿吃奶时如果吸入空气或喂奶后震动胃部，容易发生溢奶现象"。那么，这是为什么呢？本章从解剖学和生理学的角度，在概述人体消化系统的形态结构和功能原理的基础上，介绍了幼儿消化系统的特点及相应的保健要求，以期为托幼机构的卫生保健工作提供参考。

学习目标

1. 熟悉人体消化系统各部分的组成及其生理特点、主要功能。
2. 掌握幼儿消化系统各部分的特点。
3. 掌握幼儿消化系统的卫生保健要点。
4. 能依据幼儿消化系统的特点提出相应的保育措施。

第一节 消化系统概述

人体需要机体不断通过食物从外界获取营养物质以维持生命活动，而食物必须先在消化道内被加工分解为结构简单的小分子物质，才能被机体吸收利用。在消化道内将食物分解为可以被吸收的成分的过程叫消化。经过消化后的小分子营养物质，透过消化道壁进入血液循环的过程叫吸收。食物的消化和营养物质的吸收都是由消化系统完成的。消化系统由消化道和消化腺组成（见图5-1）。其中消化道包括口腔、咽、食管、胃、小肠、大肠和肛门，其主要功能是运送食物及食物残渣，并通过蠕动发挥物理消化作用。消化腺主要有唾液腺、肝脏和胰腺，它们分泌的消化液经过导管输入消化道。

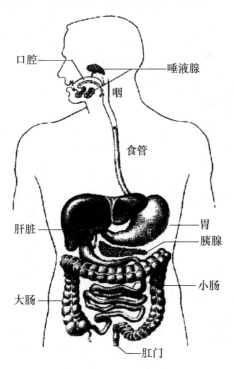

图5-1　人体消化系统

资料来源：石林.健康心理学.北京：北京师范大学出版社，2013：32.

一、消化道

（一）口腔

口腔是消化道的起始部位，包括牙齿、舌和三对唾液腺的开口。口腔的主要作用是将食物切碎，并使其与唾液腺混合，促进胃肠道消化。

1. 牙齿

牙齿嵌于上、下颌骨的牙槽内，是人体最坚硬的部分，它通过咀嚼，将大块食物咬切、研磨成细小食物以便于消化。如图5-2所示，从外观上看，牙齿分为牙冠、牙根和牙颈三部分：暴露在口腔内的称为牙冠；嵌于牙槽骨内的，称为牙根；牙根与牙冠之间的部分，称为牙颈。牙颈表面覆以口腔黏膜，称为牙龈。每个牙根有根尖孔，通过牙根管与牙冠内较大的牙冠腔相通。牙根管与牙冠腔合称牙腔或髓腔。从结构上来看，牙齿由牙釉质、牙本质、牙骨质、牙髓构成：牙釉质是牙齿最外面的一层乳白色组织，极坚硬，但损坏后不能再生；牙本质为牙的主体，当牙本质暴露后，饮食时牙就会觉得酸疼；牙骨质是牙根最外的一层组织；牙齿中央有空腔，称为牙髓腔，里面有丰富的血管和神经。

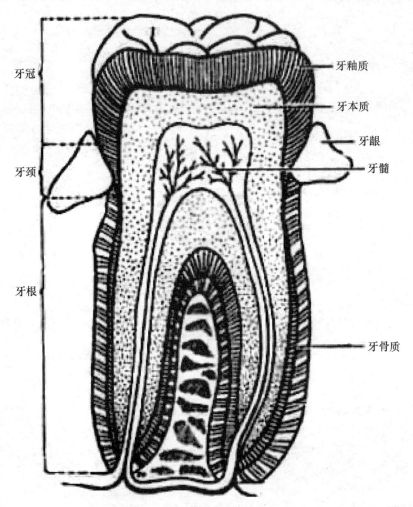

图 5-2　牙齿的构造模式图

资料来源：张雅芳，高振平．人体解剖学．长春：吉林科技出版社，2009：82．

2. 舌

舌位于口腔底，是一个肌性器官。舌表面覆有很多黏膜。舌黏膜表面有许多凸起状的舌乳头，这些乳头中，除了丝状乳头，其他舌乳头均含有味觉感受器，称为味蕾。食物的分子刺激味蕾，味蕾感受刺激并向大脑发送神经信息，大脑进而辨别出食物的味道。舌还有搅拌食物、帮助吞咽及辅助发音的功能。

（二）咽

咽是一个上宽下窄、前后略扁的漏斗形肌性管道，是食管与呼吸道的共同通道，长约

12 厘米，位于第 1～6 颈椎前方。其上方起自颅底，下方在第 6 颈椎下缘或环状软骨的高度与食管相续。咽几乎没有前壁，其前方自上而下分别与鼻腔、口腔、喉口相通。咽具有呼吸功能、吞咽功能。

（三）食管

食管为一段细长的肌性管道，上端与咽接续，下端与胃相连，全长约 25 厘米。经过口腔初步消化的食物通过吞咽进入食道，再经过食道的蠕动进入胃。食管壁黏膜下层含有血管、神经、淋巴管及食管腺。食管腺分泌黏液，经导管排入食管腔，使食物湿润并润滑管壁。另外，食管还可以防止吞咽期间胃内容物反流。

（四）胃

胃位于腹部上方，是消化道最为膨大的部分，为中空的肌性囊状器官，由胃体、胃底、幽门（胃的出口）和贲门（胃的入口）四部分组成。其主要功能是暂时贮存食物、分泌胃液和对食物进行初步的消化。食物进入胃后，通过胃的蠕动被磨碎，同时与胃液充分混合，利于消化酶发挥作用。人摄入的食物在胃中停留 3～4 小时就会变成半消化状态，然后借助胃的运动和幽门的活动，以适合小肠消化和吸收的速度被送入十二指肠。

胃是由平滑肌构成的囊性器官，内层黏膜有许多皱襞，使胃容量可以随内容物的多少而适当扩大或缩小。胃壁由内向外依次是黏膜层、黏膜下层、肌层和浆膜。黏膜层上有很多胃腺，如贲门腺、胃底腺和幽门腺，可以分泌胃液。胃腺分泌的胃液含有胃蛋白酶、盐酸和黏液等。胃蛋白酶在酸性环境中能使食物中的蛋白质初步消化、分解。盐酸的作用有：激活无活性的胃蛋白酶原，使其成为有活性的胃蛋白酶；杀灭随食物进入胃的细菌；进入十二指肠促进促胰液素分泌以及促进小肠对铁和钙的吸收。黏液呈弱碱性，可保护胃黏膜，防止盐酸对胃壁的侵蚀。

（五）小肠

小肠上起胃的幽门，下接大肠中的盲肠，是消化道中最长的一部分，成人的小肠全长 5～7 米。小肠分为十二指肠、空肠和回肠三部分。小肠的主要功能是进一步完成对食物的分解和吸收，人体吸收的大部分营养物质是在小肠被吸收进入血液的。小肠壁的结构与胃壁结构相同，共分为四层。黏膜和黏膜下层向肠腔凸出，形成许多环形皱襞。黏膜上皮和固有层向肠腔凸出形成绒毛，绒毛高 0.5～1.5 毫米，内含丰富的血管和毛细淋巴管等，利于物质的吸收。黏膜的柱状上皮细胞的游离面有微细突起，称为微绒毛，由细胞质膜和细胞质形成。皱襞、绒毛和微绒毛使小肠的吸收面积增加了 600～750 倍。

小肠内的消化液主要有肠液、胰液和胆汁。肠液呈弱碱性，含有淀粉酶、麦芽糖酶、蔗糖酶、肠肽酶和脂肪酶等，对进入小肠的食糜进行进一步消化。胰液中含有弱碱性物质，用以中和由胃进入小肠的盐酸，胰液中含有多种消化酶如胰淀粉酶、胰脂肪酶和胰蛋白酶等，能把淀粉、蛋白质和脂肪彻底分解。胆汁中不含消化酶，其中的胆汁酸盐可以把脂肪乳化成较小的脂肪微粒，以便于胰脂肪醇、肠脂肪酶将其彻底分解。

（六）大肠

小肠吸收完大部分的营养物质后，剩余的食物残渣随小肠蠕动进入大肠。大肠上接回肠，终点是肛门，全长 1.5 米左右，包括盲肠、阑尾、结肠、直肠和肛管五个部分。盲肠中的回盲瓣即可控制小肠内容物进入盲肠的速度，又可阻止大肠内容物逆流到回肠。肛门内括约肌为平滑肌，由肠壁的环形肌增厚形成，有协助排便的作用。肛门外括约肌为横纹肌，围绕在肛门内括约肌外面，有控制排便的功能。大肠液中不含或仅含少量的消化酶，因而无明显的消化作用，其主要的功能是吸收水分、无机盐和少量维生素，使食物残渣形成粪便排出体外。另外，在大肠中生活的一些细菌，可利用大肠内的物质合成少量维生素 K 等。

（七）肛门

肛门是消化道末端通于体外的开口，平时紧闭呈前后纵裂，排便时扩张呈圆形，直径大约 2~3 厘米。肛门部的皮肤呈黑色，皮内有行囊、汗腺及皮脂腺，常因肌肉收缩，形成许多放射形的皱襞。

二、消化腺

消化腺有唾液腺、肝脏和胰腺。消化腺可分泌各种消化液帮助肠道消化各种食物。

（一）唾液腺

唾液腺又称口腔腺，有腮腺、下颌腺和舌下腺 3 对，其中腮腺是最大的一对唾液腺，舌下腺是最小的一对唾液腺。唾液腺的分泌物被称为唾液，唾液腺每天可分泌唾液 1~1.5 升。唾液中包含水分、淀粉酶、溶菌酶、黏蛋白和一些无机盐，水分占到 99%。其中淀粉酶能将食物中的淀粉分解为麦芽糖；溶菌酶具有杀菌作用，可以清洁和保护口腔；黏蛋白对胃壁具有保护作用。总体来讲，唾液起到了使食物湿润、溶解食物、清洁口腔和保护牙齿的作用。

（二）肝脏

肝脏是人体内最大的消化腺，红褐色，质软而脆，位于腹腔右上部，分左、右两叶。肝脏能够分泌胆汁，胆汁暂时贮存在胆囊中。当人摄入含有脂肪类食物时，胆汁会流入小肠，帮助消化脂肪。蛋白质、脂肪和糖的分解、合成都在肝细胞内进行。另外，肝脏还具有参与代谢、贮存糖原、解毒、吞噬、防御等功能。在正常情况下，人体进食半小时后血糖升高，胰岛素将多余的血糖转变成糖原贮存在肝脏中，随着糖原的逐渐消耗，肝脏中的糖原再被分解为葡萄糖进入血液，满足人体的生理需要。肝脏内含有吞噬细胞，有利于加强机体的防御功能。肝细胞可将代谢过程中产生的有毒的氨转化为无毒的尿素，尿素经肾脏排出体外，肝脏是体内的主要解毒器官。

（三）胰腺

胰腺是人体第二大消化腺。胰腺位于胃的后面，能分泌胰液帮助食物消化。胰液中有胰淀粉酶、胰蛋白酶、胰脂肪酶等消化酶，能比较彻底地消化各种食物。在胰腺的腺泡之间，还有一些特殊的腺细胞团，称为胰岛。其分泌物主要是胰岛素和胰高血糖素，它们直接进入血液，并被运往全身。胰岛素能够使血糖浓度降低，而胰高血糖素则能提高血糖浓度。它们有机配合，共同调节血糖浓度，使血糖浓度保持相对稳定。

知识链接

我们肚子里的食客①

关于消化系统解剖生理特点的知识看上去深奥难懂，但我们其实可以通过合适的方式来呈现，使幼儿也能够理解这些抽象的知识。作家高士其在一篇科学小品中生动形象地描写道：一开前门便是切菜间，壁上有自来水，长流不息，菜刀上下，石磨两列，排成半圆形，还有一个粉红色活动的地板。后面有一条常常的通道，直达厨房。厨房是一只大油锅，可以收缩，里面自然产生一种酸性很强的汁液，一种神秘的酵汁。厨房的后面，先有小食堂，后有大食堂，弯弯曲曲，千回百转。小食堂备有咖喱似的黄汁，以及其他油呀醋呀，一应俱全。大食堂的设备，较为粗简，然而客座极多，可容无数的细菌，一出后门，直通马桶。

第二节　幼儿消化系统的解剖生理特点及卫生保健

一、幼儿消化系统的解剖生理特点

（一）牙齿

人体有两副牙齿，即乳牙和恒牙。乳牙通常在人出生后 4～10 个月开始萌出，2～2.5 岁出齐，共 20 颗。人 2 岁以内乳牙的数量约为月龄减 4～6，但乳牙的萌出时间存在较大的个体差异。人 12 个月后未出牙为乳牙萌出延迟。乳牙萌出顺序一般为下颌先于上颌、

---

① 李海芸，江琳. 幼儿营养与幼儿园膳食管理. 北京：北京师范大学出版社，2015：26.

自前往后。人的乳牙在 6~7 岁开始脱落，同时恒牙萌出，至 12~14 岁换牙结束，恒牙共 32 颗（见图 5-3）。

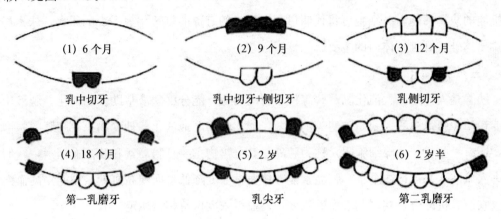

(1) 6 个月 乳中切牙

(2) 9 个月 乳中切牙+侧切牙

(3) 12 个月 乳侧切牙

(4) 18 个月 第一乳磨牙

(5) 2 岁 乳尖牙

(6) 2 岁半 第二乳磨牙

图 5-3 乳牙萌出顺序

资料来源：唐林兰，于桂萍. 学前儿童卫生与保健. 北京：教育科学出版社，2012.

乳牙是幼儿重要的咀嚼器官，能帮助消化、促进下颌骨正常生长、帮助正常发音以及对恒牙的正常萌出等都有着重要的作用。但幼儿乳牙的结构和钙化程度都不成熟，牙釉质薄而牙本质软脆，再加上牙齿咬面的窝沟又较多，容易受致龋因素的影响，患龋齿率高。

（二）舌

幼儿的舌宽而短，舌下系带发育不完善，舌不灵活，搅拌食物和帮助咀嚼、吞咽能力差，辅助发音的功能也不好。所以幼儿通常吃饭慢，发音不清楚。

（三）食管

人在新生儿期的食管长 10~11 厘米，1 岁时约为 12 厘米，5 岁时食管约为 16 厘米，学龄期为 20~25 厘米，成年后为 25~30 厘米。婴儿的食管呈漏斗状，黏膜纤弱、腺体缺乏、弹力组织和肌层不发达，食管下端贲门括约肌发育不成熟，控制能力差，常发生胃食管反流，这种症状一般在出生 8~10 个月后消失。幼儿的食管比成人短而窄，黏膜柔嫩，管壁较薄且弹力组织发育较差，易受损伤。因而，幼儿喜欢吃细滑的食物而不喜欢吃如叶类蔬菜等粗纤维的食物等。

（四）胃

婴儿的胃呈水平位，贲门和幽门几乎水平，如同倒放的水壶。而且其贲门括约肌不够发达，因而婴儿吃奶时如果吸入空气或给婴儿喂奶后震动胃部，容易发生溢奶现象。当婴儿会走后，胃的位置逐渐由水平变为垂直。

幼儿胃容量小，以后胃容量随着幼儿年龄的增长逐渐增大。如新生儿的胃容量为 30~50 毫升，3 个月的婴儿约为 100 毫升，1 岁的幼儿约为 250 毫升，3 岁的幼儿约为 700 毫升，6 岁的幼儿约为 900 毫升。哺乳后不久其幽门即开放，胃内容物逐渐流入十二指肠，故实际哺乳量常超过上述各期的胃容量。胃排空时间因食物种类不同而异，水 1.5～2 小时，母乳 2～3 小时，牛乳 3～4 小时。早产儿胃排空慢，易发生胃潴留。除此之外，胃壁组织正处于发育过程中，胃壁黏膜薄嫩；胃壁肌肉组织、弹性组织及神经的发育都未完善，胃的伸展、蠕动能力差，分泌的消化液酸度低、消化酶少，因此幼儿胃的消化能力较弱。

（五）肠

幼儿的肠管总长度约为身长的 6 倍，而成人仅为 4.5 倍。幼儿肠黏膜细嫩，富有血管和淋巴管，小肠绒毛发育良好，因此小肠肠壁通透性好，吸收能力较强。但肠壁的屏障功能较差，当消化道发生感染时，肠内的毒素或病原体也容易由肠壁进入血液。

幼儿肠壁肌层及弹力纤维发育不完善，肠的蠕动能力不如成人，而且肠内的各种消化液的质量较差，对食物的消化能力弱。

由于植物性神经调节能力差，幼儿易发生肠道功能紊乱，出现腹泻或便秘。幼儿一旦发生消化道感染，肠内毒素或细菌也容易通过肠壁进入血液，使病情加重。另外，幼儿肠壁薄，升结肠、直肠与腹后壁的固定性差，若出现腹部受凉、饮食突然改变、腹泻等状况，肠蠕动会加强并失去正常节律，从而诱发肠套叠或脱肛。

（六）唾液腺

唾液腺在人出生时尚未发育成熟，唾液分泌少，故黏膜干燥，易于受损。至人出生 3 个月后唾液分泌才明显增加，内含唾液淀粉酶及大量黏液素，其分泌随人年龄的增大而增多。故淀粉类食物宜在出生 3 个月后添加，过早添加婴儿难以适应。在婴儿期，当唾液分泌增多后，由于婴儿口腔较小而浅，又不善于将口内过多的唾液咽下，易表现出流涎现象，称为生理性流涎。

（七）肝脏

幼儿的肝脏相对较大，5 岁时约重 650 克，占体重的 3.3%，而成人的肝脏只占体重的 2.8%～3.0%。正常幼儿的肝脏可在右侧锁骨中线的肋缘下约 2 厘米处触及，4 岁以后逐渐缩入肋下。

幼儿早期肝脏发育不完善，胆汁分泌量较少，因此对脂肪的乳化能力较差，不利于脂肪的进一步消化。再者，肝脏对糖原的储存量太少，容易因饥饿引发低血糖，所以为幼儿提供的膳食次数要比成人多。另外，肝脏的解毒能力也相对较弱，膳食中提供的蛋白质不宜太多，以防蛋白质在代谢过程中产生大量有毒物质，加重肝脏负担。

（八）胰腺

幼儿的胰腺富有血管和结缔组织，实质细胞较少，分化不全，但已具备成人所有的消化酶，能够完成消化作用。幼儿对淀粉、脂肪类食物的消化能力较差，因此安排幼儿的膳食时要掌握好食物中脂肪、淀粉和蛋白质的比例。另外，婴幼儿时期的胰腺分泌容易受到炎热气候和各种疾病的影响而被抑制，导致消化不良。随着年龄的增长，人的胰腺功能日趋完善。

（九）肠道细菌

在母体里，胎儿肠道内无细菌，出生后数小时细菌即由口、鼻、肛门进入肠道，主要分布于结肠及直肠内。肠道菌群受食物成分影响，母乳喂养儿的肠内双歧杆菌占绝对优势；人工喂养儿和混合喂养儿肠内的大肠埃希菌、嗜酸杆菌、双歧杆菌及肠球菌所占比例几乎相等。正常肠道菌群对侵入肠道的致病菌有一定的抵抗作用，而婴幼儿肠道的正常菌群脆弱，易受许多内外因素的影响而致菌群失调，导致消化道功能紊乱。

（十）健康幼儿的粪便

食物进入消化道至粪便排出时间因幼儿的年龄及喂养方式的不同而异，母乳喂养儿平均为 13 小时，人工喂养儿平均为 15 小时，成人平均为 18～24 小时。

（1）母乳喂养儿的粪便呈黄色或金黄色、糊状、偶有细小乳凝块，或稀薄、绿色、不臭，呈酸性（pH 6～8）。母乳喂养儿每日排便 2～4 次，一般在添加换乳期食物后次数就会减少。

（2）人工喂养儿的粪便呈淡黄色或灰黄色，较干稠，有臭味，呈中性或碱性（pH 6～8）。每日排便 1～2 次，易发生便秘。

（3）混合喂养儿的粪便与人工喂养儿的粪便相似，但软、黄。添加谷类、蛋、肉、蔬菜及水果等食物后，混合喂养儿的粪便性状逐渐接近成人，每日排便 1 次。

二、幼儿消化系统的卫生保健

（一）关爱牙齿，注意用牙卫生

1. 定期检查牙齿

通常每半年要对幼儿的牙齿进行检查，以便及时发现问题，进行相应的处理。

2. 养成早晚刷牙、进食后漱口的好习惯

幼儿从 3 岁左右起就应该学着用正确的方法刷牙，早晚各一次，晚上尤为重要。同时，家长要帮助幼儿选择适合其年龄特点的牙刷和牙膏，牙刷要 2～3 个月更换一次。

学会正确刷牙之前，为了避免出现龋齿等牙齿不健康问题，对吃奶的婴儿，在两次喂奶之间可以给其喂点白开水，以起到清洁口腔的作用。对 2 岁左右的幼儿，饭后应及时用温水鼓漱其口腔，把残留在其牙齿表面和间隙的食物冲掉。

知识链接

巴斯刷牙法①

巴斯刷牙法又称贝式法或水平颤动法，是美国牙科协会推荐的一种有效去除龈缘附近及龈沟内菌斑的方法，它是目前获得最广泛认同的刷牙方法。

一、刷牙方法

（1）将牙刷对准牙齿与牙龈交接的地方。刷毛与牙齿大致成 45 度角，同时将刷毛向牙齿轻压，使刷毛略呈圆弧，牙刷侧面与牙齿有相当大的接触。

（2）牙刷定位后，开始做短距离的水平运动，以两颗到三颗牙为单位，前后来回约刷 10 次。

（3）上颚后牙的舌侧部分是较不易刷的地方，刷毛仍对准牙齿与牙龈的交界处，且刷柄要贴近上前牙。

（4）刷咬合面时，刷毛覆盖两颗牙，来回地刷。咬合面上的天然窝沟不容易刷干净，要适当用力刷。

（5）刷门牙的时候有点特殊，要把牙刷竖起来，一颗一颗上下来回刷，内外都要刷到。

（6）只要循序地刷便不会有遗漏，每个区域刷 30 秒左右。先刷左上，再刷左下；刷完右上，再刷右下；单独刷上下门牙。

（7）刷完所有牙齿后，轻轻地刷舌头表面，然后用清水漱口就大功告成。

二、刷牙知识

（1）冷水刷牙：冷水会导致牙本质敏感的人牙齿酸痛，且不利于牙膏内的有效物质发挥活性。牙膏中的主要成分是摩擦剂和氟化物，研究发现，这些有效成分发挥作用的最佳温度是 37 摄氏度左右。

（2）刷牙力量太大可能会伤害牙齿。刷牙力量大约相当于手指拿起一支冰棒的力量。刷牙时要使用手腕的力量而不是手臂的。

（3）横向刷牙：调查显示，超过 90％的中国人采用横向刷牙的形式，这对牙釉质是一种物理磨损。横向刷牙一方面无法清除掉牙齿缝隙里的垃圾，还可能导致牙齿根部楔性缺

---

① 张佐. 口腔临床实践指导. 银川：阳光出版社，2017：113-114.

损、牙龈损伤、牙本质敏感等问题。

3. 幼儿的饮食不能过冷、过热或过硬

在组织幼儿进食时，不要让他们吃过冷、过热的食物，或冷热交替吃，也不要让他们用牙齿咬过硬的东西，如核桃、松子、瓶盖等，以防牙釉质产生裂缝、脱落或损伤口腔黏膜。

4. 预防牙齿排列不整齐

牙齿排列不整齐，如"地包天"等，不仅会使面部失去和谐、自然，而且会影响咀嚼、说话，还容易产生龋齿。因而在日常生活中要注意以下几点：

给婴儿喂奶时，要坐起来。人工喂养时，注意奶瓶不要过分上翘或下压，不要让婴儿自己抱着奶瓶。

纠正不利于牙齿发育的习惯，如托腮、咬唇、咬指甲、吮手指、啃咬铅笔及玩具等坚硬的东西，以防止牙齿歪斜或牙釉质脱落，影响牙齿的正常生长与发育。

在幼儿换牙期间，乳牙没有掉，恒牙被挤到唇侧或颊侧，形成"双层牙"，应将乳牙拔掉，使恒牙正常萌出，但不要过早地拔掉乳牙，否则易造成牙齿移位。

5. 合理的饮食与阳光

幼儿的饮食中应含有充足的钙、磷，而且幼儿应多晒太阳补充维生素 D，以保证牙齿良好地钙化，增加牙齿的抗龋能力。鼓励幼儿常吃含纤维素丰富的食物，如蔬菜、水果、粗粮等，这不仅可以清洁牙齿，还能使牙齿受到磨炼，使乳牙、上下颌骨、面颊肌肉和牙槽得到良好的发育。

（二）养成良好的进餐习惯

（1）饭前洗手，饭后漱口，保持口腔清洁，预防病从口入。

（2）进餐时细嚼慢咽，有利于食物的磨碎，可以使食物中混有较多的消化液，促进机体对营养物质的消化和吸收，同时可预防消化不良等疾病。

（3）进餐定时定量，少吃零食，不挑食，以保证进餐时良好的食欲和获取全面的营养。

（4）保持愉快的情绪，安静进餐。营造良好的就餐环境，保证幼儿精神愉快，有利于食欲的提高。进餐时禁止说笑打闹，以免食物进入呼吸道，造成机体的损伤。

（三）饭前、饭后禁止剧烈运动

剧烈运动时，大部分血液流向运动器官，从而使消化器官中的血液量减少，消化功能减弱。尤其是饭后，肠胃充满食物，剧烈运动会牵拉胃肠系膜，导致胃下垂等疾病的发生。为了幼儿消化系统的健康，饭后1~2个小时才可让幼儿进行体育运动。

（四）合理安排膳食，有序地组织进餐

幼儿的胃容量小，因此要安排多餐。幼儿园一般为三餐两点或三餐一点，三餐之间的间隔不应少于3.5小时。食物选择、烹调方法等都应考虑幼儿消化器官的特点，做到稀碎软烂、营养丰富，以利于消化和吸收。进餐环节的组织要科学、有序、符合卫生要求，以利于幼儿摄取足够的食物，保证充足的营养。

（五）培养幼儿定时排便的习惯，预防便秘

排便是一种反射活动，当粪便进入直肠，刺激了直肠壁上的感受器，传入神经一方面把消息传至骶髓的低级排便中枢，另一方面上达大脑皮层引起"便意"。有了"便意"，应立即排便。有的幼儿有憋便的习惯，这种经常性的抑制"便意"，会使直肠壁上的感受器变得迟钝，粪便在大肠内停留的时间过久，水分被吸尽，粪便干硬，就会产生便秘。因此，应使幼儿养成定时排便的好习惯。让幼儿多运动，多吃蔬菜、水果、粗粮等富含纤维素的食物，多喝开水，预防便秘。

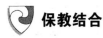 **保教结合**

挑剔进食[①]

2～6岁的幼儿容易出现挑剔进食的不良习惯，主要表现为吃得少、吃得慢、对食物不感兴趣、拒绝吃某些食物的时间超过1个月、不愿尝试新的事物、强烈偏爱某些质地或某些类型的食物，造成膳食品种单一，易出现膳食不平衡、便秘、食欲缺乏和消化功能紊乱。

一、原因分析

（一）家长影响

幼儿挑剔进食可能是因为家长食品种类选择单一、制作方式单一、食物质地不符合幼儿需要、辅食添加时间错过味觉发育敏感期及咀嚼发育敏感期等；也可能是因为家长的溺爱和迁就，如明知对食物过分偏爱不对，但担心幼儿饥饿，就仍经常给其做或买这些食品，这样对子女的偏爱容易逐渐固定下来，导致幼儿形成不良习惯。

（二）微量元素铁和锌缺乏

铁缺乏影响胃肠道消化酶的功能，可能出现食欲减退；锌缺乏可以导致幼儿味觉减退，幼儿对清淡的蔬菜更感无味，而偏爱口味浓的食物。

---

① 金星明，静进. 发育与行为儿科学. 北京：人民卫生出版社，2014：344-345.

二、解决方法

（1）营养评价及指导。对幼儿的体格生长进行全面评价，可用生长曲线图检测幼儿身高和体重的增长情况。

（2）改善家庭进食环境。家长的进食习惯对幼儿有很大影响，因此要发挥父母及其他家人的榜样作用，创造良好的进食环境。

（3）进食行为指导。引导幼儿进食时避免分心（电视、故事、玩具），规定幼儿的进食时间（<25分钟），逐步引入新食物（15次左右），鼓励幼儿自己进食（>1岁），让幼儿体验饥饿、获得饱感，限制幼儿两餐之间的零食，教育幼儿餐前不喝饮料、两餐之间隔一定时间（3小时左右），提供给幼儿适合其年龄的食物，允许幼儿摄入与其年龄相符的食物并为其营造快乐进食。

（4）认知疗法。对有挑食习惯的幼儿，父母和教师应对其讲述挑食对人体生长发育的危害，让幼儿充分认识挑食的原因、危害及预防方法，从而自觉或愿意配合克服和纠正挑食的不良习惯。

（5）强化疗法。分为正强化和负强化两种。偏食多数是不良强化的结果，要对幼儿爱吃的食物进行负强化或不强化，对其不爱吃的食物进行正强化，多给予其表扬、鼓励、物质奖励等，以增进其摄入食品的多样性。

（6）系统脱敏疗法。有计划地让幼儿尝试某种不喜欢的食物味道，使其从不吃到吃，再到能吃一点，直到正常进食。

（7）饥饿疗法。这种方法主要针对年龄偏小的幼儿。根据饥不择食的法则，饥饿时，幼儿不是考虑吃什么，而是先吃饱为止。可通过体力活动，使其感到饥饿，先给其不爱吃的食物，再给其爱吃的食物，逐渐使爱吃和不爱吃的食物各占1/2，并得到巩固，如此可基本纠正幼儿挑食的习惯。

三、预防

对幼儿挑食问题要早期预防，让幼儿从小培养良好的饮食习惯，可从婴儿期的添加辅食做起。添加辅食应多样化，初次给予的辅食要专门制作，不适应婴幼儿咀嚼能力的加工方式或成人膳食，会引起婴幼儿反感和拒绝。一种食物连续添加的时间不要过长，以免婴幼儿吃腻或产生依赖。幼儿期，对幼儿喜欢吃的食物，应限量并辅以其他食物。在食物的采购制作上应多样化，使幼儿保持新鲜感。饭前不让幼儿吃零食、喝饮料。幼儿有偏食倾向及时纠正。幼儿的膳食中应注意含锌、铁等微量元素食物的补充。此外，还要注意为幼儿创造良好的饮食环境。

技能实训

在幼儿园见习或实习期间，调查了解本班幼儿龋齿的患病率和早晚刷牙的情况，对调查资料进行分析并提出相应的教育策略。

 思考与练习

1. 有人说"小孩的乳牙早晚要脱落，好不好无所谓"。真的无所谓吗？为什么？
2. 幼儿的胃有什么特点？该如何进行保健？
3. 幼儿的肠有什么特点？该如何进行保健？
4. 幼儿的肝脏有什么特点？该如何进行保健？
5. 幼儿为什么容易产生龋齿？该如何保护幼儿的牙齿？
6. 针对幼儿消化系统的特点，我们该如何进行保健？

 拓展阅读

乳牙龋齿①

目前，幼儿患龋齿的年龄不断下降，1～2岁幼儿的患病率就有20％～30％，3岁幼儿的患病率为50％左右，而5～6岁幼儿的患病率则高达80％～90％。

一、乳牙龋病的产生原因

（一）幼儿的食物成分和饮食习惯

对幼儿乳牙龋齿病而言，食物和饮食习惯是其产生的主要原因。

幼儿摄入的主要是含糖的食物。例如，含糖的奶制品、甜点、饼干、小点心等。这类食物不仅含有大量可以作为致龋菌代谢物的糖类，还有很强的黏性，这种黏性可使食物长时间停滞于牙面，增加细菌产酸发酵的时间，从而加大了乳牙患龋的风险性。

频繁进食是多数幼儿的饮食习惯。幼儿进食的高频率，可使龋病发病的可能性大为增加。

（二）乳牙组织结构的特点

幼儿的乳牙与恒牙比较，尤其是与成人的恒牙比较，其牙釉质、牙本质均较薄，而且

---

① 文玲英，吴礼安. 实用儿童口腔医学. 北京：人民军医出版社，2016：89-97.

其矿化度低，抗酸能力弱，在致龋微生物和糖类的共同作用下，很易患龋，患龋后龋病进展也较快。

（三）乳牙的解剖特点

幼儿乳牙的牙颈不收缩，牙冠颈 1/3 处隆起，且与邻牙的接触为面的接触，面接触形态易滞留牙菌斑，乳磨牙颌面的点隙窝沟及牙列中的生理面隙等也易滞留食物且不易被清洁。

（四）幼儿口腔的自洁作用和清洁作用差

幼儿的睡眠时间长，入睡后口腔处于静止状态，唾液分泌少，使口腔自洁作用差；又因幼儿年幼，其自行清洁口腔的能力也较差，所以增加了乳牙患龋的概率。

（五）遗传因素

家族遗传因素可能在质的方面影响乳牙的矿化程度和（或）抗龋能力，还可能在质的方面影响幼儿唾液的某些成分和性能，从而导致了乳牙患病的个体差异。

二、乳牙龋病对幼儿健康的危害

（一）乳牙龋病对牙齿排列的影响

当幼儿因龋病而咀嚼功能有损之后，幼儿颌骨和牙弓的正常发育，以及颌骨内正在发育的恒牙胚必然受到影响；患龋病的乳牙牙冠近远中径减少，或因龋病早失，其为继承恒牙所占的间隙就会减少，恒牙萌出的时间间隙不足，就会造成恒牙牙排列紊乱；若一侧乳牙发生龋病，则可使幼儿出现偏侧咀嚼而影响龋病侧或失用侧颌骨骨骼和肌肉的发育，导致幼儿面部发育不对称，甚至导致颌面部的整体发育不足。

（二）乳牙龋病对幼儿营养吸收和生长发育的危害

咀嚼功能的降低还可直接影响幼儿食物的摄入、消化和吸收，继而影响幼儿的生长发育。

（三）乳牙龋病可能成为幼儿机体的感染病灶

乳牙龋病若未能得到及时治疗，随着病情的发展，很快即可并发牙髓和根尖周组织的炎症，此类炎症不仅可使乳牙根出现病理性吸收，使继承恒牙萌出过早或萌出过迟，导致恒牙萌出顺序和位置异常，而且还可能成为机体的感染病灶，引发某些全身性的慢性疾病，如肾小球肾炎、血小板减少性紫癜、风湿热等。

（四）乳牙龋病对幼儿心理的影响

乳牙龋病，尤其是乳前牙龋病、崩坏和早失，会影响幼儿的美观和正常发育，由此造成幼儿的自卑心理，并使其产生一定的心理压抑。有的幼儿原本活泼爱笑，但因为乳前牙的广泛龋病而不愿开朗大笑，甚至紧闭口唇害羞不语。

三、乳牙龋病的综合防治措施

（一）加强对乳牙龋病防治的宣传教育

1. 改善和调整喂养方式

乳牙萌出之后，幼儿不应长时间含着奶嘴吮吸甜奶或甜饮料，尤其不能含着奶嘴睡觉；幼儿1岁后应尽量减少使用奶瓶，1.5～2岁时用杯子喝水后不应继续用奶瓶，而应改用杯子喝奶；幼儿1.5岁时应停止母乳喂养而添加其他食物。

2. 饮食建议和饮食指导

对4～6个月大的婴儿，应为其添加米汤、菜泥与蛋黄等辅助食物，由少到多，由稀到稠地增加；幼儿应以蔬菜、水果、谷物、禽蛋肉类等天然食物为主，这些食物不仅可为幼儿提供能量，而且可为幼儿的生长发育提供必要的微量元素或其他成分，其中微量元素中的氟是唯一能够对龋病易感性产生影响的成分。应让幼儿多吃含纤维较多的食物，如胡萝卜、苹果、青菜等，这类食物在食用时需用较大的咀嚼力，可在提高其咀嚼功能的同时，促进其唾液分泌，利于其口腔的自洁作用，且这类食物含有丰富的矿物质和纤维素，有利于增强幼儿体质，也有利于牙的矿化；应减少幼儿糖的摄取，特别是蔗糖、葡萄糖、果糖和麦芽糖等。要注意的是，限制奶制品、饮料和零食中的糖极为重要。

（二）对幼儿的口腔卫生指导

1. 清洁口腔

婴儿出生不久，在吸奶之后，家长可用蘸湿开水的棉花或纱布为婴儿擦洗口腔，这可有效预防口腔念珠菌感染；乳牙一旦萌出，哺乳或进食后，可用棉花或纱布蘸湿开水擦洗口腔和牙面。每天至少为幼儿擦洗1次，最好在幼儿睡觉前为其擦洗清洁；多颗牙萌出后，可用指套刷或软毛刷为幼儿每天刷牙2次，并确保上、下颌所有牙面的清洁，特别是接近牙龈缘部位的清洁。

2. 幼儿刷牙

幼儿2～3岁时，可在其能接受的条件下训练其刷牙，使其养成良好习惯，由于该年龄段的幼儿的精细运动能力尚未形成，幼儿自己动手不能真正刷干净，因此，家长应帮助幼儿刷牙，每日至少2次；幼儿3～4岁开始，可教幼儿最简单的刷牙方法。

3. 定期口腔检查

3～6岁是幼儿乳牙患龋的高峰期，提倡让幼儿每6个月接受1次口腔健康检查。

（三）氟化物防龋

氟是人体健康所需的一种微量元素，摄入适量的氟化物可以促进牙再矿化，减少牙的溶解度，可以抑制致龋微生物生长，预防龋病的发生。

使用含氟牙膏是氟化物防龋最简单易行的方法。不少临床实验证明，含氟牙膏能有效减少 15%～30% 的龋齿。

窝沟封闭是指不磨除牙体组织，在牙齿的表面，特别是牙齿的窝沟处，涂上一层黏性材料，以保护牙齿不受到细菌及其代谢产物的侵蚀，进而达到预防龋齿的一种有效方法。进行窝沟封闭时幼儿无痛苦，因此幼儿对该方法的可接受性远远大于患龋后进行的牙体治疗。窝沟封闭的费用也不高，是预防龋病的好方法。窝沟封闭的时机是在牙齿完全萌出（指上、下相对的牙齿能咬到一起）后，越早越好。具体地说，乳磨牙的封闭以 3～4 岁为宜，六龄牙的封闭以 6～7 岁为好。但 3～4 岁幼儿的合作性差，因而目前做得很少。

第六章

泌尿系统及幼儿卫生保健

本章导读

午睡起床时间到了，小班幼儿陆陆续续起床并在老师们的帮助下穿好衣服小便、洗手，然后都坐到自己的位置上，可琪琪还坐在自己的床上一动不动。老师走过去问："为什么还不起床呀？"只见琪琪害羞地低下头，说："我尿床了。"……在日常生活中，我们发现婴幼儿经常有尿床现象，他们的排尿次数也相对较多，这是为什么呢？本章主要介绍人体泌尿系统的组成及幼儿泌尿系统的解剖生理特点，并提供幼儿泌尿系统的卫生保健措施，以帮助幼教工作者在实际工作中对幼儿的泌尿系统进行科学的卫生保健。

学习目标

1. 了解人体泌尿系统的组成及各器官的结构和主要功能。
2. 熟悉幼儿泌尿系统的解剖生理特点。
3. 掌握幼儿泌尿系统的卫生保健。

第一节　泌尿系统概述

泌尿系统包括肾、输尿管、膀胱和尿道四部分（见图6-1）。人体的代谢产物，如尿素、尿酸等，通过血液循环由肾动脉到达肾，经肾的生理作用（滤过、重吸收和分泌）而形成尿液，再由输尿管进入膀胱储存下来，排尿时通过尿道排出体外。

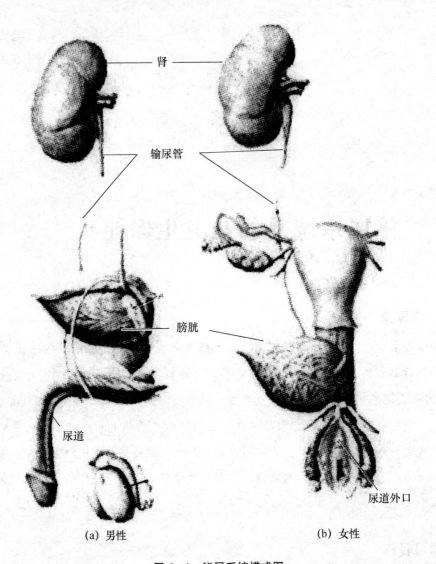

肾

输尿管

膀胱

尿道

尿道外口

(a) 男性　　　　　　　　　　(b) 女性

图6-1　泌尿系统模式图

资料来源：何大庆，魏劲波. 解剖生理学. 武汉：湖北科学技术出版社，2007：178.

一、泌尿系统的组成

（一）肾

肾是成对的器官，形似蚕豆，左右各一。新鲜的肾呈红褐色，表面光滑，质地脆软，其大小因人而异，成年人的肾平均重130～150克。肾的主要功能是形成尿液。

（二）输尿管

输尿管是一对输送尿液的肌性管道，长25～30厘米，上端始于肾盂，下端开口于膀

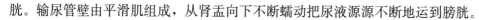

胱。输尿管壁由平滑肌组成，从肾盂向下不断蠕动把尿液源源不断地运到膀胱。

（三）膀胱

膀胱位于盆腔内，与输尿管、尿道相通，是储存尿液的肌性囊袋，其大小、形状、位置及壁的厚薄均随充盈程度、年龄和性别的不同而有所不同。肾脏形成的尿液流入肾盂，通过输尿管流入膀胱暂时储存，成人膀胱可储尿 350～500 毫升。膀胱有通向尿道的开口，在膀胱和尿道交界处有较厚的环形平滑肌，称为尿道括约肌，它收缩时，尿道口关闭；它舒张时，尿道口开放，尿液排出。

（四）尿道

尿道是膀胱通向体外的管道，起于膀胱，止于尿道外口。男性的尿道细长，长约 20 厘米，女性的尿道较短而粗，长 3～5 厘米。

排尿是一个复杂的受意识控制的反射活动。膀胱壁上有平滑肌和弹性纤维，有较强的伸展性和收缩性。当膀胱储尿到一定量时，膀胱内压逐渐加大，刺激壁上的感受器，使之产生兴奋，兴奋经传入神经传到脊髓的排尿中枢，再往上传入大脑皮层，使人产生尿意。大脑皮层可以根据当时的情况决定是否排尿，如果当时的情况不适宜排尿，大脑皮层就会暂时抑制排尿中枢，并使尿道括约肌收缩，以防尿由膀胱外溢；待情况许可时，大脑皮层取消其对排尿中枢的抑制而排尿。

二、尿液的生成

当血液流经肾小球时，除红细胞、白细胞、血小板和大分子的蛋白质外，血浆中的部分水、无机盐类、葡萄糖、尿素、尿酸等物质，都可以通过肾小球滤出到肾小囊中，形成原尿。原尿流经肾小管时，对身体有用的物质，如大部分的水分、葡萄糖、无机盐等，被肾小管重新吸收回血液，剩下的部分无机盐、水分及对身体有害的物质（尿素、尿酸）等，则经肾小管、集合管流入肾盂，形成尿液（终尿），完成泌尿功能。

第二节　幼儿泌尿系统的解剖生理特点及卫生保健

一、幼儿泌尿系统的解剖生理特点

（一）肾

新生儿的肾相对较大，出生时两个肾约重 25 克，约占体重的 1/120，以后逐渐增长至成人水平，即约重 300 克，约占体重的 1/200。人出生后肾脏位置较低，以后随着躯体长高，肾脏位置逐渐升高，最后到达腰部。

新生儿的肾脏已经具备一定的生理功能，但是其肾脏的储备能力差，调节机制不够成熟，在喂养不当、疾病或应急状态时易出现肾功能紊乱。人年龄越小，肾小管越短，吸收和排泄功能越差，肾小球过滤率越低，尿浓缩能力越差，水负荷较重时易出现水肿，且容易出现脱水现象。

人在 1 岁和 12～15 岁两个阶段，肾脏的发育最快。就整体而言，幼儿期的肾脏发育不完善，浓缩尿及排泄毒物的功能较差。婴幼儿的肾功能除与肾脏本身的发育有关外，还受多种身外因素影响。

知识链接

如何保护幼儿的肾脏[①]

肾脏具有排泄废物、调节机体电解质平衡和酸碱平衡、分泌某些激素的作用。泌尿专家认为，保护肾脏要从幼儿做起，因为幼儿期是肾脏疾病的多发期。尽管目前已普遍推行计划免疫，幼儿各种传染病的发生率大幅下降，但幼儿肾脏疾病的发生率仍有增无减，因此，应大力加强预防措施。

冬末春初气候多变，需要重视防治上呼吸道感染及急性咽炎、急性扁桃体炎以防止因链球菌感染引起肾炎。

另外，大部分药物也从肾脏排泄，药物可对幼儿肾脏造成损害。对肾脏可能有损害的药物有：各种止痛药，如非那西丁、扑热息痛、阿司匹林等；某些抗菌素，如先锋霉素、庆大霉素及链霉素等；各种可吸收的磺胺药。因此，幼儿应慎用对肾脏有毒性作用的药物。

（二）输尿管

幼儿的输尿管长且弯曲，管壁肌肉及弹性纤维发育不全，紧张度低，弯曲度大，因此容易扩张、受压及扭曲，导致梗阻，造成尿流不畅，致使细菌容易在该处繁殖而诱发尿路感染。

（三）膀胱

幼儿的膀胱位置较高，尿充盈时易升入腹腔，随年龄增长逐渐下降至盆腔内。

幼儿的新陈代谢旺盛，尿总量较多，而膀胱容量小，黏膜柔弱，肌肉层及弹性纤维发

---

① 岳然. 育儿知识百科. 青岛：青岛出版社，2014：309.

育不完善，储尿功能差，因此幼儿年龄越小，每天排尿次数越多。随着年龄增长，尿的次数逐渐减少，每次的尿量逐渐增多。人出生后1周每天排尿20～25次，1岁时每天排尿15～16次，2～3岁时每天排尿10次左右，4～7岁时每天排尿6～7次；人在半岁以内，每次尿量约30毫升，1岁时约60毫升，7～8岁时约150毫升。尿量的个体差异很大，受气温、疾病、运动及饮水量等因素的影响也较大。

排尿是一种天生的反射活动，直接受脊髓和大脑皮层的控制。幼儿的中枢神经系统发育不完善，对排尿的调节能力差，故幼儿在3岁以前主动控制排尿的能力较差，年龄越小，表现得越突出。尤其是幼儿在摄入大量食物或饮料、过度疲劳、环境变化、精神刺激等因素的影响下，时常会出现"尿裤子""尿床"等现象。到2～3岁，幼儿主动控制排尿的能力才基本完善。到5岁左右，幼儿尿床的现象通常会自然消失。

（四）尿道

幼儿的尿道较短。新生男孩的尿道长5～6厘米，生长速度缓慢，直至青春期才显著增长；新生女孩的尿道更短，刚出生时仅长1～3厘米，15～16岁时才增长至3～5厘米。

幼儿尿道黏膜柔嫩，弹性组织发育不完全，尿道黏膜容易损伤和脱落。女孩的尿道开口接近肛门，不注意保持外阴部的清洁就容易发生尿道感染而引起炎症。男孩尿道虽然较长，但感染后，细菌可以经尿道上行到膀胱、输尿管、肾脏，引起膀胱炎、肾盂肾炎等。

二、幼儿泌尿系统的卫生保健

（一）培养幼儿定时和及时排尿的习惯

教师应注意培养幼儿定时和及时排尿的习惯，不要让幼儿长时间憋尿。幼儿如果经常憋尿，不仅会使膀胱失去正常的生理功能、难以及时清除废物，还容易发生泌尿道感染。在集体活动前及睡觉之前要提醒幼儿排尿，使其养成习惯，但必须掌握好时间间隔，不要频繁提醒幼儿排尿，以免幼儿形成尿频。也不要让幼儿长时间憋尿，以免影响膀胱正常的储尿功能。

（二）供给幼儿充分的水分

每天让幼儿喝适量的水，这样不仅能够满足其机体新陈代谢的需要，还能够使其体内的代谢产物及时随尿液排出体外。此外，排尿还能起到使尿道清洁的作用，从而防止泌尿道感染。

（三）保持幼儿会阴部的卫生，防止泌尿道感染

（1）让幼儿养成每晚睡前清洗外阴的习惯。清洗时要用专用的毛巾和盆，毛巾和盆都

要经常消毒。

（2）教育幼儿不要坐在地上，特别是女孩。幼儿 1 岁后，不论男孩还是女孩，都不要穿开裆裤。

（3）教会幼儿大便后要从前往后擦屁股，以免粪便中细菌污染尿道。

（4）托幼园（所）的厕所、便盆应每天清洗、消毒。

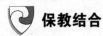 **保教结合**

培养幼儿有规律的"二便"习惯①

有的父母不注意训练幼儿的"二便"，导致幼儿上幼儿园后，"二便"还没有规律，甚至出现尿（拉）裤子现象。有的幼儿玩"过了头"，或不好意思当着全班幼儿的面举手表达要去上厕所，有了小便不去尿，硬憋着尿，最后竟然尿裤子。这对幼儿的身心健康伤害不小，应引起家长和教师的重视。

食物残渣在肠内堆积，不能及时排出来，就会分解出一些毒素，少量毒素进入血液中，会导致细胞慢性中毒，使孩子乏累、"上火"等。

有小便不及时排除，强忍"憋"尿，对幼儿的伤害更大：一是会引起幼儿下腹胀痛，使其难以忍受，影响其正常活动；二是容易使尿液从膀胱反流至输尿管，细菌逆行侵害到肾脏，引起肾炎；三是容易造成细菌在尿道里大量繁殖，尿路极易被污染；四是膀胱过度充盈，会使括约肌难以控制，严重时会有尿滴出，污染内裤；五是可能导致括约肌紊乱，引起尿失禁或神经性尿频，而女孩常憋尿，可能会影响子宫正常发育，甚至影响生育。

现实中，我们要培养幼儿规律的"二便"，须从以下几点做起：

一、细心观察，耐心训练

细心观察幼儿，发现幼儿发呆、脸红、喘粗气时，教师应立刻提示幼儿去大便。开始，幼儿可能脱裤子慢，或拉在裤子里，教师不要急，更不能指责幼儿，要耐心引导。

二、重视小便，计算时间

教师可以计算时间，及时提醒孩子去小便。教师应告诫幼儿：起床后及时小便；平时游戏时，不要玩"疯"了，感到有尿意时，及时去小便；午睡前应及时小便，以免影响睡眠。

三、通过讲故事，灌输卫生知识

采取讲故事的方式，巧妙告诉幼儿不能憋尿、憋大便、憋屁，有"二便"及时排出，

---

① 刘燕华. 婴幼儿护理与习惯养成. 北京：北京理工大学出版社，2015：303.

排尿要彻底，大便要排空，屁要及时放，以免伤害身体，损害健康。

四、家园合作

与家长沟通，做到在家里和在幼儿园里习惯一致。

 技能实训

对某幼儿园小班幼儿的教师或家长进行调查，了解小班幼儿的自主排便及护理情况，形成书面分析报告。

 思考与练习

1. 泌尿系统包括哪些器官？它们的主要功能是什么？
2. 尿液形成的过程有哪些？
3. 幼儿泌尿系统的特点是什么？
4. 如何进行幼儿泌尿系统的生理卫生保健？

 拓展阅读

从尿液变化看孩子健康①

尿液是人体新陈代谢中排出的"污水"。幼儿得了病也许自己还没感觉，尿液却已悄悄发生了变化。对有些疾病，只要查看尿液，便能知分晓。成人要留心幼儿尿液的变化，以及早发现病情，为幼儿的健康把关。

一、计尿量

排尿次数与尿量的多少，对判断幼儿是否有病有着重要意义。正常人白天排尿4～5次，晚上0～2次，每次尿量300～500毫升。每次尿量减少而排尿次数增多，即为尿频；单纯尿频与精神紧张或饮水量多有关，若伴有尿急、尿痛的表现，则要考虑出现了尿路感染或膀胱炎、膀胱结石等疾病。

二、看颜色

人患病时，尿色会发生诸多变化。

---

① 金铃. 从尿液变化看孩子健康. 家庭教育，2003（3）.

（1）红色尿（血尿）表明尿中有血液。血尿会突然出现，也会自然消失，父母不可忽视，应注意鉴别。幼儿食用一些带有天然色素的蔬菜水果如甜菜根、山莓和胡萝卜，或服用酚酞、大黄等药物，也会使尿液呈红色。这种红色尿液的现象只是暂时的，多喝开水，停止食用相关的食物或药物后，情况就会慢慢改善。

（2）黄褐色尿。若尿色像茶水，振荡后产生的泡沫也呈黄色时，就需要警惕一些可能的疾病，这种情况多见于黄疸病人，例如，急性黄疸型肝炎、胆道梗阻、新生儿溶血症等，还有的可能是肝炎或胆石症。但也有一些不是疾病引起的尿黄，例如，服用核黄素、四环素等药物，会使尿液呈黄或黄棕色，胡萝卜等蔬菜也会使尿液呈黄褐色，应注意识别。

（3）蓝色尿。当孩子被变形杆菌感染时，尿液会变蓝。静脉注射美兰等药物时，尿液也会变蓝。

（4）乳白色尿。尿液混浊如淘米泔水，有时还会形成胶冻样凝块，这是乳糜尿的特征，这是由血丝虫感染，出现淋巴管阻塞、破裂，淋巴液进入尿内所致。父母可将幼儿的尿液放在清洁无色的玻璃瓶中观察，混浊而易沉淀的多为晶体尿，与饮食有关，属正常。若有大量沉淀，且病人感到腰痛，也可能是尿路结石。若尿液混浊呈云雾状或云絮状，静止后也不沉淀，则说明尿液中有脓细胞或细菌，通常由尿路感染、肾结核等引起。此外，如果在天气较寒冷的季节，有些幼儿的尿液呈白色米汤状，这种情况多为生理性的，对幼儿的健康无害。

三、闻气味

尿液放置久后，有氨臭味。如果新鲜尿有氨臭味，说明有炎症，多见于膀胱炎或尿潴留。糖尿病酸中毒的患儿，尿液有烂苹果气味。但某些药品和食品也可导致尿液有气味（如喜食蒜葱的孩子，尿液有蒜葱味），须做鉴别。

第七章

皮肤及幼儿卫生保健

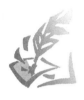

本章导读

　　皮肤是人体表面积最大的器官，主要由表皮、真皮、皮下组织和皮肤附属物组成。皮肤有保护、调节体温、吸收、分泌和排泄、感觉、代谢等重要功能。但与成人相比，婴幼儿皮肤的保护和调节体温功能都相对较差。本章主要讲述了皮肤的结构和婴幼儿皮肤的生理特点，提供了如何保护婴幼儿皮肤的信息，以期帮助成人有针对性地保护婴幼儿皮肤的正常发育。

学习目标

1. 了解皮肤的结构和功能。
2. 掌握幼儿皮肤的发育特点。
3. 掌握幼儿皮肤的保健要点。

第一节　人体皮肤概述

　　皮肤（见图7-1）位于人体体表，与外界环境直接接触，是人体的第一道防线。皮肤由表皮、真皮、皮下组织及皮肤附属物（毛发、皮脂腺、汗腺、指/趾甲）构成，并富有血管、淋巴管、神经和肌肉。

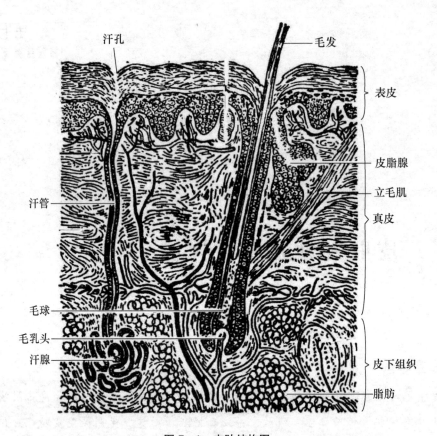

图 7 - 1　皮肤结构图

资料来源：宋兆友. 常见皮肤病简编. 合肥：安徽人民出版社，1973：2.

一、皮肤的构造

（一）表皮

表皮来源于外胚层，是人体最外面的一层组织。表皮的最外层是角质层，表皮细胞不断地衰亡、角化和脱落成为皮屑。表皮的最内层是生发层，生发层的细胞具有很强的增殖能力，可生成表皮的各层细胞，生发层还能产生黑色素的细胞，可决定皮肤颜色的深浅，如遇光照射黑色素会增加。

（二）真皮

真皮为富有弹性的致密纤维层，由纤维、基质、细胞构成，有毛、皮脂腺、汗腺等皮肤的附属器官，还有丰富的血管、淋巴管、神经。真皮的厚度因解剖部位的不同而异，背部最厚，眼睑处最薄，某些特殊部位还有平滑肌或横纹肌。

（三）皮下组织

皮下组织是皮肤以下的疏松结缔组织和脂肪组织，连接皮肤与肌肉，常称为浅筋膜。

皮下组织介于皮肤与深部组织之间，使皮肤有一定的可动性。皮下组织的厚度因个体、年龄、性别、部位、营养、健康状况等的不同而有较大的差别，一般以腹部和臀部最厚，脂肪组织丰富；眼睑、手背、足背和阴茎处最薄，不含脂肪组织。皮下组织具有连接、缓冲机械压力以及储存能量、保温等作用。另外，由于此层组织疏松，血管丰富，临床上常在此做皮下注射。

（四）皮肤附属物

皮肤附属物包括毛发、皮脂腺、汗腺和指/趾甲等结构。

1. 毛发

体表皮肤除了手掌和足底外，其他部位均有毛发分布。毛发包括皮肤外面的毛干和皮肤内的毛根。毛根被毛囊包裹着，毛囊四周含有丰富的血管和神经，基部增大呈球状，叫作毛球。毛球底部凹陷，内为富含血管和神经的结缔组织，称为毛乳头。若毛乳头遭到破坏或萎缩，则毛发不能生长。

2. 皮脂腺

皮脂腺大多位于毛囊及立毛肌之间，由一个或几个囊状的腺泡与一个共同的短导管构成。分泌部呈囊泡状，由多层腺细胞构成。新生的腺细胞不断向中心移动，体积增加，胞质内的小脂滴越来越多，腺泡中心的细胞更大，细胞核固缩。细胞器消失，胞质内充满脂滴。最后腺细胞解体并与脂滴同时排出，即为皮脂。

皮脂腺的分泌因人种、年龄、性别及气候等因素的不同而不同。人 10 岁以前皮脂腺的分泌力弱，16～35 岁分泌最旺盛，老年期减弱；夏天分泌旺盛，秋冬季分泌减弱；遇油腻、辛辣刺激的食物以及按摩也可分泌增强。皮脂腺分泌旺盛，可导致皮肤油腻、皮肤粗糙、毛孔粗大，容易引发粉刺及脂溢性皮炎。皮脂腺萎缩，分泌皮脂过少，可导致皮肤干燥、脱屑、皮肤老化等，所以控制皮脂腺的分泌很关键。

皮脂腺主要有滋润皮肤和毛发、防止皮肤干燥的作用。若皮脂腺分泌功能正常，皮脂分泌适中，皮脂在表皮扩散，皮肤就会变光滑、光泽、柔润，还可以防止水分蒸发。此外，皮脂腺中含有脂肪酸，使皮肤偏酸性，具有杀菌作用。

3. 汗腺

汗腺是一种皮肤腺，位于真皮深处，开口于表皮的汗孔，能够分泌汗液。根据分泌方式、分泌物性质和所在部位不同，汗腺可分为大汗腺和小汗腺两种。大汗腺主要分布在腋窝、脐窝、肛门四周及生殖器等处。新鲜分泌的汗液是白色黏稠无臭的液体，经过细菌分解后会产生特殊的臭味，称为腋臭或狐臭。小汗腺几乎全身均有分布，以掌跖、额部、背部、腋窝等处最多。汗腺具有分泌汗液、排泄废物、调节体温的作用。汗液中的乳酸有抑制细菌生长的作用。

4. 指/趾甲

指/趾甲是表皮角质层的变形物，随根部生发层的不断增生而不断生长。作为皮肤的附属物之一，指甲有其特有的功能。首先，它有"盾牌"作用，能保护末节指腹免受损伤，维护稳定性，增强触觉的敏感性，协助手抓、捏、挤等。其次，甲床有调节末梢血供、体温的作用。除此之外，指甲还能增添手部的美感。

指/趾甲一直处于生长期，指甲的生长速度为每日 0.1 毫米，当甲受伤脱落或被手术拔除后，新甲从甲根部生长到完全恢复正常约需 100 天。指甲的生长在各指间有差异，一般是指头愈长，指甲长得愈快，因此从快到慢依次为中指、食指、无名指、拇指和小指，右手比左手长得快，青壮年比幼儿和老年人长得快，夏季比冬季长得快。趾甲每天的生长长度为指甲长度的 1/3~1/2，为每天 0.035~0.05 毫米，一个趾甲从基底长到游离缘需要 6~9 个月。

正常的指/趾甲外观光泽红润，坚韧呈弧形；压其末端，甲板呈白色，放开后立刻恢复红润色，则表明气血充足，气血运行通畅，身体健康。

二、皮肤的生理功能

皮肤覆盖全身，能够保护机体免受外界环境的直接刺激，还具有体温调节、吸收、分泌和排泄、感觉、代谢等生理功能。

（一）保护功能

皮肤是人体最大的器官，它完整地覆盖于身体表面。一方面，皮肤可防止体内水分、电解质和营养物质的丧失。另一方面，皮肤可抑制外界有害的或不需要的物质侵入，可使机体免受机械性、物理性、化学性和生物性等因素的侵袭，实现有效防护，保持机体内环境的稳定。表皮内的黑色素细胞可吸收阳光中的紫外线，生成黑色素，抵挡紫外线。真皮较厚，具有一定的弹性和韧性，可与皮下脂肪一起抵御、缓冲外力的摩擦、挤压和冲击。

（二）体温调节功能

皮肤能够调节体温。汗液蒸发可降低体温；皮下脂肪能保存体内热量，维持体温。体温过高时，皮下血管扩张，汗腺分泌增强，可使体热散发；外界温度较低时，皮肤血管收缩，汗腺分泌减少，可减少体热的散发，以利于保持恒定的体温。体温的相对恒定是维持正常生命活动的重要条件。因为体内的物质代谢必须在 37 摄氏度左右的温度下才能正常进行。体温过低，代谢速度减慢，会危及生命；体温过高，酶的功能受到破坏，中枢神经系统的功能会失调，也会危及生命。

（三）吸收功能

皮肤具有吸收外界物质的能力，皮肤的吸收作用主要通过以下三条途径：一是通过角质层细胞，二是通过角质层的细胞间隙和毛囊，三是通过皮脂腺或汗管。如果角质层甚至全表皮丧失，完全通过真皮，吸收更完全。

（四）分泌和排泄功能

皮肤的分泌和排泄功能主要是通过皮脂腺和汗腺完成的。皮脂腺分泌的皮脂可滋润皮肤，可抗菌并可防止表皮的水分流失。汗腺的分泌对维持体内电解质平衡特别重要，对人体适应高温环境也非常重要。

（五）感觉功能

皮肤是人体重要的感觉器官。皮肤的真皮层广泛地分布着各种类型的感觉神经末梢，可分别产生触觉、压觉、温觉、冷觉和痛觉。人体每平方厘米的皮肤上大约有 4 200 个神经末梢，并有 35 个压力感受器、280 个疼痛感受器和 17 个热感受器。它们组成了强大的"情报网"感受外界刺激，并通过神经冲动将刺激传送至大脑皮层的感觉中枢，产生感觉。研究显示，人体不同部位的感觉敏感度不同。唇、鼻、舌尖部、腹部对触觉最为敏感；皮肤对温度的变化敏感，当温度升高时温觉感受器兴奋，当温度下降时冷觉感受器敏感，当温度超过 45 摄氏度时就会产生烫的感觉。

（六）代谢功能

皮肤可参与碳水化合物、蛋白质、水和电解质的代谢，对整个机体功能的调节有重要作用。皮肤中有一种 7-脱氢胆固醇，可吸收紫外线，转化成维生素 D，具有活性，能促进钙的吸收。

第二节　幼儿皮肤的解剖生理特点及卫生保健

一、幼儿皮肤的解剖生理特点

婴幼儿的皮肤具有与成人不同的生理特点，其结构、成分和功能都与成人有显著差异。医学界普遍认为，人至少在出生后的一年内，皮肤的结构和功能都处在不断完善中。

（一）屏障功能不全

形态学的观察发现，婴幼儿与成人皮肤表面的结构显著不同。婴幼儿的皮纹十分致密，皮岛结构很小，表皮角质层较薄，其厚度比成人薄30％，且角质细胞小，皮肤的水合能力仍不完善，角质层中含有较多的水分和较少的天然保湿因子等，这些特点使婴幼儿更容易产生各种皮肤问题。因此，在婴儿出生后的一年内，也是各种皮肤问题的爆发期，如：湿疹、尿布疹等①。

除此之外，婴幼儿的皮肤更易受紫外线辐射伤害。众所周知，黑色素细胞产生的黑色素可以减少紫外线穿透而起防护作用。然而，婴幼儿暴露的皮肤中的黑色素含量显著低于成人，加之婴幼儿皮肤薄，角质层含水量高，这些必然会使光的散射减少。因此，婴幼儿的皮肤防紫外线的能力较弱，更易被晒伤。

（二）体温调节功能较弱

体温的相对恒定是维持生命活动的重要条件，皮肤在体温调节方面起着重要作用。婴幼儿皮肤调节体温的功能较成人差，这是因为：一方面，婴幼儿的毛细血管网较密，血管血腔相对较大，血流量相对较多，散热快；另一方面，婴幼儿皮肤的表面积相对比成人大（见表7-1），散热多，加之其汗腺的发育不够完善，神经系统对血管运动的调节作用不够稳定。婴幼儿对于外界温度的急剧变化往往不能适应：环境温度过高，易受热中暑；环境温度过低，皮肤散热多，容易受凉或生冻疮。

表7-1　　　　　　　　　人的体表面积表（按正常体重推算）　　　　　　　　（次/分）

体重（千克）	体表面积（平方米）	体重（千克）	体表面积（平方米）
2	0.15	40	1.30
3.3	0.2	50	1.50
5	0.25	60	1.65
8	0.35	70	1.75
10	0.45	80	1.85
15	0.60	90	1.95
20	0.80	100	2.05
30	1.05		

资料来源：华东七省市、四川省幼儿园教师进修教材协编委员会. 幼儿卫生学. 上海：上海教育出版社，1986：92.

（三）吸收功能强

婴幼儿的皮肤表皮薄嫩，富有血管，有较强的吸收和通透能力。让婴幼儿接触有毒物品或者在其皮肤上涂拭药物、化妆品时，若浓度过高、面积过大、使用时间过长等，可使他们中毒或使其皮肤受到损害。

---

① 高莹，等. 婴幼儿皮肤结构和生理特征的研究进展. 中国美容医学，2015（3）：77.

二、幼儿皮肤的卫生保健

(一) 远离危险物品

1. 尖锐物品

为了防止尖锐或坚硬的物品损伤婴幼儿的皮肤，在婴幼儿的活动范围和视线范围内，切忌放置会对其造成损害的东西，如剪刀、刀、针、牙签、筷子、铅笔等。此外，婴幼儿的衣物，尤其是贴身衣物上尽量不要出现铆钉、拉链等坚硬物品，更不宜给婴幼儿佩戴任何首饰。

2. 温度过高的物品

婴幼儿皮肤保护性差，若触碰温度过高的物品易被烫伤。因此，应将开水、热油、热锅等物放在婴幼儿触及不到之处，以免因意外造成不必要的，甚至是无法挽回的伤害。

3. 腐蚀性物品

婴幼儿皮肤薄嫩，吸收功能强，但保护性较差，有毒物品可经其皮肤被吸收到幼儿体内，引起中毒。因此，腐蚀性物品或是盛过腐蚀性物品的容器要妥善处理，绝不能让婴幼儿触及。在婴幼儿皮肤上涂药物也要注意药物的浓度和剂量，过量或过浓都可能伤及婴幼儿的皮肤。婴幼儿的护肤品也应谨慎使用。

(二) 保持皮肤清洁

保持皮肤清洁对保护婴幼儿的皮肤至关重要。应常常给婴幼儿洗澡、洗头，并为其勤剪指甲，避免指甲对皮肤的伤害。

为婴幼儿洗澡时要把其脖根、腋窝、大腿根、外阴等部位都洗干净。其洗手时，要把其手指头缝、指甲缝都洗干净。为其理发时注意不要碰破其头皮。婴幼儿头皮上黄褐色油腻的痂皮，是皮脂腺分泌旺盛所致，可以用消毒后晾凉的植物油先将痂皮闷软，再轻轻擦去痂皮。婴幼儿指/趾甲长了，要为其剪短：剪手指甲，可顺着婴幼儿的手指尖剪成半圆形；剪脚趾甲，两端只须稍剪去一点，使趾甲的边缘是平的，这样趾甲就向上生长，不会嵌入肉里。

(三) 合理选择、适当增减衣物

对于婴幼儿，最好为其选择宽松、吸水性强、质地柔软、不掉色的衣料做内衣。小男孩的内裤切忌有拉链。由于婴幼儿的皮肤调节体温的功能较差，要根据气温变化、运动量大小等情况及时提醒婴幼儿增减衣物。

(四) 加强锻炼

锻炼可以增强机体对冷和热的适应能力。空气、阳光和水是大自然赋予人类维持生命、促进健康的三大法宝。因此，婴幼儿应经常到户外进行"三浴"锻炼，增强自身对冷热的适应能力。婴幼儿经常在户外活动，还可以改善皮肤的血液循环，增强体温调节能力，遇到冷、热的刺激反应灵敏，使体温保持相对恒定。

若户外天气不佳，在室内也可以利用冷空气进行锻炼。例如，室温不低于 20 摄氏度时，给婴儿换完尿布，可以让其露腿，躺 1～2 分钟再为其包上。之后慢慢延长时间，直到延长至每次 5 分钟左右。幼儿夏天可用冷水洗脸、洗手，冬天也可坚持用冷水洗脸，锻炼皮肤适应寒冷的能力，晚上再用温水洗以更好地保护皮肤。

 保教结合

婴幼儿皮肤的护理技巧[①]

针对婴幼儿的皮肤特点，我们在对婴幼儿的皮肤进行护理时应该有一定的技巧。

为婴幼儿洗澡时，室温应保持在 24～26 摄氏度，湿度保持在 50%～60%。冬季每日为婴幼儿洗澡一次，时间放在喂奶后 30～60 分钟进行，以免引起呕吐，洗澡时间控制在 10 分钟以内，动作要快，注意保暖，避免婴幼儿着凉，洗澡时防止水溅入眼、耳、口、鼻内，并提前准备好干净盆一个，备好温水，将浴巾铺于操作台上，准备好婴幼儿的衣物、纸尿裤、爽身粉、沐浴露、护臀霜备用。

婴幼儿的臀部皮肤也很娇嫩，经常被大小便刺激容易引起红斑或尿布湿疹，因此及时清理大小便，更换纸尿裤是预防疾病的有力措施。为婴幼儿清洗臀部，可选用专用的小盆，使用柔软的小毛巾，水温控制在 36 摄氏度左右，轻柔地为其擦洗屁股，用干毛巾轻轻压干婴幼儿皮肤上的水分，在其会阴及肛门处涂一层薄薄的护臀霜以保护皮肤。

婴幼儿湿疹发病初期，皮肤会出现红斑、皮疹，随后发展为粗糙、脱屑，严重时在红斑处会出现簇集性丘疱疹，疱疹破损后极易形成溃烂、渗出及感染。湿疹表现为多样性，能引起剧烈瘙痒，极易发展成为慢性皮炎。婴幼儿湿疹可在任何季节出现，高发于冬季。针对局部糜烂渗液、红肿的皮损可采用冰硼酸溶液湿敷。针对湿疹症状较轻的患儿，可采用氧化锌洗剂清理创面。清洗完成后可用新霉素软膏均匀涂抹患处，保持局部清洁干燥。此外，婴幼儿常要多补充维生素B、维生素C，以促进患处皮肤愈合。

---

① 唐瑶，孙珂. 婴幼儿皮肤护理：冬季精选辑. 中华护理杂志，2015 (11).

技能实训

请自行设计一幅可贴在幼儿园盥洗室的"洗手示意图"。

 思考与练习

1. 皮肤的生理功能有哪些？
2. 幼儿的皮肤有什么特点？
3. 保护幼儿的皮肤需要如何做？

 拓展阅读

季节变换与皮肤护理①

季节变换主要体现为光线、气温、湿度和风的变化。在外界环境变化中，皮肤会受到直接影响而发生相应变化，因此，应根据季节变化情况相应地进行皮肤护理。

春天护肤的重点在于防过敏及保持清洁。因为春天乍暖还寒，身体会不稳定，皮肤也会受到影响。可以说，春天是一年中最易出现皮肤过敏的季节。

夏季护肤的重点在于防晒和补充水分。在夏季，紫外线放射量达到最高，对肌肤的伤害更加强烈和明显。同时，太阳的强烈照射使气温变得很高，肌肤需要通过排泄来调节体温。大量的排泄令肌肤失去应有的水分。同时，夏季洗澡的次数也会增加，过多冲洗也会令肌肤本身的水分流失。

秋季护肤的重点在于对皮肤的滋润。因为秋季的空气逐渐变干燥，汗腺和皮脂腺的功能较夏天弱，皮肤自然容易干燥。夏天适合使用酸性护肤品，因为大量出汗使皮肤倾向于碱性。而秋季，应使用中性、滋润性较强的护肤品，并应常做肌肤的按摩。

冬季护肤的重点是深层滋润。冬季皮肤受到的刺激特别多。如果身处暖气、空调的环境下，皮肤干燥的情形会更加严重。所以护肤品应选用含油分多的深度滋养品。适当的运动能够促进全身的新陈代谢。

---

① 雷万军，代涛. 皮肤学. 北京：人民军医出版社，2011：187.

第八章

内分泌系统及幼儿卫生保健

本章导读

　　人体的内分泌系统具有整合性的调节机制，脑垂体、甲状腺、甲状旁腺、胰岛、肾上腺、松果体、性腺等是组成人体内分泌系统的重要腺体，有着不同的功能。本章主要介绍了内分泌系统中各腺体的功能、幼儿内分泌系统的解剖生理特点，并提出幼儿内分泌系统的保健要点。

学习目标

1. 了解内分泌系统的组成以及各内分泌腺体的功能。
2. 掌握幼儿内分泌系统的发育特点。
3. 掌握幼儿内分泌系统的保健要点。

第一节　内分泌系统概述

一、内分泌系统的概念

　　内分泌系统（见图 8-1）是人体内的调节系统，由许多内分泌腺、内分泌组织和内分泌细胞组成。内分泌腺释放的化学物质叫激素，激素以"渗透"的方式进入腺体周围的血管和淋巴管内，经血液循环到达身体的各个部位，控制和调节机体的新陈代谢、生长发育和免疫力的实现。人体内的主要内分泌腺有：脑垂体、甲状腺、甲状旁腺、胸腺、肾上腺、胰腺、松果体及性腺等。对幼儿生长发育影响较大的内分泌腺主要有脑垂体和甲状腺。

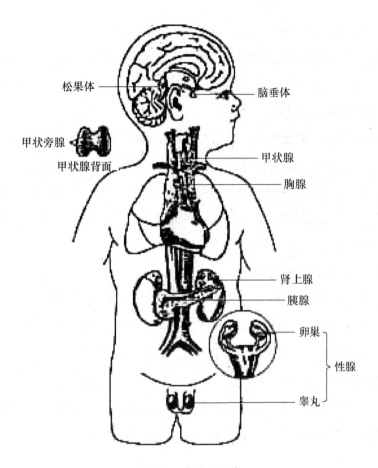

图 8-1 内分泌系统

资料来源：刘桂萍，任传忠. 人体解剖学. 郑州：河南科学技术出版社，2009：404.

二、内分泌系统的组成及生理功能

（一）脑垂体及其生理功能

脑垂体位于颅腔底部，是人体最重要的内分泌器官，在人出生时已发育良好，其重量有很大的个体差异。脑垂体一般在人 4 岁以前及青春期生长最为迅速，机能也较活跃。脑垂体受下丘脑控制，能分泌多种激素，支配着甲状腺、肾上腺、性腺的活动，同时维持这些腺体的正常发育。

脑垂体前叶分泌的生长激素，是从人出生到青春期影响生长最重要的内分泌激素，可控制人体生长发育、促进蛋白质合成、促进全身软骨增生和所有组织生长，促进细胞增大增多。在一昼夜间，生长激素的分泌并不均匀。人夜间入睡后，生长激素才大量分泌。此外，脑垂体分泌的抗利尿激素可促进肾小管对水的重吸收，从而使尿液浓缩，夜间尿量减少。幼儿抗利尿激素分泌量较少，因而其夜间排尿次数较多。

人成年以后若生长激素分泌过多，身高虽不能再增长，但短骨会进一步生长，使肢体尖端部分肥大，出现"肢端肥大症"。

（二）甲状腺及其生理功能

甲状腺是人体最大的内分泌腺，位于气管上端甲状软骨的两侧，在人出生时已经形成，以后逐渐生长，到14～15岁时腺体发育最快，机能也达到最高峰，重量在20～40克。

甲状腺分泌甲状腺素，甲状腺素的主要功能有调节新陈代谢，使神经系统兴奋，促进骨骼的生长发育，并对软骨骨化、牙齿生长、面部外形、身体比例、脑细胞生成与成熟等方面产生广泛的影响。

（三）甲状旁腺及其生理功能

甲状旁腺分泌甲状旁腺激素，主要生理作用是调节体内钙与磷的代谢。甲状旁腺激素分泌过少时，血钙下降，血磷增高，神经系统过于敏感，会导致手足抽搐；甲状旁腺激素分泌过多时，血钙升高，血磷降低，可能导致钙磷代谢异常性疾病。

（四）胸腺及其生理功能

胸腺是一对叶片状的内分泌器官，位于胸骨柄后方。胸腺随年龄的变化有明显变化：新生儿和幼儿的胸腺相对较大，重达25～40克，之后逐渐缩小退化，成人的胸腺常被结缔组织代替。

胸腺属于中枢淋巴器官，具有内分泌功能，可分泌胸腺素，使骨髓产生的淋巴干细胞转化为具有免疫活性的T淋巴细胞，再经血液迁入淋巴和脾，参与集体的免疫作用。

（五）肾上腺及其生理功能

肾上腺由皮质及髓质两部分组成。肾上腺皮质分泌糖皮质类固醇、盐皮质类固醇以及雄激素。这些激素主要调节水与电解质的代谢与平衡，调节糖与蛋白的代谢，调节性器官的发育与第二性征的发育。肾上腺髓质分泌的激素与血压的升高、淋巴系统及心血管系统的兴奋、体温的维持都有密切联系。

（六）胰腺及其生理功能

胰腺内散布有近百万个内分泌细胞团块，即胰岛。胰岛细胞分泌的胰岛素是机体调节糖、蛋白质和脂肪代谢，维持血糖正常水平的重要激素。当机体的胰岛素分泌不足时，血液中的葡萄糖不能被分解，血糖浓度增高，人会患糖尿病；当胰岛素分泌过多时，血中的葡萄糖迅速被分解进入细胞，血糖浓度快速下降，人会出现低血糖，严重者会影响大脑的正常功能。

（七）松果体及其生理功能

松果体位于丘脑下部，据推测，松果体能加速整个机体的神经机能的均衡发育，它和胸腺能共同促进身体长高；也有人认为它对生殖系统有抑制作用。人青春期以后松果体逐渐钙化，活动开始减退。

（八）性腺及其生理功能

女孩的性腺是卵巢，男孩的性腺是睾丸，它们既是生殖器官，又是内分泌器官。性腺的活动决定两性的特征，促进肌肉的发育，对脑垂体的活动有抑制作用，因而可抑制骨骼的生长。性腺自胎儿期 4~5 周开始形成，男孩的睾丸在出生时已下降至阴囊内，10 岁以前发育缓慢，性成熟时才迅速发育。女孩卵巢发育亦缓慢，月经初潮时，卵巢的重量只相当于成人的 30%，18 岁时可达到成人的重量。

第二节　幼儿内分泌系统的解剖生理特点及卫生保健

一、幼儿内分泌系统的解剖生理特点

（一）脑垂体分泌较多生长激素

由于幼儿的睡眠时间较长，脑垂体分泌的生长素较多，加速了骨骼的生长发育。如果幼儿睡眠时间不够，睡眠不安，生长激素的分泌减少，就会影响身高的增长。

人在幼儿期若生长激素分泌不足，则会生长迟缓，身材矮小（但身体各部分比例匀称），甚至患侏儒症。侏儒症患者，出生时多正常，2 岁以后逐渐显出生长迟缓的趋势，年龄越大越明显，除身材矮小外，出牙、囟门闭合也明显延迟，但智力基本正常。反之，人在幼儿期若脑垂体机能亢进，生长激素分泌过多，则会生长速度过快，甚至患"巨人症"。

（二）甲状腺机能不足居多

甲状腺能分泌甲状腺素，而碘是合成甲状腺素的主要成分。人在幼儿期，若甲状腺机能不足，可出现呆小症（又称克汀病），主要表现为身材矮小，且下部明显短于上部，并有不同程度的听力和言语障碍，基础代谢过低；若甲状腺分泌激素过多（甲状腺功能亢进，简称"甲亢"），中枢神经系统的兴奋性及感受性会增高，会出现心跳呼吸加快、出汗较多、情绪易激动等，基础代谢过于旺盛。幼儿"甲亢"患者较成人少得多，患病者多在 6 岁以上。

（三）幼年时胸腺发育不全会影响免疫功能

由骨髓造的淋巴干细胞在胸腺素的作用下才具有免疫功能。人在幼年时，如果胸腺发育不全，会影响机体的免疫功能，以致反复出现呼吸道感染或腹泻等疾病。

二、幼儿内分泌系统的卫生保健

（一）保证充足的睡眠，促进生长发育

幼儿应养成良好的睡眠习惯，按时睡觉，按时起床，以保证夜间生长激素的正常分泌，促进生长发育。若幼儿睡眠不足，或是睡眠质量不佳，则生长激素分泌会减少，生长发育会减缓。成人应根据幼儿的身心发展特点，合理为其安排一日的生活制度，使其劳逸结合，有效促进幼儿内分泌系统的正常发育。

（二）合理膳食，防止碘缺乏症

合理的营养能改善幼儿内分泌腺的功能。由于碘是合成甲状腺素的必要原料，如果饮食缺碘，甲状腺素合成减少，甲状腺体将出现代偿性肿大，使患者颈部粗大（"大脖子病"）。我国很多地区属内陆地区，土壤和水中缺碘，食用碘盐可有效防止幼儿因碘不足而影响甲状腺素的分泌。幼儿补碘应在医生指导下进行。

（三）切忌盲目服用营养品，防止性早熟

如今成人对幼儿的身心发展都颇为关心，常常会为了给幼儿补充营养，而让幼儿服用营养品。但市面上的有些幼儿营养品的成分并不明确，有的虽然只含有微量激素，但若长期服用，也有可能积聚于体内，引发幼儿"性早熟"。然则，对于生长发育正常的幼儿，只需要注意保证其饮食的营养平衡，不必让其吃营养保健品。

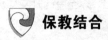 **保教结合**

培养幼儿良好的睡眠习惯[①]

一、找出影响睡眠的原因

（1）睡前玩的时间过长，过度疲劳，过度兴奋，或白天受到惊吓而心情恐惧、情绪焦虑等，这些都会使精神不能很好地被抑制下来。

（2）饮食不当。晚饭吃过多，吃的食物不易消化，或者吃过少，因饥饿不能入睡。

---

① 兰贯虹. 育婴员. 2版. 北京：海洋出版社，2013：67.

（3）睡眠姿势不对导致胸口受压、呼吸不畅。

（4）尿布湿了，没有及时更换。

（5）卧具不适合或卧室环境不好。如室内空气污浊、室温过高或过低、过于干燥、灯光过强、噪声过大等。

（6）幼儿患病。如蛲虫病、蛔虫病及体温升高、鼻子不通气等各种疾病。

（7）日常生活发生变化。如出门、移居新屋、换新保姆等。

二、创造良好的睡眠环境

（1）保持室内空气新鲜。应经常开门、开窗通风，新鲜的空气会使幼儿入睡快、睡得香。

（2）室温以 20～23 摄氏度为宜，过冷或过热都会影响睡眠。

（3）卧室的环境要安静。室内的灯光最好暗一些。窗帘的颜色不宜过深。减少噪声。

（4）为幼儿选择一个适宜的床，让其单独睡。床的软硬度应适中，最好是木板床，以保证幼儿脊柱的正常发育。

（5）睡前不要让其做剧烈运动，避免使幼儿过度兴奋。

（6）在幼儿睡前将其脸、脚和臀部洗净，1 岁前的婴儿不会刷牙，可用清水或淡茶水为其漱口，并让其排一次尿。

（7）被褥要干净、舒适、与季节相符。冬季要有保暖设施，夏季须备防蚊用具。换上宽松的、柔软的睡衣。有时幼儿喜欢吮吸手指，对此可以不予干预，这能对稳定幼儿的情绪起到一定的作用。

 技能实训

请搜集幼儿内分泌失调的表现并分析如何进行调理。

思考与练习

1. 人体的内分泌系统包括哪些腺体？

2. 脑垂体、甲状腺的功能分别是什么？

3. 幼儿内分泌系统的发育特点有哪些？

4. 幼儿内分泌系统的保健需要注意哪些问题？

拓展阅读

激素的分泌节律①

机体的许多生理现象都有周期性的节律变化。例如，人的体温上午低、下午高，肾小球滤过率及尿量日夜也不同。内分泌系统也随着生理周期的变化而变化，特别是随昼夜周期节律或睡眠节律的变化而变化。

促肾上腺皮质激素和皮质醇的分泌节律是：在人夜间入睡后 4 小时内最低，到早晨 4 时分泌开始增高，到早晨 6～8 时达到高峰；人醒后 4 小时的分泌量占 24 小时分泌量的 40％；分泌节律与光明或黑暗无关，而与睡眠和觉醒有关，若人的生活日夜颠倒，3 周后分泌节律也会逐渐颠倒。

生长激素的分泌节律是：从人夜间入睡后 30～45 分钟开始；在人睡眠进入Ⅲ、Ⅳ期深睡眠时，分泌峰增多，峰值增高。到人入睡 2 小时后达到高峰，其他时间分泌峰少，峰值亦低；激素呈脉冲（在短时间内突变，随后又迅速返回其初始值的物理量称为脉冲）式分泌。

垂体激素都是脉冲式分泌的。催乳素的分泌节律是：从人夜间入睡后 60～90 分钟开始上升，至人晨醒 5～7 时达到高峰；在人睡醒后则急剧下降，至上午 10 时降到最低。促性腺激素的分泌节律是：在人青春期时开始，亦于夜间睡眠时出现分泌高峰，夜间分泌量亦较日间量大；成年妇女的促性腺分泌按月经周期的节律分泌。促甲状腺素的分泌节律是：从夜间 10 时至早晨这一期间分泌量增多，日间降低。

总之，激素的分泌节律是一种生物现象，与人的昼夜活动节律是一致的，当人的睡眠−觉醒的时间规律发生变化后，激素的分泌节律亦随之改变。

---

① 李永昶，颜纯. 小儿内分泌学. 北京：人民卫生出版社，1991：12.

第九章

神经系统及幼儿卫生保健

本章导读

在生活中，我们了解到，"幼儿自我控制能力较差，让他干什么，他乐于接受，让他别干什么却很困难"；"他们对抽象概念的思维能力差，容易对具体、鲜明、形象的事物感兴趣"。那么这是为什么呢？本章从解剖学和生理学的角度，在概述人体神经系统的形态结构和功能原理的基础上，介绍了幼儿神经系统的特点及相应的保健要求，旨在为托幼机构的卫生保健工作提供参考。

学习目标

1. 熟悉人体神经系统各部分的组成及其生理特点、主要功能。

2. 掌握幼儿神经系统各部分的特点。

3. 掌握幼儿神经系统的卫生保健要点。

4. 能依据幼儿神经系统的特点提出相应的保育措施。

第一节　神经系统概述

神经系统被称为"人体司令部"，是生命活动的重要调节系统。其重要功能是使体内各器官、系统相互影响、相互协调，形成一个统一的整体，有机地完成各种生理活动，并保证机体的相对稳定及其与外界环境的相对平衡。正是在神经系统的支配和协调下，人体才能够成为一个统一的整体，保证各种生理活动的正常运行。

一、神经系统的组成

神经系统（见图 9-1）分为中枢神经系统和周围神经系统两部分。中枢神经系统包括脑和脊髓；周围神经系统包括脑神经、脊神经和植物性神经（又称自主神经或内脏神经）。

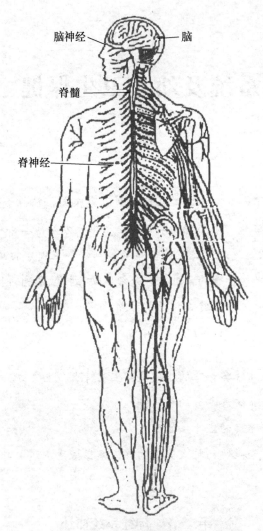

脑神经　　脑

脊髓

脊神经

图 9-1　神经系统

资料来源：邱春复. 基础医学概论. 南昌：江西高校出版社，2007：226.

(一) 中枢神经系统

1. 脑

脑是人体的高级指挥中枢。成人的脑重 1 200～1 500 克。它由大脑（又称端脑）、小脑、间脑和脑干（延髓、脑桥、中脑）组成（见图 9-2）。脑的组织结构精巧而又高效，具有复杂功能。

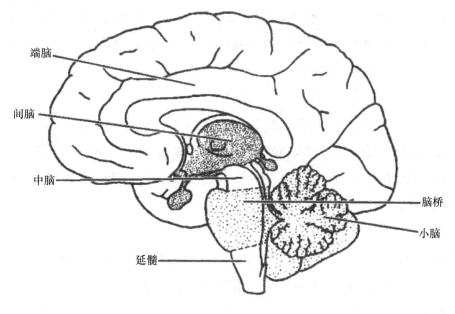

图 9 - 2 脑的分部

资料来源：钱蕴秋. 超声诊断学. 西安：第四军医大学出版社，2008：119.

（1）大脑。

大脑由左右两个半球构成，二者借神经纤维构成的胼胝体相连，可相互交流，协调合作，维持大脑的正常运转，是中枢神经系统最高级的部分，也是人类进行思维和意识活动的器官。大脑左右两个半球的功能是不一样的，各具特点。左半球支配着人的右手，主要是通过语言和逻辑来表达内心世界，负责理解文学语言及数学计算，被称为"逻辑半球"。右半球支配着人的左手，主要是通过情感和形象来表达内心世界，负责鉴赏图画，欣赏音乐、自然风光等，被称为"形象半球"。

大脑表面凹凸不平，凹陷处称为"沟"（深的称为"裂"），隆起处称为"回"，"沟"与"回"增加了大脑的表面积。大脑表面由灰质构成，厚度为 2～3 毫米，是神经元神经胶质细胞的集中处，被称为大脑皮层。大脑皮层是人体运动、感觉的最高级中枢以及语言、思维的物质基础。据统计，成年人的大脑皮层有 130 亿～140 亿个神经元。

大脑皮层内的神经元分层排列，各层细胞的形态和大小各异。大脑皮层的不同区域间存在着皮层厚度、细胞层次以及纤维联系等的差别。这种结构的区别，反映了各区域功能的不同。人类在长期进化过程中和自身实践活动中，通过感觉器官接受不同的刺激，在大脑皮层的一定部位形成反映。于是大脑皮层的某些部位，逐渐形成接受某种刺激并完成某一反射活动的较集中的区域，这些区域便相对地形成特定功能，即大脑皮层的功能定位。

（2）小脑。

小脑位于大脑的后下方，通过许多神经纤维与脑干、脊髓相连。小脑的主要生理功能是调整人在运动时躯体的重心，用以维持身体的平衡，协调肌肉运动。小脑如果出现病变，就会导致个体眩晕、运动失调。

（3）间脑。

间脑由丘脑和下丘脑等许多部分组成。其中丘脑和下丘脑较为重要。丘脑是大脑皮层以下较高级的感觉中枢，能对传入的神经冲动进行简单的分析。下丘脑是大脑皮层以下调节植物性神经活动的较高级中枢，是身体对环境刺激发生情绪性反应的高级调节部位，并且具有调节体温、食欲、干渴感觉的中枢。

（4）脑干。

脑干包括中脑、脑桥、延髓。脑干上连间脑，下接脊髓，背部和小脑相连。脑干中有调节呼吸、血液循环、吞咽等基本生理活动的中枢，脑干受损可危及生命。

2. 脊髓

脊髓位于椎管内，由相互联系的 31 个脊髓节组成。脊髓上端与延髓相连，下端达第一腰椎，每个脊髓节与上一对脊神经相连，是调节人体躯体和内脏活动的一个低级中枢。

脊髓的内部分为灰质和白质。呈 H 状的灰质集中在中央，是神经元细胞体集中的部位，因其色泽灰暗而得名。白质位于脊髓的外周，是神经纤维集中的部位，因多数纤维具有髓鞘，呈白色而得名。白质中有大量的上、下行的神经纤维束，把周围传来的神经冲动传入脑，把从脑各部发出的神经冲动传至脊髓，再由脊髓传至周围。脊髓的主要功能是传导和反射。

（1）传导功能。

脊髓具有重要的传导功能，脊髓白质是完成这种机能的重要结构。除头部和面部外，全身的浅、深部感觉及大部分内脏感觉，都是通过脊髓传至脑。脑对躯干和四肢骨骼肌运动的控制及对大部分内脏的管理，也必须通过脊髓才能完成。

（2）反射功能。

脊髓灰质中有许多低级中枢，可以完成多种反射活动，如膝跳反射、排尿反射等，但这些反射活动都是在脑的控制下进行的，失去脑的控制，这些反射活动就会放任自流，如高位脊髓横断者，会出现大小便失禁等现象。

（二）周围神经系统

周围神经系统包括脑神经、脊神经和植物性神经。

1. 脑神经

脑神经共 12 对，分布在头部和面部的器官、胸腔和腹腔的内脏器官中。脑神经把接收的神经冲动传到脑，脑对这些冲动进行分析，产生意识或感觉，并发出指令传到相应的器官和部位，调节其活动。

2. 脊神经

脊神经共 31 对，分布于皮肤、肌肉、关节、内脏和腺体中。脊神经将皮肤的外感受冲动和肌肉、关节的本体感受冲动传入脊髓，或者把来自大脑的信息传到内脏器官和腺体，以调节肌肉运动及内脏、腺体的活动。

3. 植物性神经

植物性神经是脑神经、脊神经中分布到内脏、心血管和腺体中的传出神经，支配内脏、心血管和腺体的活动。植物性神经包括交感神经和副交感神经两类。通常内脏器官受交感神经和副交感神经的双重调节。交感神经的兴奋一般对器官的活动起加强作用，副交感神经的兴奋一般对器官的活动起抑制作用。

二、神经系统结构和功能的基本单位

神经系统结构和功能的基本单位是神经元（又称神经细胞）。神经元的结构分为细胞体和突起两个部分（见图 9-3）。细胞体是神经元营养代谢的中心，并能整合信息。突起分为轴突和树突。轴突较细长，只有一个，分支少，可将神经冲动从细胞体传出；树突一般较短，分支多，能接受刺激，并将刺激传向细胞体。突起又称为神经纤维，许多神经纤维集合成束就成为通常所说的神经。

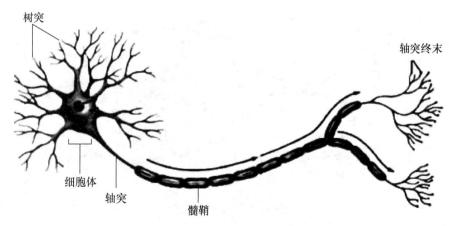

图 9-3　神经元模式图

资料来源：夏阳，尧德中. 神经信息学基础. 成都：电子科技大学出版社，2015：20.

神经元具有接受刺激、传递信息和整合信息的功能。神经元通过树突和细胞体接收刺激信息，由细胞体对信息进行整合，然后再通过轴突将信息传出去。

三、神经系统活动的基本方式

（一）反射

神经系统活动的基本方式是反射。反射是指在中枢神经系统的参与下，机体对内、外环境刺激的规律性应答反应。反射可分为非条件反射和条件反射两种。非条件反射又称先天反射，是人和高等动物的本能，是较低级的神经调节方式，由大脑皮层以下的中枢（脊髓和脑干）参加完成，反射弧固定。例如，新生儿的吸吮反射、抓握反射，人体的眨眼反射，食物进入口腔引起唾液分泌等都是非条件反射。而条件反射是后天获得的，它建立在非条件反射的基础上，是一种高级神经活动，必须有大脑皮层的参与才能完成。条件反射是人和动物都具有的生理活动，但人和动物的条件反射有着本质的区别，动物只能对外界具体事物的刺激发生反应，形成条件反射。这种只对具体信号刺激发生反应的皮层功能系统称为第一信号系统；而人类除可以对具体信号刺激发生反应外，还可以对语言文字发生反应，这种对语言文字发生反应的皮层功能系统称为第二信号系统，如谈虎色变等。

（二）反射弧

完成反射活动的全部神经结构叫反射弧。反射弧包括感受器、传入神经、神经中枢、传出神经和效应器五部分（见图9-4）。感受器是感觉神经末梢的特殊结构，它能感知内、外环境的变化，把刺激信息转变成神经冲动。传入神经又称感觉神经，能把神经冲动传入

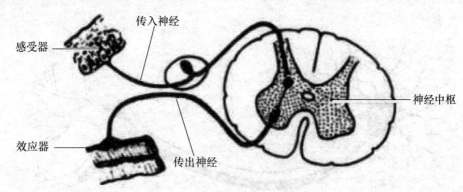

图9-4 反射弧示意图

资料来源：夏强. 人体生理学. 杭州：浙江大学出版社，2011：247.

中枢，其细胞胞体位于脑神经节或脊神经节中。神经中枢位于脑和脊髓内，由脑神经传入的冲动直接进入脑，由脊神经传入的冲动首先进入脊髓。神经中枢接收了传入冲动后，发出冲动给传出神经。传出神经的细胞胞体主要位于中枢神经系统内，末梢与效应器构成突触，把冲动传递给效应器。效应器为运动神经末梢的特殊结构，位于肌肉和腺体内。肌肉收缩或腺体分泌是反射活动产生的效应。反射活动只有在反射弧完整时才能进行，反射弧的任何部位受损，反射活动即出现障碍。

四、大脑皮层的功能活动特征

大脑皮层的活动是有规律的，了解和掌握其中的规律，对指导幼儿科学用脑、挖掘其大脑的潜力大有益处。

（一）始动调节

大脑皮层的工作能力在刚开始时水平较低，经启动后逐渐提高，这一现象称为始动调节。始动调节产生的原因主要是神经细胞功能的启动以及其他器官系统的功能调节都需要一定的时间。始动调节现象在学日、学周、学期、学年开始时都可看到。因此，组织教学活动刚开始时要有引入环节，这样可完成大脑的始动调节，使学生逐步适应教学。

（二）保护性抑制

任何活动都伴随有大脑皮层的功能物质消耗。通常当大脑工作时，皮层兴奋区代谢旺盛，血流量和耗氧量增加。大脑皮层兴奋区活动耗能超过一定界限后，大脑将出现早期疲劳，皮层反馈性地进入抑制状态，机体各项功能活动暂时减缓。皮层的反馈性抑制使机体的功能减弱，就称为保护性抑制。保护性抑制是一种生理功能，它使大脑皮层进入休息状态，脑细胞和组织得以恢复，以避免脑功能过度使用而出现衰竭。

（三）动力定型

若一系列的刺激总是按照一定的时间、一定的顺序先后出现，当重复多次以后，这种顺序和时间就在大脑皮层上"固定"下来，形成规律。每到一定时间，大脑就"知道"某种活动该干了，干起来很自然；每当前一个刺激出现，大脑就"知道"下面该干什么，提前做了准备。这种大脑皮层活动的特性就叫"动力定型"。动力定型建立以后，脑细胞就能以最经济的消耗，收到最好的工作效果。

（四）优势原则

大脑皮层的各个皮质区各有分工，不同皮质区分管与其相对应的活动。每个皮层区的工作效率高低取决于皮质区是否具有良好的兴奋状态。若该区域兴奋占优势，就会形成优势兴奋灶。优势兴奋灶不但兴奋性高于其他区域，而且还能吸收和抑制其他区域的兴奋以突出其兴奋优势，提高该皮层区的工作效率，这就是大脑优势原则。

大脑优势兴奋灶的形成主要与刺激性、兴趣、愿望、目的等因素有关。每天感受器官将大量信息传到大脑，通常大脑会有选择性地接收最强或最重要的、符合本身目的、愿望和兴趣的少数信息。因此，培养幼儿的学习兴趣，强化教学刺激，有助于幼儿产生优势兴奋灶，提高学习效果。

（五）镶嵌式活动原则

人体进行某项活动时，大脑主管该活动的皮层功能区的神经细胞处于兴奋状态，其他功能区则处于抑制和休息状态。随着活动性质的改变，大脑皮层的兴奋区和抑制区、工作区和休息区在空间结构上、功能定位上、时间分配上发生相应的轮换，这被称为镶嵌式活动。镶嵌式活动使各皮质区轮流处于兴奋和休息状态，大脑皮层可保持较长时间的工作。故在安排幼儿一日生活和教学活动时，应考虑将不同内容、不同性质、不同形式的活动交叉安排。

第二节　幼儿神经系统的解剖生理特点及卫生保健

一、幼儿神经系统的解剖生理特点

（一）神经系统发育迅速

1. 脑的重量在增加

（1）脑细胞数量的增加。

从胎儿期神经系统的不断分化，到出生后的2～3年内，人的脑细胞数量可增加到几百亿～1 000亿个，以后不再增加。

人出生时有50万亿个突触，1岁时增至1 000万亿个突触，巨大的网络系统造就了一个具有无限潜能的人。每个神经细胞每秒向邻近细胞发送100条信息。

（2）脑重量的增长。

人出生时脑重量为390克，1岁时为900克左右，6岁时为1 200克，成人为1 500克。

（3）脑的体积。

人出生半年后脑的体积为出生时的1倍，2岁时为出生时的3倍，达到成人的3/4，4岁时为出生时的4倍，已十分接近成人。被刺激、被训练的脑细胞的突触，传导通道保存下来并得到加强，反应灵敏；没有被刺激的突触，传导通道逐渐萎缩，随之，这些脑细胞也萎缩。

2. 神经纤维髓鞘化基本完成

髓鞘是套在突起表面的鞘膜，如同套在电线外面的绝缘层，能防止"跑电"和"串电"。神经纤维髓鞘的形成，对神经系统活动的完成有重要意义。中枢神经系统各部位髓鞘化的时间不同：先是感觉神经，后是运动神经，其他部分更晚。在髓鞘还没有完全形成时，外界刺激由神经传入大脑，因无髓鞘相隔，兴奋还可传到临近的纤维，在大脑皮层内不能形成一个明确的兴奋区域，同时兴奋在无髓鞘的神经纤维中传导也比较慢，导致神经系统对外来刺激的反应慢且不精确，如新生儿听到铃声会全身发抖等。到了 6 岁以后，幼儿大脑半球的神经传导通路完成髓鞘化，对刺激的反应日益迅速、准确，条件反射日益精确。这一阶段是幼儿智力发展的重要阶段。

（二）中枢神经系统的发育是先皮下，后皮质

新生儿的脊髓和延髓基本发育成熟，这就保证了新生儿的呼吸、消化、血液循环和排泄等器官的正常活动。

幼儿 1 岁后，小脑迅速发育，到 3～6 岁逐渐发育成熟。所以，幼儿 1 岁左右步履蹒跚；3 岁已能稳走稳跑，但摆臂和迈步还不协调；5～6 岁能准确进行各种动作，并能很好地维持身体平衡。人出生时大脑皮层发育尚不成熟，对外来刺激不能精确地进行传导和分化。大脑皮层的发育随着人年龄的增长而发育成熟：人 3 岁左右大脑皮层的细胞体积开始不断增大，到 8 岁时大脑皮层的发育基本接近成人。

（三）大脑皮层兴奋占优势

幼儿大脑皮层的发育尚未完善，兴奋占优势，抑制形成较慢，但兴奋持续时间较短，容易泛化，主要表现为好动不好静、容易激动、注意力不易集中、注意力容易随外界刺激而转移；幼儿自我控制能力较差，让他干什么，他乐于接受，让他别干什么就难了，因为"别干什么"是一种抑制过程。以后随着人年龄的增长，大脑皮层的功能日趋完善，兴奋过程和抑制过程同步加强。兴奋过程的加强，使幼儿睡眠时间逐渐减少，抑制过程的加强，使幼儿逐渐学会控制自己的行为和较精确地进行各种活动，一般在 7～8 岁时幼儿才能较好地控制自己的活动。

（四）大脑皮层条件反射建立少

由于对外界感知较少，幼儿大脑皮层条件反射的建立也相对较少，造成知识经验相对缺乏，对一切事物都感兴趣，表现为好问、好奇、好模仿、有强烈的求知欲。

（五）第一信号系统的发育早于第二信号系统

幼儿在 6 岁前，大脑中的语言中枢还没有完善，对第二信号——语言文字的反应尚未完善，左脑还没有定型，这个时期的幼儿主要使用右脑观察和分析事物。所以，幼儿第一信号系统的发育早于第二信号系统，对直观形象模仿能力强，而对抽象概念的思维能力差，容易对具体、鲜明、形象的事物感兴趣，并且注意维持的时间相对较长。因此组织教育活动时，要让幼儿在操作中学习，采用直观教学法，便于幼儿理解和掌握。

（六）容易疲劳，易受毒物伤害

幼儿大脑皮层的神经细胞很脆弱，容易疲劳，需要通过较长时间的睡眠进行休整（见表9-1）。同时，幼儿的大脑皮层也容易受到一些毒物的损害，如有机铅、汞、锡、铝、硫化氢、一氧化碳等均可损害脑功能。

表9-1　　　　　　　　　　**不同年龄段所需要的睡眠时间**　　　　　　　　　　（小时）

年龄	新生儿	1岁	2岁	4岁	7～13岁	成人
睡眠时间	18～20	14～15	12～13	11～12	9～10	8

资料来源：麦少美. 学前卫生学. 上海：复旦大学出版社，2005：37.

（七）大脑需要充分的氧气和碳水化合物

在神经系统中，脑的耗氧量最高。幼儿脑的耗氧量为全身耗氧量的50%左右，成人为20%，幼儿脑的血流量占心输出量的比例较成人大。幼儿的脑组织对缺氧敏感，对缺氧的耐受力较差。因此，保持空气新鲜对幼儿神经系统的正常发育和良好功能状态的维持十分重要。

幼儿的脑组织对血液中葡萄糖（血糖）的变化十分敏感。幼儿体内肝糖原的储备量少，饥饿时幼儿会出现血糖过低，从而造成脑的功能活动紊乱。大脑活动需要的能量只有碳水化合物能提供，所以幼儿应摄入足量的碳水化合物。

（八）自主神经发育不完善

幼儿的交感神经兴奋性强而副交感神经兴奋性较弱，例如，幼儿的心率及呼吸频率较快，但节律不稳定；幼儿的肠胃消化能力还容易受到情绪影响。

二、幼儿神经系统的卫生保健

（一）保证合理的营养

幼儿的大脑细胞代谢活跃。研究显示，3岁幼儿的大脑活跃程度是成人的两倍。幼儿的脑细胞不断地成长发育并夜以继日地工作，需要丰富的营养素如优质蛋白质、脂类、无机盐、维生素等。此外，大脑活动需要消耗大量的能量，需要足够的富含碳水化合物的营养物质。若营养不良，将会影响脑细胞的生长发育。

（二）保证空气新鲜

幼儿脑组织对缺氧十分敏感，对缺氧的耐受性差，一旦缺氧就会出现头昏、眼花、全身无力、烦躁等症状。因此，幼儿生活的环境应空气新鲜，如居室要经常开窗通风换气，保证氧气的充分供应。另外，在清扫幼儿的活动室时要防尘，避免尘土飞扬。

（三）保证充足的睡眠

人在睡眠时，脑组织的能量消耗减少，脑组织需要的磷脂类等重要物质合成加速，脑垂体进行生长激素的分泌；同时，睡眠能使神经系统、感觉器官、肌肉等得到充分的休息。因此，幼儿应该养成按时睡觉的好习惯，保证充足的睡眠：一方面，要保证睡眠的时间，除保证夜晚的睡眠时间外，还应保证午睡 2～2.5 个小时；另一方面，要保证睡眠的质量，要保证幼儿睡眠时环境安静，温度适宜，睡前避免让幼儿情绪紧张，也不易让幼儿吃得过饱过腻。通常，幼儿年龄越小，需要的睡眠时间越长，托幼机构要妥善安排幼儿的午睡环节。

（四）确定和执行合理的生活制度

生活制度是指幼儿生活中主要内容（进餐、睡眠、教育活动、游戏等）的合理交替。让幼儿长期执行合理的生活制度，养成有规律的生活习惯（即形成动力定型），能使其大脑皮层的兴奋和抑制过程有规律地进行，更好地发挥神经系统的功能。这样每到一定的时间，大脑就"知道"该进行某种活动了，并做好充分的准备。

另外，在确定和执行生活制度时，也要遵循大脑皮层的活动规律，科学安排幼儿的活动。例如，组织教学时要利用鲜明、形象的事物，使幼儿的大脑皮层建立起优势兴奋，引起幼儿的兴趣和注意，提高学习效果；安排各项活动时要符合大脑皮层的镶嵌式活动原则，在时间、内容、方式的安排上要动静交替，使大脑劳逸结合，提高学习效率。

（五）创造良好环境，促进大脑发育

脑神经纤维突触的增多、神经纤维的延长、神经传导网络的建立、大脑功能的不断完善均离不开外界环境的刺激。给幼儿提供良好的环境和适宜的活动可促进其大脑发育。但要注意让幼儿科学用脑，幼儿园的教学和游戏活动、一日生活安排等都必须适应大脑皮层功能活动特征。

（六）积极开展体育锻炼

适宜的体育锻炼可以改善大脑皮层的调节机能，提高神经活动的灵敏性和平衡性，发展运动技巧，增强身体对外界环境的适应能力和各器官系统之间的平衡与协调，使神经细胞反应灵活、迅速而又不易疲劳。

在组织幼儿进行体育锻炼时，要根据幼儿发育的特点，选择恰当的项目，采取灵活的

方式，掌握一定的运动量，以免影响幼儿的身体发育。体育锻炼应注重平衡、协调、柔韧、灵敏等能力的训练，不宜让幼儿参与耐力性和力量性的运动。

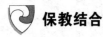 **保教结合**

预防脑震荡①

幼儿从滑梯、蹦蹦床、台阶、床上等较高位置向下跳跃时或不慎倾倒时，都有可能造成脑震荡，轻者瞬间昏迷，重者有生命危险。

一、判断方法

（1）幼儿头部遭受碰撞后，有突然昏迷、呼吸短促微弱、面色苍白或出冷汗时，即可判定幼儿脑部已遭受震荡。

（2）幼儿言语表达不清，身体出现虚弱状态，随后出现恶心及呕吐时，可断定其脑部已遭受震荡。

二、处理方法

（1）教师应立即拨打急救电话或将幼儿直接送往医院，并向主治医生讲清事发过程，以便医生根据幼儿碰伤的情况，及时诊治。

（2）送幼儿去医院途中，如果发现幼儿的头部有红肿现象，教师可用湿毛巾进行冷敷。

三、预防措施

（1）教师告诉幼儿在下雨时不要用脚在有积水的地方踩着玩耍。

（2）幼儿园不要购置较高的双层床铺，避免幼儿睡觉时摔跌造成脑震荡。

（3）幼儿园不要安装具有反弹拉力的房门，避免幼儿在进出时被房门碰伤造成脑震荡。

（4）幼儿园的楼梯台阶及地面不能铺设过于平滑的地板砖，遇到雨、雪天气时，要提前在走廊或极易造成滑倒的过道处铺设防滑垫。

技能实训

在幼儿园见习或实习期间，记录小中大班幼儿一日生活制度的异同，并分析原因。

---

① 耿学超. 幼儿意外伤害的预防与处置. 北京：北京工业大学出版社，2004：71-72.

思考与练习

1. 练习题

（1）人体大脑的结构和功能特点有哪些？

（2）人体脊髓的结构和功能特点有哪些？

（3）大脑皮层具有哪些功能活动特征？对幼儿园活动的组织和安排有哪些启示？

（4）幼儿神经系统的解剖生理特点有哪些？

（5）如何对幼儿的神经系统进行保健？

2. 教师资格证考试历年真题

举例说明如何在幼儿园一日活动中实施动静交替的原则。（15 分）（2015 年下半年《幼儿保教知识与能力》）

 拓展阅读

生物钟①

凌晨 1 时：绝大多数人已经入睡数小时，开始从深睡眠进入易被轻微声音惊醒的浅睡眠阶段，此刻痛觉比较敏感。

凌晨 2 时：肝脏的“排毒阶段”。肝脏利用机体的安静时刻加速人体的新陈代谢，并迅速产生一种可以排除毒素的物质，把毒素排出体外，而体内其他器官几乎处于工作效率极低的休息状态。

凌晨 3 点：肌肉、骨骼和人体的大多关节都完全放松，此刻人体的血压、脉搏、呼吸都处于较低水平。

凌晨 4 点：此时人体的血压更低，而且脑部的供血量减少，是脑病患者最危险的时刻，有不少患者在此刻死亡，所以此时不要迅速坐起或下床。对于正常人来说，此刻的听觉最为敏感，稍有声响就会从睡眠状态中惊醒。

凌晨 5 点：人体已经结束了整个浅睡眠和深睡眠时期，肾脏也停止了它的分泌工作。此刻起床，人很快就会从睡眠状态变得精神饱满、精力充沛。

早晨 6 时：血压开始升高，心率加快，即使睡眠不足，也很难再次进入有效的睡眠状态。

---

① 魏辛夷，张兵. 人体生物钟养生智慧. 北京：中国妇女出版社，2008：4-5.

早晨7时：此时人体的免疫功能较强，是对抗病毒和细菌的最佳时刻。

上午8时：肝脏内的病毒被彻底清除，肝脏处于自我修复状态，此刻切忌饮酒，否则会增加肝脏的负担。

上午9时：精神比较饱满，准备全身心地投入工作中，但此刻的痛觉比较迟钝。

上午10点：精力非常充沛，此时是一天中工作效率最高的时刻，也是运动效率最佳的时刻。

上午11时：精力依然充沛，人体还没有疲劳感。

中午12时：身体开始总动员，是减肥的最佳时刻。如果刚好处于减肥时期，最好把午餐时间推迟30分钟到1个小时。

下午13时：肝脏处于休息状态，糖原部分进入血液，血糖稍微升高，此刻整个机体有些疲劳感，需要适当的休息。

下午14时：此刻是一天24小时中人体第二次情绪、体力的最低点，常常反应迟钝，需要打盹充电。

下午15时：身体开始恢复，工作效率开始提高，是人体各个器官的敏感时刻，其中嗅觉和味觉最为敏感。

下午16时：体内血糖增加，出现所谓的"饭后糖尿症"。不过，血糖只是暂时升高，不会引发疾病，随着工作和学习的进行，血糖很快又恢复正常。

下午17时：工作效率较高，也是健身的好时间，可以适当地增加运动量。

下午18时：神经活性开始下降，痛觉不再敏感。

晚上19时：血压开始升高，情绪也不再稳定，可能会因为一点小事就和别人发生争吵。

晚上20时：体重最重，反应出奇敏捷，司机处于最佳状态，很少出现交通事故。

晚上21时：一天中最佳的记忆时刻，此时适合读书、写字或者记忆平时很难记住的东西。

晚上22时：血液中白血球的数量迅速升高，免疫力较强，体温下降。

晚上23时：人体进入睡眠的休息状态，开始进行机体的修复调整工作。

晚上24时：一天中的最后一个时刻，所有脏器排除外界干扰，人体很快进入酣睡状态。

由于存在个体差异，每个人的体力、智力和情绪的最佳时刻会受自身生活习惯的影响，而且每个人的生物钟有早晚快慢之分，不必完全按照以上的生物钟安排自己的作息时间。但生物钟的规律不可违背，否则会对人体造成伤害。

第十章

感觉器官及幼儿卫生保健

本章导读

感觉是幼儿认识世界的第一途径，幼儿用眼睛看到纷繁的世界，用耳朵感受美妙的声音，没有感觉，人的认知就无法得到发展。但如今，"小眼镜"已不再罕见，有听力障碍的幼儿也不在少数，越来越多的幼儿因为感觉障碍，其生活和学习受到影响。因此，预防感觉器官受损，保护幼儿的感觉器官至关重要。

学习目标

1. 了解眼、耳、舌、鼻的结构和功能。
2. 掌握幼儿各类感觉器官的发育特点。
3. 掌握幼儿各类感觉器官的保健要点。

第一节　感觉器官的构成及其功能

一、眼

眼睛是人体接收外界信息的重要感觉器官，由眼球（见图 10-1）及眼辅助装置组成。人的眼睛类似于照相机。眼球前的角膜及晶状体好比照相机的调焦器和镜头，起着屈光、聚光的作用。瞳孔能根据外界光线的强弱自动调节大小，好比照相机上的光圈。而眼球壁最内层的视网膜，可以感受光线的刺激，产生视觉，好比照相机的底片。

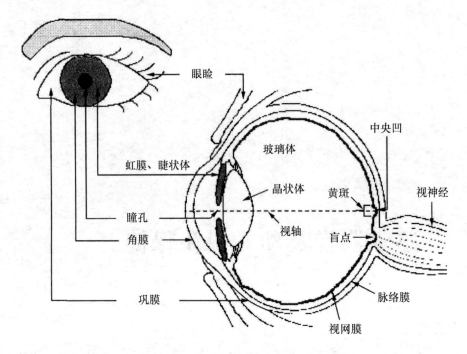

图 10-1　眼球的结构

资料来源：白福忠. 视觉测量技术基础. 北京：电子工业出版社，2013：20.

（一）眼球结构及其功能

眼球分为眼球壁和内容物两部分。

1. 眼球壁

（1）外层。

眼球壁外层为纤维膜，又分角膜和巩膜（白眼珠）。前面 1/6 是透明的角膜，后面 5/6 是坚韧的巩膜。角膜上有丰富的神经末梢，能感受极其微小的刺激，因此俗语称"眼里容不得沙子"。

（2）中间层。

眼球壁的中间层为色素膜，包括虹膜、睫状体和脉络膜。最前面是虹膜，虹膜为一圆盘状膜，其颜色就是眼珠的颜色。虹膜中间的圆孔叫瞳孔（瞳仁）。瞳孔能根据外界光线的强弱自行调节大小（强光时缩小，弱光时放大），以控制落在视网膜上的光线量。虹膜后是睫状体，含有丰富的平滑肌，借悬韧带与晶状体连接。脉络膜占色素膜的大部分，覆盖眼球后部，富含色素遮挡光线，为眼球内成像造成暗箱。此外，脉络膜充满血管，有为眼球提供营养的作用。

（3）里层。

眼球壁里层是视网膜，是视觉器官最重要的部分，视网膜上有无数感光神经细胞，可以感受光线的刺激，并形成物像。其中，视锥细胞能接收强光和色光的刺激，视杆细胞主要在弱光下起作用。

2. 内容物

眼球的内容物有房水、晶状体和玻璃体，它们和角膜共同组成眼的折光系统。眼球的内容物还使眼球具有一定的张力，以维持眼球的形状。

（1）房水。

房水为填充于眼房内的无色透明液体。房水除有屈光作用外，还具有为角膜和晶状体提供营养及维持眼内压的作用。

房水由睫状体产生，由眼后房经瞳孔流入眼前房，再经虹膜、角膜渗入巩膜静脉窦，最后汇入眼静脉。房水代谢紊乱或循环不畅可引起眼内压增高，导致视网膜受压，患者出现视力减弱或失明，临床上称青光眼。

（2）晶状体。

晶状体位于玻璃体前面、瞳孔后面，有弹性，借助悬韧带与睫状体相连，以固定位置。它呈双凸透镜状，前面的曲率半径约10毫米，后面的曲率半径约6毫米，富有弹性。晶状体的直径约9毫米，厚4～5毫米，前后两面交界处称为赤道部，两面的顶点分别称为晶状体前极、后极。

晶状体就像照相机里的镜头一样，对光线有屈光作用，且能滤去一部分紫外线，保护视网膜，但它最重要的作用是通过睫状肌的收缩或松弛改变屈光度，使看远或看近时眼球聚光的焦点都能准确地落在视网膜上。晶状体由晶状体囊和晶状体纤维组成。晶状体囊为一透明薄膜，完整地包围在晶状体外面。晶状体前囊下有一层上皮细胞，当上皮细胞到达赤道部后，不断伸长、弯曲，移向晶状体内，成为晶状体纤维。晶状体纤维在人一生中不断生长，并将旧的纤维挤向晶状体的中心，这些纤维逐渐硬化成为晶状体核，晶状体核外较新的纤维称为晶状体皮质。随着年龄的增长，晶状体核逐渐浓缩、扩大，并失去弹性，这时眼的调节能力就会变差，出现老视。

晶状体内没有血管，它所需的营养来自房水，如果房水的代谢出了问题，或晶状体囊受损，晶状体就会因缺乏营养而发生混浊，原本透明的晶状体就成为乳白色，而变得不透明，最终影响视力，这就是白内障。

晶状体屈光力是眼总屈光力的一部分，起平衡眼屈光力的作用。另外，晶状体还具有对不同距离的对焦作用，称为调节。晶状体会随着年龄的增长发生一系列老化，从而影响弹性和透明度。晶状体的实质部分包裹在一个弹性囊袋中。晶状体悬韧带从囊袋的周边延伸到睫状体，支撑晶状体，并通过睫状肌的作用产生张力变化，从而改变晶状体表面的曲率。

（3）玻璃体。

玻璃体位于晶状体后面，充满于晶状体与网膜之间，充满于晶状体后面的空腔。玻璃体不是玻璃，它是人眼中类似于玻璃一样的物质，无色透明、半固体、呈胶状，主要成分是水，占了玻璃体体积的99%左右。玻璃体的前面有一凹面，正好能容纳晶状体，称为玻璃体凹。玻璃体无血管、无神经、透明，具有屈光作用，其营养来自脉络膜和房水，本身代谢极低，无再生能力，脱失后留下的空隙由房水填充。当玻璃体周围组织发生病变时，玻璃体代谢也会受到影响而发生液化、变性和混浊。玻璃体充满于眼球后4/5的玻璃体腔内，起着支撑视网膜和维持眼内压的作用。玻璃体如果脱失、液化、变形或形成机化条带，不但会影响其透明度，而且易导致视网膜脱离。

（二）眼辅助装置及其功能

眼的辅助装置包括眼睑、结膜、泪器、眼外肌以及眶脂体和眼球筋膜，对眼球起保护、运动和支持作用。

1. 眼睑

眼睑由皮肤、肌肉和结膜等组成，俗称"眼皮"。眼睑起保护眼球的作用，它时开时闭，用泪液润湿眼球表面，保持角膜光泽，并能清除灰尘和细菌。睡眠时眼睑闭合，阻挡光线进入并减少泪液蒸发。

2. 结膜

结膜是一层薄而透明的黏膜，覆盖在眼睑内面和巩膜上。结膜根据其分布部位的不同，可分为睑结膜、穹窿结膜和球结膜。睑结膜覆盖在眼睑的内面；球结膜覆盖在眼球巩膜的表面，前端附着于角膜巩膜缘。二者在眼球的后部相互延续形成结膜穹，分别为结膜上、下穹。当闭眼时，形成密闭的结膜囊，保护眼球，并将泪液引流到泪道。结膜内含有丰富的血管和神经末梢，并有少量的黏液腺，能分泌黏液，润滑眼球，以减少睑结膜与角膜的摩擦。在出现炎症时，结膜充血，即结膜炎，俗称"红眼病"。

3. 泪器

泪器由泪腺和泪道组成。泪道包括：泪点、泪小管、泪囊和鼻泪管四部分。泪点是位于上、下睑缘内侧泪乳头顶端的小孔，与泪湖相对，分别称为上、下泪点，是泪液进入泪道的起始处。泪小管由上泪小管和下泪小管组成，上、下泪小管分别起自上、下泪点，先与睑缘成垂直方向走向上、下，继而转向内侧，上、下泪小管汇合后形成泪总管并开口于泪囊。泪囊和鼻泪管分别贴附于泪囊窝和骨性鼻泪管的骨膜。眼轮匝肌的部分肌纤维分布于泪囊的浅、深面，收缩时，可扩大泪囊，使囊内呈负压，有利于将结膜囊的泪液引流至泪囊内。

4．眼外肌

眼外肌是附着于眼球外部的肌肉，管理着眼球的运动，共6条。任何眼球运动均不是单独某条眼外肌的作用，而是由所有眼外肌共同工作完成的。

5．眶脂体和眼球筋膜

眶内各结构间填充着脂肪组织，即眶脂体。眼球后部与眶脂体之间有致密的纤维膜和平滑肌，即眼球筋膜，其与眼球间有间隙，以便眼球灵活转动。

（三）立体视觉

人生活在立体的世界中，眼睛具有适应立体环境的功能，即三维立体视觉，这是人的一种高级视觉功能。

那么，立体视觉是怎样产生的呢？当我们用两只眼睛注视同一事物时，两眼的视轴是两条平行线，由于两眼是从两个不同位置"扫描"的，被注视的景物在两眼的视网膜上所形成的物像就有了微小的水平偏差，即双眼视差。例如，我们看一个球，左眼看到球的左侧多一些，右眼看到球的右侧多一些，双眼视差实际上是外部世界给予我们的深度信号。

立体视觉是人对三维空间各种物体远近、前后、高低、深浅和凹凸的感知能力，是人在长期进化中获得的一项双眼高级视觉功能。人具有良好的立体视觉功能，才使手与眼敏捷而又精巧地配合，并具备各种技巧，有利于生活、工作等。

二、耳

（一）耳的结构及其功能

耳可分为外耳、中耳、内耳三部分（见图10-2）。

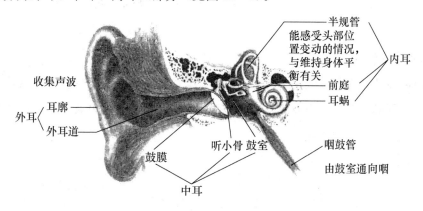

图 10-2 耳的结构

资料来源：陈蔚红. 学前儿童卫生与保健. 北京：中央广播电视大学出版社，2011：27.

1. 外耳

外耳包括耳廓及外耳道。耳廓由皮肤和弹性软骨构成，血管和神经丰富，皮下组织较少，具有收集声波的作用。外耳道是外耳门至鼓膜之间的弯曲管道，长约2.5厘米。外耳道可控制鼓膜及中耳的环境，保持耳道温暖湿润，外耳道皮肤耵聍腺的分泌物叫耵聍（俗称耳屎），具有保护外耳道皮肤及黏附灰尘、小虫等异物的作用。

2. 中耳

中耳是一个很小的空腔，像乐器的鼓，所以又叫鼓室。鼓室内有鼓膜、3块听小骨（锤骨、砧骨和镫骨）和咽鼓管开口。鼓膜介于外耳和中耳之间，是一块仅有0.1毫米厚的薄膜，易受损伤，鼓膜在声波的作用下能产生振动。听小骨外接鼓膜，内连内耳，遇声波振动，鼓膜则带动听小骨做机械运动，把声音放大并传向内耳。

中耳经耳咽管（又称咽鼓管）与鼻咽部相通。耳咽管在鼻咽部的开口平时是关闭的，仅在吞咽或打哈欠时才开放，让空气进入鼓室，调节鼓室的气压，使之与大气压平衡，鼓膜两侧的压力相等，才能有正常的振动。

3. 内耳

内耳可以感受声音、保持平衡。内耳由半规管、前庭、耳蜗三部分组成。半规管位于颞骨岩部外的后上方，有三个"c"字形的骨性管道，三者按照各自与颞骨岩部长轴的关系分为：前骨半规管、后骨半规管和外骨半规管，三者互相垂直排列。前庭位于内耳中部，是一不规则、扩大的腔隙，其前下方有一大孔与耳蜗相通，后上方以五个小孔接半规管。半规管和前庭内有位觉感受器，半规管可感受旋转刺激，前庭可感受头部的位置。人体运动时，特别是头部位置改变时，位觉感受器将刺激传到大脑，形成位觉。耳蜗位于前庭内的前下方，形似蜗牛壳，由蜗螺旋管围绕其中心骨轴（蜗轴）构成，可感受声波刺激。

（二）听觉的形成

外界声波经外耳道传至鼓膜，引起鼓膜的振动，再经听小骨把振动传到内耳，当听小骨振动时，内耳淋巴液也随声波激起波纹，无数听神经末梢收到声波的振动，将神经冲动传入大脑听觉中枢，引起听觉。

三、舌

（一）舌的结构

舌是由骨骼肌构成的器官，在口腔底部，表面有黏膜，上面布满黏液，里面的肌肉排成3个不同方向，所以能做灵活运动。舌可分舌根、舌体和舌尖三部分。舌根表面的黏膜有许多小结节状隆起，称为舌扁桃体。舌体表面的黏膜有许多粗细不等的突起，称为舌乳头，其中有些舌乳头上皮中含有味蕾，可感受味觉。在正常情况下，上皮有轻度角化和脱落现象，角化上皮以及填充在舌乳头间隙的脱落上皮、唾液、食物碎屑、透出的白细胞等，组成正常的薄而白色的舌苔。舌下面有薄而光滑的黏膜。中央有毗连于口腔底的黏膜，称为舌系带。舌肌是骨骼肌，运动十分灵活，可参与咀嚼、吞咽及协助语言等活动。

（二）舌的功能

味蕾是主要的味觉感受器，分布在舌的表面和舌乳头中，特别是舌尖和舌两侧。舌能辨别酸、甜、苦、咸四种基本味道。对酸味最敏感的是舌两侧，对甜味最敏感的是舌尖，对苦味最敏感的是舌根，对咸味最敏感的是舌尖和舌两侧。味觉对保证机体的营养供应和维持内环境的稳定起着重要的作用。

除了产生味觉，舌还对说话、咀嚼和吞咽起着辅助作用。

四、鼻

（一）鼻的结构

鼻由外鼻、鼻腔、鼻窦三部分构成。

外鼻是指突出于面部的部分，由骨和软骨为支架，外面覆盖有皮肤。外鼻形如三边锥体，突出于颜面中央，易受外伤。上端较窄，最上部位于两眼之间，叫鼻根。下端高突的部分叫鼻尖。中央的隆起部叫鼻梁。鼻梁两侧为鼻背。鼻尖两侧向外方膨胀隆起的部分叫鼻翼。鼻尖和鼻翼处的皮肤较厚，富含皮脂腺和汗腺，与深部皮下组织和软骨膜连接紧密，容易发生疖肿，此时局部肿胀压迫神经末梢，可引起较剧烈的疼痛。

鼻腔是位于两侧面颅之间的腔隙，以骨性鼻腔和软骨为基础，表面衬以黏膜和皮肤。鼻腔是顶狭底宽、前后径大于左右径的不规则的狭长腔隙，前起于前鼻孔，后止于后鼻孔，通鼻咽部。鼻腔由鼻中隔分为左、右两腔，前方经鼻孔通外界，后方经鼻后孔通咽腔。

鼻窦是鼻腔周围、颅骨与面骨内的含气空腔，又称鼻旁窦。鼻窦由骨性鼻窦表面衬以黏膜构成，鼻窦黏膜通过各窦开口与鼻腔黏膜相连。鼻窦对发音有共鸣作用，也能协助调节吸入空气的温度和湿度。由于鼻腔和鼻窦的黏膜相连，鼻腔炎症可引起鼻窦发炎。

（二）鼻的功能

鼻是人体重要的嗅觉器官。在鼻腔上部的黏膜里，分布有几百万个嗅觉感受器，嗅觉感受器接收各种气味信息，并借助嗅觉神经将信息传导到大脑，产生嗅觉。鼻腔内有鼻毛和黏膜，黏膜能分泌黏液（即鼻涕），鼻毛和黏液能对进入鼻腔的空气起清洁、湿润、加温的作用，减少干燥和寒冷的空气对呼吸道和肺的刺激。

第二节　幼儿感觉器官的解剖生理特点及卫生保健

一、幼儿感觉器官的解剖生理特点

（一）幼儿眼部的发育特点

新生儿已具有视力，但只能看见 7~8 寸（1 寸＝3.33 厘米）的近距离物品，且视物模糊不清。随后人的视觉功能迅速发育，3 个月左右的婴儿眼睛能对物体聚焦，1 岁幼儿的视敏度（视觉辨别物体的精细程度）已接近成人水平，同时，视力和颜色知觉、深度知觉、空间知觉也迅速提高。婴幼儿期的视觉发育有如下特点：

1. 生理性远视

幼儿眼球前后径较短，物体往往成像于视网膜的后面，称为生理性远视。随着眼球的发育，眼球的前后径逐渐变长，一般到 5 岁左右，就可转为正视。

2. 晶状体弹性较好

幼儿晶状体的弹性好，调节范围广，因而，近在眼前的物体也能因晶状体的凸度加大而成像在视网膜上。所以，即使把书放在离眼睛很近的地方看，也能看清楚。但长时间形成习惯，就会使睫状体肌肉疲劳，形成近视眼。

（二）幼儿耳部的发育特点

1. 外耳道比较狭窄，外耳道壁尚未完全骨化

婴幼儿的耳正在发育过程中，5 岁前外耳道壁还未完全骨化和愈合，直到 10 岁，外耳道壁才骨化完成，12 岁时听觉器官才发育完全。如前所述，牵拉耳廓可使软骨部随之移动，故检查外耳道和鼓膜时，向后上方牵拉耳廓，可使外耳道变直。但婴幼儿的外耳道几乎全由软骨支持，短而直，鼓膜近于水平位，检查时需要将耳廓向后下方牵拉。

2. 咽鼓管相对比较短、平直，管径较粗

婴幼儿的咽鼓管比成人的短、粗，位置水平，所以咽、喉和鼻腔有感染时，病菌易侵入中耳，引起中耳炎。

3. 耳蜗的感受性较强

婴幼儿耳蜗的感受性比成人强，对声音比较敏感，听觉比成人敏锐，声音达到 60 分

贝时，婴幼儿的呼吸就会有所改变并开始影响睡眠和休息。

（三）幼儿舌部的发育特点

婴幼儿的味蕾数量超过一万，而成人的味蕾仅有几千，味蕾的数量随着年龄的增长逐渐减少，因此婴幼儿的味觉比成人更敏感。

（四）幼儿鼻部的发育特点

婴幼儿的鼻和鼻咽腔相对短小，鼻道狭窄，鼻黏膜柔软，富有血管及淋巴管，轻度鼻炎即可发生鼻塞，影响其吸吮、呼吸。婴儿出生时就具有比较敏感的嗅觉，出生一周的婴儿即可辨别母亲和他人身上的不同气味。但因生活经验欠缺，婴幼儿对各种气味的辨别能力较差。

二、幼儿感觉器官的卫生保健

（一）幼儿眼睛的保健要点

1. 提供各种视觉刺激，促进儿童视觉发展

在视觉发育的敏感期（0～3岁），给幼儿提供各种视觉刺激，如色彩、光线、物品，以及可自由探索的空间环境，可促进幼儿视觉发展。幼儿阅读物应选择色彩鲜明、图像清晰、字迹大小合适的读本。

2. 注意用眼卫生，保护眼睛

不要让幼儿长时间近距离用眼，如不要让其持续看电视、玩电脑、看书等。长时间看近物，容易导致睫状体肌肉疲劳、痉挛，诱发近视。尤其是要控制幼儿看电视、玩电脑的时间。集中用眼一段时间后应让幼儿望远或到户外活动，以消除眼疲劳。幼儿阅读时，书本距离应保持在一尺（约0.3米）左右，不歪头，不躺着看书，不边走边读，不要用手揉眼睛。幼儿用的毛巾要清洁、专用。

3. 为幼儿创造良好的采光条件，为其提供适宜的读物和教具

室内窗户大小应适中，使自然光线充足。室内墙壁、桌椅家具等宜用浅色，浅色反光性能较好。自然光线不足时，宜用白炽灯照明。幼儿阅读、绘画用眼时，光线既不能太强，也不能太弱，避免强光直射眼睛和读物。光线最好是从左上方射入，以免产生阴影。为幼儿提供的书籍，字体应较大，字迹、图案应清晰。教具大小要适中，颜色鲜艳，画面清楚。

4. 定期检测视力

幼儿期是视觉发育的重要时期，外界因素容易导致视觉受损。定期对幼儿进行视力检查，及时发现问题，及时进行干预，可减轻不良因素的影响，矫治视觉缺陷。幼儿眼部异

常主要表现为：

（1）倒睫毛。

下眼睑的睫毛倒向内侧，摩擦眼球的结膜与角膜，导致经常流出少量的眼屎或泪水。此种异常随着幼儿的成长会自然痊愈。不过，十分严重的须进行手术。

（2）结膜炎。

结膜炎由各种细菌及病毒引起，主要症状是流泪、眼屎多及结膜充血。治疗可用内服药剂或抗生素。结膜炎极易传染，必须注意预防。幼儿的手指应保持清洁，不可使用公共的毛巾。游泳后务必洗眼。

（3）沙眼。

沙眼是由沙眼衣原体感染所引起的慢性结膜炎。眼睑结膜（眼睑的内侧）变红增厚，显得十分粗糙。使用抗生素点眼睛对治疗沙眼十分有效。

（4）麦粒肿（睑腺炎）。

麦粒肿是指睫毛根基的腺体发生化脓性炎症。患者眼睑边缘发硬、疼痛，结膜面局限性充血、肿胀。麦粒肿大多形成于由葡萄球菌所引起的发炎。不久硬处化脓软化，然后皮肤破裂，流脓而痊愈。一般而言麦粒肿不需切开治疗，只需一天热敷数次，以减轻疼痛，如果脓肿形成后排脓不畅，应切开排脓。

（5）斜视。

双眼的视线无法一致，称为斜视。斜视即一只眼朝正前方，一只眼却朝侧方注视的情形。婴幼儿以内斜视最多，外斜视次之。斜视的原因可能是屈光异常（例如远视）或是眼肌异常。此外，一只眼睛的视力降低太多，也会引起斜视。如果对斜视症状置之不理，双眼视觉机能将无法发育。因此，成人应注意观察幼儿，及时发现异常，尽早（幼儿三四岁前）治疗。

（6）屈光异常（远视、近视、散光）。

远视是指角膜或晶状体的屈折力微弱，外界的光经眼的屈光系统屈折后，在视网膜的后方呈现映像。近视是因晶状体的屈折力太强，像呈现在视网膜的前方。散光是指眼球各径线的屈光力不同，光线不能在视网膜上形成焦点而形成焦线。

如果屈光异常，眼睛容易疲劳，前头部及眼部具有压迫感或疼痛感，注视某物时，眼睛须眯起来，眼神会不太自然。借助视力检查可发现屈光异常。除了可利用视力检查表发现屈光异常外，亦可利用仪器。所以，对婴幼儿应进行检查，而且必须由眼科医生完成。幼儿3岁之后，最好每年进行检查，以确知幼儿的眼睛是否异常。发现远视或近视时，需要以眼镜来矫正。如果置之不理，幼儿的眼睛容易疲劳，会影响幼儿以后的视力，而形成弱视。只有单眼的屈光异常，称为不同视，若不加以理会，也可能会形成弱视。

（7）弱视。

非常仔细地检查过眼睛，没有器质性病变，视力却相当差，经矫正后视力低于 0.8，则为弱视。不过，只要戴上眼镜视力就转好的不能称为弱视。斜视若不加治疗，亦容易形成弱视。若一眼正常，另一眼却有屈光异常时，置之不理也容易变成弱视。弱视无法治疗，但可进行弱视训练，只是必须自幼儿期即进行，否则效果不佳。

知识链接

婴幼儿倒眼毛需要治疗吗[①]?

倒眼毛，医学上称为倒睫毛。倒眼毛的幼儿睁眼睛时眼毛倒在黑眼珠上。病儿可有眼部不适、怕光、流泪等症状，时间一久，则容易磨伤黑眼珠从而影响视力。婴幼儿一般都比较胖，鼻根部的脂肪发育不够饱满，因而鼻梁低；或大眼角处皮肤皱褶，造成下眼皮内侧轻度内翻倒眼毛，如此，婴幼儿的倒眼毛主要发生在下眼皮内侧。轻度下眼皮倒眼毛，一般可随年龄的增长而减轻，直到消失。同时，1 岁以内的婴儿的眼毛比较软，一般对黑眼珠无损伤。所以，1 岁以内的婴儿的下眼皮倒眼毛，一般不需治疗。1 岁以后的幼儿如仍有倒眼毛，出现眼红、怕光、流泪等症状，则应到医院做手术矫正。

（二）幼儿耳的保健要点

1. 防止耳受伤

（1）防药物中毒。

有些药虽然能治病但有很强的副作用，吃的量过大或不适当，会造成听力下降，甚至耳聋。因此幼儿一定要按照医生规定的数量和时间服用药物，千万别多吃乱吃。一些对听力有损的抗生素，如链霉素、卡那霉素、庆大霉素等应慎用。幼儿耳疼或不舒服应马上去医院检查。

（2）防噪声。

婴幼儿听觉敏锐，音量太大、尖利、缺乏节奏感等皆可导致其听觉损伤。因此，成人对幼儿讲话，声音要适中，切忌大喊大叫，家电音量也切勿开得太大。当突然出现噪声时，可以教育幼儿立即把耳堵住，并张大嘴巴，以预防强音震破鼓膜，影响听力。

（3）防进水。

幼儿游泳或洗澡洗头时，应特别注意防止水进入耳内。如果幼儿耳里进水，应立即侧

---

① 陈继红，王晓玲，高国凤. 婴幼儿保健知识问答. 广州：广东科技出版社，2004：89.

耳，并轻拍耳部，让水流出来，或用棉签轻轻将水吸出。

（4）防揪打。

幼儿的耳朵不能揪也不能打。揪耳朵、打嘴巴都对耳有害，幼儿的咽鼓管比较直和短，更加容易引起损伤。

（5）不挖耳。

有些家长爱用耳勺或发卡、别针等物为幼儿掏耳，这是不好的习惯，应予以纠正。

2. 及时发现幼儿的听觉异常并予以治疗

成人应注意观察幼儿的活动，及早发现其听觉异常。例如，婴幼儿对突然的或过强的声音反应不敏感；与人交流时总盯着对方的嘴；听人说话喜欢侧着头，耳朵对着声源；不爱说话或发音不清、说话声音很大；经常用手搔耳朵，说耳闷、耳内有响声等。对以上这些症状，应及早发现，尽早治疗。

3. 发展幼儿的听觉

除了保护幼儿耳部，及时发现异常以外，还应不断发展幼儿的听觉。成人可选择适合幼儿的音乐（轻柔、节奏明显）让其欣赏，培养其节奏感，并丰富其想象力。还可多将幼儿带至户外，引导其留心听大自然的声音，如风声、雨声、鸟叫、蛙鸣等，以促进幼儿听觉的分化，使其学会辨别各种细微和复杂的声音。

（三）幼儿舌的保健要点

由于味蕾随着年龄的增长而逐渐减少，提供给幼儿的食物应尽可能少盐、少糖、少油，口味清淡，以免过多破坏幼儿舌上的味蕾。此外，提供给幼儿的膳食应选择各种味道的食物，从小培养幼儿不挑食的好习惯。

（四）幼儿鼻的保健要点

1. 防止幼儿挖鼻孔

幼儿因好奇和难受，常爱挖鼻孔，要及时为其修剪指甲，但最好让幼儿从小养成克服这种既不卫生又易引起鼻腔黏膜出血的不良习惯。

2. 防止幼儿将异物放入鼻中

幼儿因好奇，可能会把微小的物体塞入鼻中，若不能及时将异物取出，将会破坏鼻黏膜，导致鼻出血或化脓，严重者甚至影响呼吸、危及生命。因此，成人应教育幼儿不要将微小物品塞入鼻中，对于3岁以下婴幼儿，应尽量避免其接触各种微小物品，如弹珠、纽扣、豆子等。

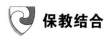 **保教结合**

幼儿视力异常的临床表现①

幼儿的生长时期不同，视力异常的临床表现也不同，以下简单的观察可以帮助我们初步判断幼儿的视力是否存在问题。

（1）婴儿出生后数周内，目光不是朝着有光线的地方，相反，光线会让其哭闹，其表现为畏光或躲避光线；将物体突然靠近婴儿的眼睛，其不会眨眼，不同时段反复检查的结果一致。

（2）婴儿出生3～6个月后，不再玩手；看到奶瓶没有反应；对熟悉的面孔不感兴趣。瞳孔区发白。

（3）婴儿出生7～9个月后，不寻找视野外的东西；眼球不能固定，看东西总是摆动即眼球震颤；对周围人突然的动作没有反应。

（4）18个月后，经常撞上路上的障碍物；不会用手指要东西；当有一只眼睛被遮挡时，闹得特别厉害。

（5）幼儿期，幼儿的视力异常会表现为行为的改变，如看电视看书距离较近、歪头眯眼视物、视物反应迟钝或容易跌跤磕碰等。幼儿的单眼视力异常或极为轻度的视力障碍，可没有任何临床表现，不容易被发现，或者被发现时已经进入学龄期。个别人在上大学查体时才被发现，这会给治疗视力异常带来一定的困难。

婴幼儿时期常出现单眼外斜视或内斜视，经常斜视的眼往往视力低下。幼儿检查视力要检查远视力和近视力，由专人进行检查并注意单眼遮盖，切勿让幼儿用健眼偷看视力表，以免误诊或漏诊。

 技能实训

现今，幼儿眼部发育异常者越来越多，请搜集或自行设计一套适合幼儿的眼保健操。

 思考与练习

1. 练习题

（1）幼儿眼、耳的发育特点是什么？

---

① 金曦. 儿童五官保健与疾病防治. 北京：中国协和医科大学出版社，2013：13-14.

（2）为什么幼儿会产生生理性远视？需要矫治吗？

（3）幼儿眼、耳、舌、鼻的保健要点有哪些？

2. 教师资格证考试历年真题

下面几种新生儿的感觉中，发展相对最不成熟的是（　　　）（2017年下半年《幼儿保教知识与能力》）

A. 视觉　　　　　B. 听觉　　　　　C. 嗅觉　　　　　D. 味觉

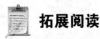 **拓展阅读**

挖鼻的后果①

挖鼻是一种不良的习惯，多见于幼儿，在某些青年中亦有此行为。当两手空闲的时候，幼儿常不自觉地用手指向鼻孔内抠挖，有时甚至挖出血来。

挖鼻时手指可以触及的地方称为鼻前庭，它是连接上唇和外鼻的皮肤组织，富有皮脂腺和汗腺，并且还有粗硬的鼻毛。鼻前庭是空气进入鼻腔的第一道关卡，空气中的较粗粒子都被阻拦在此，鼻前庭能起到初步滤过的作用，对呼吸系统有保护的功能。经常挖鼻不但使这种功能受到破坏，而且还会引起各种皮肤病变。

挖鼻常发生于感冒以后，大量流涕刺激鼻前庭，使皮肤红肿、糜烂，并有黏性分泌物渗出，局部出现灼热和疼痛，这就是急性鼻前庭炎。经一周左右，感冒消退，鼻前庭的皮炎亦逐渐好转，分泌物凝结成干痂或脓痂，这时候，鼻子还常有阻塞、发痒和异物感，无知的幼儿就不自觉地用手指去掏挖鼻孔，将痂皮剥去使呼吸通畅，由于皮肤炎症未消，会继续有黏液渗出，很快又结成痂皮，幼儿会再次感觉鼻内不适，会再次挖鼻，如此周而复始，久而久之发展成为慢性鼻前庭炎。

事实上鼻子内部不需要外力来清洁，鼻子本身有自净的功能。一个喷嚏，一次擤鼻，就能将被鼻毛阻拦的异物彻底清除出去。当鼻前庭已有出水、化脓及结痂等病变时，可以敷以加有强的松的抗菌素软膏，如四环素可的松软膏等。一般可用消毒棉球蘸上软膏，轻轻压迫鼻翼，使鼻前庭皮肤与药膏接触。切忌用棉签直接涂药，因鼻内有部分鼻毛存在，药膏会被鼻毛挡住，很难与皮肤接触，而过分扰动棉签，可能成为新的刺激因素。

---

① 周君琪. 耳鼻咽喉病知识. 上海：上海科学技术出版社，1983：16－17.

第十一章

生殖系统及幼儿卫生保健

本章导读

　　幼儿常常会问一些问题，诸如"为什么男生要站着小便，女生要蹲着小便""为什么妈妈有'奶奶'（胸部），爸爸却没有""我是从哪里来的"等。通常幼儿在两三岁时会对"性"产生好奇心，他们想了解许多关于两性差别的问题，若成人对此回避或隐瞒，幼儿会将"性"当作羞于启齿的问题，并产生不正当的好奇心。若成人不了解生殖系统，就不能给予幼儿科学的回答。因此，本章对两性生殖系统的主要功能和幼儿生殖系统的发育特点与保健要点进行了讲述，以帮助幼儿教师和家长正确开展对幼儿的"性"教育和对幼儿生殖系统的保健工作。

学习目标

　　1. 了解生殖系统的组成以及主要功能。

　　2. 掌握幼儿生殖系统的发育特点。

　　3. 掌握幼儿生殖系统的保健要点。

第一节　生殖系统概述

　　生殖系统是生物体内和生殖密切相关的器官的总称。人体生长发育成熟以后，就会进行后代的生殖。后代的生殖是通过生殖系统完成的。生殖系统的主要功能是产生生殖细胞、繁殖后代和分泌性激素以维持性的特征。

　　男性生殖系统（见图 11-1）包括内生殖器和外生殖器。男性内生殖器由生殖腺（睾丸）、输送管道（附睾、输精管、射精管）和附属腺体（精囊、前列腺、尿道球腺）组成。

睾丸的主要功能是产生精子和分泌雄性激素。睾丸产生的精子，先贮存于附睾内，当射精时经输精管、射精管和尿道排出体外。精囊、前列腺和尿道球腺分泌的液体和精子共同合成精液，供给精子营养并利于精子的活动。男性外生殖器包括阴囊和阴茎。

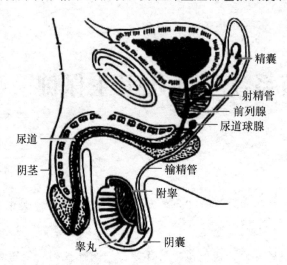

图 11 - 1　男性生殖系统

资料来源：刘桂萍，任传忠. 人体解剖学. 郑州：河南科学技术出版社，2009：115.

女性生殖系统（见图 11 - 2）包括内生殖器和外生殖器。内生殖器包括生殖腺（卵巢）和输送管道（输卵管、子宫和阴道）。卵巢是产生卵子和分泌雌性激素的器官。输卵管是输送卵子和受精的管道。子宫有孕育胎儿和定期排出经血的作用。阴道为排出月经及分娩胎儿的器官。外生殖器即女阴。

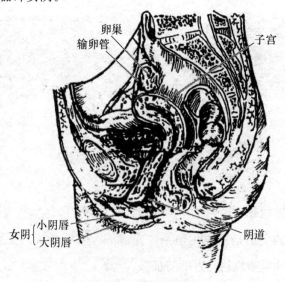

图 11 - 2　女性生殖系统

资料来源：王海杰，等. 人体系统解剖学. 2 版. 上海：复旦大学出版社，2005：126.

第二节 幼儿生殖系统的解剖生理特点及卫生保健

一、幼儿生殖系统的解剖生理特点

人在幼儿期时，生殖系统的发育是非常缓慢的，到青春期时才开始迅速发育。男童1~10岁时睾丸长得很慢，其附属物相对较大，阴茎的海绵体腔较小，包皮包住龟头，包皮口狭窄，包皮系带黏连。女童的卵巢滤泡在胎儿期的后几个月已经成熟，但只有性成熟后才开始正规排卵。

婴儿出生后，母体性激素下降，而幼儿本身性腺未发育，没有或很少有雌激素的刺激作用，因而生殖系统没有特殊的发育。生殖系统的成长只是随着幼儿身体的生长以一定的比例成长。

二、幼儿生殖系统的卫生保健

（一）保持外生殖器的卫生

幼儿的外阴部若护理不当，易导致外阴部发炎。患病的主要原因如下：

外阴直接与污物接触。如今，我国的幼儿隔代教养者比重较大，祖辈秉承传统观念，常为了便利让婴幼儿穿开裆裤，尤其是男孩。这就让污物有了可乘之机。除此之外，擦大便的方法不对，由后往前擦，也会造成粪便污染外阴，引发炎症。因此，要注意保持幼儿生殖器官的清洁卫生，让其穿封裆裤；自前向后擦大便；经常用流动水清洗幼儿的外阴，对女孩要注意从前往后清洗，最后清洗肛门；勤为幼儿换洗内裤。

护理幼儿的女性如果自身患有霉菌性阴道炎、淋病等，会通过手、浴盆、浴巾等把病原体传给幼儿。因此要注意避免成人患者与婴幼儿的过密接触，洗外阴和内裤最好用婴幼儿的个人专用盆。

（二）早发现生殖器官的异常情况

幼儿的生殖器官发育异常较多见于男孩，男孩常见的生殖系统疾病有隐睾和包皮过长等。睾丸是重要的男性生殖器官，它能产生雄激素和精子。一般胎儿的睾丸位于腹腔中。随着孕期推移，睾丸逐渐下降，孕期9个月时睾丸可降入阴囊内，因此，一般可在新生儿的阴囊内触摸到两个花生米大小的东西，这就是睾丸。只有极少数（约占3%）新生儿的阴囊里空空如也，但也会在其出生后1~2个月摸到。假如幼儿出生3个月后一侧或两侧阴囊仍是空的，就应诊断为隐睾症。切莫小看隐睾症，这种病症不仅导致睾丸不能产生精子，还会导致人成年后丧失生育能力，严重的可能癌变，危及人的生命，故宜及早发现并予以手术治疗。

（三）衣服应宽松适度

幼儿的着装应宽松适度，尤其是内衣裤应宽松，以纯棉质地为最优。男孩的内裤、外裤都要宽松，尽量避免穿紧身牛仔裤，尤其在高温季节，过紧的衣裤容易导致局部温度过高，从而影响睾丸的正常发育。

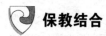 **保教结合**

幼儿性健康教育①

一、幼儿性健康教育的目标

性健康教育的目标是培养幼儿良好的卫生习惯，使其掌握正确的盥洗、如厕、维持会阴部卫生的方法；让幼儿避免无意识地玩弄自己的生殖器等不良习惯；让幼儿了解男女性别差异，建立正确的性别认同；让幼儿懂得与小伙伴友好相处，尊重女伙伴。

二、幼儿性健康教育的内容

（1）让幼儿了解生命的起源，了解生育和分娩的过程，懂得创造生命是大自然的伟大奇迹之一，进而懂得尊重生命，进行生命教育。让幼儿了解人生的几个时期（从在母腹中到出生、成长和衰老）的主要特点。

（2）让幼儿掌握生理发育的知识，了解男女性别差异。让其认识性器官的名称和作用，懂得保护性器官，培养良好的性卫生习惯：勤洗澡、勤洗内衣裤，每晚用温水清洗肛门，有正确的洗澡方法和使用厕所的方法，注意内衣裤的清洁，勤洗手。幼儿园要严格保证幼儿用品专人专用，不能共享；蹲式厕所、便盆浴盆等应严格消毒使用；提倡淋浴。

（3）让幼儿产生正确的性别认同，避免产生性别认同障碍。认识不同性别的社会角色差异，认识不同性别的社会作用并遵守社会角色行为规范。

（4）让幼儿知道男女应友好相处。教育幼儿在正确认识性别差异的基础上，规范性别角色的言语和行为，说明他们了解哪些行为方式是合适的，教育他们不要嘲笑他人、不要说下流话、不骂人、不侮辱小朋友等。男女在交往中是平等的，他们共同生活在幼儿园这个集体中，应相互认同、相互帮助、相互合作、团结友爱。应帮助幼儿掌握简单的社交技巧。

---

① 李姗泽. 学前儿童健康教育. 北京：中央广播电视大学出版社，2008：250.

（5）让幼儿了解预防性侵害和性自我保护的方法。教育幼儿不要接受陌生人的邀请或礼物，若对他人有不愉快的感觉或与他人有不舒服的身体接触，要立即告诉父母或老师；能分辨安全与不安全的语言和身体接触；在公园或操场游戏时，不要让自己脱离人群；不要单独行经昏暗、偏僻的地方。

（6）让幼儿知道正确对待电视和电影中的亲密场面等。

 ## 技能实训

请自行设计一个保护身体隐私部位的宣传画。

 ## 思考与练习

1. 男性和女性的生殖系统分别由什么组成？
2. 保持幼儿外阴部的清洁需要注意些什么？
3. 幼儿生殖系统的保健需要注意哪些问题？

 ## 拓展阅读

婚姻敏感期

婚姻敏感期在幼儿 3～4 岁时开始出现，最早的时候幼儿会想要和爸爸、妈妈"结婚"。之后，他们就会"爱上"自己的老师或者其他成人。一直到 5 岁左右，幼儿选择伙伴的倾向才会明显，会"爱上"一个异性小伙伴，如只给自己喜欢的幼儿分享好吃的东西，而且经常在一起玩，产生矛盾时也不愿意让其他人干预等。

幼儿期是一个纯粹的情感培养和情感发展的时期，能顺利通过婚姻敏感期的孩子，就能为成年后的婚姻关系奠定良好的基础。因此，我们应该正确对待幼儿婚姻敏感期。

一、充分理解，切忌嘲笑

成人要懂得保护幼儿的情感表达，让幼儿在自然、不受压抑的状态下寻找有情感倾向的伙伴关系，而不是当幼儿表达爱时嘲笑幼儿，这容易使幼儿受伤，使其可能不敢大胆地表达自己的情感。

二、耐心倾听，避免追问

婚姻敏感期是很自然的，过多干预反易产生负面影响。如果幼儿不提，成人也不要提。如果幼儿说："我要和谁结婚了？"成人只要说："结婚了，祝贺你。"不要过于关心"他是谁""你们怎么好上的"之类的问题。但如果幼儿有对成人讲述的欲望，成人就要仔细倾听并且适当解释。

三、放开束缚，适当教育

幼儿常常喜欢玩"结婚游戏"，这时成人可以做恰当的辅导，让他们理解最基本的婚姻要素，例如，要和你喜欢的，他也喜欢你的异性结婚，不能和有血缘关系的人结婚。

由于传统观念的束缚，成人往往对两性问题很敏感，如电视里出现男女接吻的镜头会马上关掉电视或蒙住幼儿的眼睛。这时成人应平静而认真地告诉孩子，因为他们相爱，相爱的人会用亲吻的方式表达爱意。等你长大了，也可以。

有的幼儿在一厢情愿受挫时，成人应用"喜欢是两个人的事，我觉得你可以重新选择""不是你不够好，而是你们不适合"等话语来进行引导。

四、营造和谐的家庭氛围

当幼儿正处于婚姻敏感期时，他们会最直接地关注到自己的家庭生活，关注到自己父母的婚姻状况。父母的婚姻如果不和谐，家庭不和睦，有可能会使幼儿对婚姻、对家庭产生负面印象。因此，成人应给幼儿营造一个和谐的家庭，让幼儿充分感受到婚姻生活的美满与幸福。

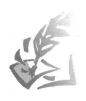

第十二章

幼儿的生长发育

本章导读

幼儿处于不断生长发育的过程中。当遭遇疾病、营养不良或过度、养育不当、不良环境等状况时，幼儿机体的生长发育会出现迟缓、停滞或者超前、加速等情况。因此，评价幼儿的生长发育情况、开展幼儿定期健康检查工作，有利于做好幼儿常见病的预防，发现问题及时处理；为制订健康教育计划提供依据，为幼儿及家长开展多种形式的健康活动提供依据。

本章在介绍幼儿生长发育的年龄分期及特点、生长发育的一般规律、生长发育的影响因素的基础上，重点介绍了幼儿生长发育的评价指标、评价内容和评价方法，并介绍了我国幼儿的体质特征。

学习目标

1. 了解幼儿生长发育的年龄分期及特点。

2. 掌握幼儿生长发育的规律。

3. 了解幼儿生长发育的评价指标、评价内容和评价方法。

4. 了解我国幼儿的体质特征。

5. 能够运用生长发育评价方法对幼儿的生长发育情况进行评价。

第一节　幼儿生长发育概述

生长是指细胞的繁殖和增大以及细胞间质的增加，属量变，表现为组织器官、身体大小、长短、重量的增加。发育是指身体组织的功能分化和演进，属质变，表现为体力、智力、心理、情绪和运动技能的发展完善。

一、生长发育的年龄分期及特点[①]

根据解剖、生理及心理发育特点，一般将幼儿的生长发育划分为以下五个阶段：

（一）胎儿期

从受孕到分娩前的 280 天（约 40 周），称为胎儿期。其特点表现为：（1）胎内前 3 个月称为胚胎期，各系统、器官在这个时期末基本分化形成；中间 3 个月为内脏器官发育更趋完善的时期；后 3 个月为四肢发育更加迅速的时期，体重迅速增加。（2）胎儿完全依赖母体生存，如果此时胎儿受母体营养不良、感染或不良环境因素等干扰，可出现宫内发育迟缓，大脑和其他重要组织器官受损，出现功能障碍等。

（二）新生儿期

从分娩到满 28 天为新生儿期。其特点表现为：从宫内依赖母体生存到出生后适应宫外环境，要经历身体各系统解剖和生理功能上的巨大变化，是生命最脆弱的时期。

（三）婴儿期

一周岁以内为婴儿期。其特点表现为：（1）生长发育极其旺盛，对营养的需求量相对较高，但消化和吸收功能尚未发育完善，若喂养不当，营养供给不足，易发生营养缺乏性疾病和生长发育落后，也易发生消化不良；（2）从母体得到的免疫抗体于出生 6 个月后逐渐消失，而主动免疫功能尚未成熟，易患感染性疾病，应按时进行各种免疫接种。

（四）幼儿前期

1～3 岁为幼儿前期，亦称托儿所年龄期。其特点表现为：（1）体格生长速度较婴儿期缓慢，食物已转换为固体，如果不注意均衡膳食，获得充足的营养，仍易造成体重增长缓慢，甚至营养不良；（2）神经系统发育较迅速，语言、动作能力和情绪行为明显发展，培养良好的行为习惯非常重要；（3）活动范围扩大，缺乏对危险事物的识别能力，缺乏自身保护意识和能力，容易发生意外伤害和中毒，应注意预防；（4）活动范围增加，接触感染的机会增多，必须注意预防传染病。

（五）幼儿期

3 到 6、7 岁为幼儿期，亦称幼儿园年龄期。其特点表现为：（1）身高、体重的增长速

---

① 陈荣华，赵正言，刘湘云. 儿童保健学. 5 版. 南京：江苏凤凰科学技术出版社，2017：92-103.

度减缓。（2）神经系统发育迅速，是性格形成的关键时期；动作发育协调，语言、思维、想象力成熟；词汇量增加，急于用语言表达思想；遇到困难产生怀疑。（3）免疫功能逐渐发育成熟，活动和锻炼增多，体质渐强；（4）5 到 6 岁时，乳牙开始松动脱落，恒牙依次萌出；若不重视口腔卫生，则易发生龋齿。

二、幼儿生长发育的一般规律

（一）生长发育的连续性和阶段性

幼儿的生长发育是一个连续的过程，在这个连续的过程中，又分为若干阶段，每个阶段各有特点，且按顺序衔接，不能跳跃。前一阶段是后一阶段发育的基础，而前一阶段出现的发育障碍，必然对后一阶段产生不良影响。如幼儿动作的发育是一个连续的过程，这一过程又可分为不同的阶段，人们总结为"二抬四翻六会坐，七滚八爬周会走"，即抬头、翻身、坐、滚、爬、走这些动作是幼儿动作发育过程中的几个阶段。如果在爬的阶段没有得到锻炼，幼儿就较难掌握走路的方法，走路时容易摔倒。

（二）生长发育的速度呈波浪式

幼儿的生长发育不是匀速直线式的，而是波浪式的，有时快，有时慢，交替进行。例如，身长和体重在人出生后第 1 年增长很快，至人 1 岁时体重是出生时的 3 倍，身长是出生时的 1.5 倍，此为出生后的第一个生长高峰。人出生两年以后生长速度逐渐减慢，至青春期，体重和身长的生长速度又迅速增加，出现生长发育的第二个高峰。

（三）生长发育的程序性

生长发育有一定的程序，一般遵循由上到下、由近到远、由粗到细、由低级到高级、由简单到复杂的规律。如动作按抬头、翻身、坐、爬、站、走、跑、跳的发育程序进行，即所谓的头尾发展律；近躯干的四肢肌肉先发育，手的精细动作后发育，即近（正）侧发展律。例如，4 个月的婴儿见到妈妈会高兴得整个上肢挥动，此时取物的动作是一把抓握；8 个月的婴儿能用拇指和其余手指抓物；12 个月左右的婴儿才能用拇指与食指指尖捏细小物体。

（四）各系统的发育不均衡但又统一协调

人体各系统的发育快慢不一，有先有后，如图 12－1 所示。例如，神经系统先发育。新生儿的脑重已达到成人脑重（成人脑重约 1 400 克）的 25％，6 岁幼儿的脑重已达到成人脑重的 90％。淋巴系统发育最快，由于幼儿机体对疾病的抵抗力较弱，免疫细胞的功能较差，淋巴系统通过自己的迅速发育以提供更多的淋巴细胞，弥补免疫细胞功能的不足，保护机体。随着身体器官的成熟和免疫系统功能的加强，淋巴系统在 10 岁以后又逐渐降到较低水平。生殖系统到青春期才迅速发育。而其他系统如呼吸系统、循环系统、消化系统、泌尿系统以及肌肉的发育与体格的发育同步。

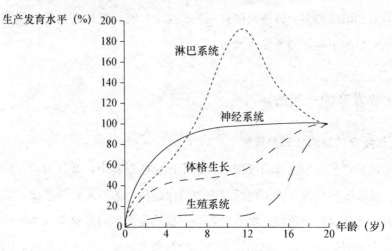

图 12 - 1　各系统发育不平衡

资料来源：陈荣华，赵正言，刘湘云. 儿童保健学. 5版. 南京：江苏凤凰科学技术出版社，2017：10.

（五）生理发育与心理发育密切联系[1]

幼儿生理和心理的发育是统一的，二者联系密切，互相影响，相辅相成。生理发育是心理发育的基础，心理发育也影响生理功能。

（1）幼儿的生理不适应可影响心理。幼儿的疲倦或饥饿是由生理上不适应而产生的，转而可影响情绪。幼儿如果不吃早餐到幼儿园，由于饥饿，精神就不能集中，或易发脾气；教师如采用多种方法，组织教学和活动，可以使幼儿情绪饱满，精神愉快，从而减少幼儿的疲倦感。

（2）幼儿生理的缺陷可引起心理不正常。例如，幼儿的斜视不及时纠正，又常受到同伴或他人的讥笑，就会引起自卑感；常受斥责的孩子，说话时犹豫不决，会养成口吃的习惯。

（3）幼儿的情绪可以影响生理功能。例如，进餐时精神不愉快，或受到斥责、处罚，或吃饭时哭泣等均可影响幼儿的消化和吸收功能。

（4）精神影响体型。情绪一贯正常的孩子，精神愉快，经常是挺胸、抬头，坐、立、行走的姿态正确，动作敏捷；长期情绪受压抑的孩子会精神不振，注意力不易集中，不爱活动，以致外形出现病态，如站不直、弯腰、驼背、行动迟缓等。

（六）生长发育的个体差异性

尽管每一个幼儿在发育过程中，都遵循上述的发育规律，但由于遗传、环境和教育等

---

[1]　李姗泽. 学前儿童健康教育. 北京：中央广播电视大学出版社，2008：22.

因素的不同，每位幼儿的体型、生理功能和心理特点都各不相同。都存在着胖瘦、高矮、智愚、强弱等方面的差异。因此，幼儿的生长发育水平有一定的正常范围，所谓的正常值不是绝对的，评价时必须考虑不同的影响因素，才能做出正确的判断。

三、幼儿生长发育的影响因素

影响幼儿生长发育的因素可以归为内在的遗传因素和外在的环境因素。遗传因素一般是不会改变的，而环境因素是可以改变的，环境因素主要包括营养、体育锻炼、疾病、生活习惯等。

（一）遗传因素

遗传因素决定幼儿生长发育的"轨迹"、特征、潜力、趋势、限度等。父母的身材对后代的影响较大。而遗传性代谢缺陷病、染色体畸变则严重影响幼儿的生长发育。

（二）环境因素

1. 营养因素

合理而充足的营养是幼儿生长发育的物质基础，幼儿年龄越小受营养的影响越大。营养是决定胎儿生长的最重要的环境因素。胎儿可通过胎盘从母体血液中获得各种营养。当母体患严重营养不良时，胎儿可发生宫内生长障碍。营养不足会严重地影响幼儿的体重、身长及各器官的发育，特别是脑和骨骼系统。许多研究表明，早期营养对智力发育起决定性影响，最关键的时期是妊娠后 3 个月至出生后 6 个月这一阶段。母亲妊娠期营养不良，可以引起胎儿的脑细胞分裂减少，导致脑细胞数减少，也可使树突数量减少，造成胎儿脑损伤。婴儿出生后长期的营养不良，尤其是蛋白质、热量摄入不足，也可影响大脑的正常发育及以后的学习能力。

2. 疾病因素

（1）孕妇疾病。

孕妇的某些疾病会直接影响胎儿的生长。孕妇如患风疹、带状疱疹、巨细胞病毒感染及弓形虫病等疾病，可影响胎儿的发育；孕妇如患糖尿病，胎儿易成为巨大儿；孕妇如患甲状腺功能亢进，其后代出现小头畸形的概率要比健康人的后代高出 13 倍。

（2）出生后的慢性病。

出生后的慢性病，特别在幼儿期，可对幼儿的生长发育产生严重影响，如消化道疾病可干扰正常的消化吸收。营养不良不仅限制了幼儿正常的生长发育，而且使其体重减轻、动作发育延迟、神经系统和免疫功能受干扰，并引发感染。

某些内分泌疾病、代谢紊乱、骨骼发育障碍以及严重的器官功能不良等都可影响幼儿的生长发育，其他如反复发作的呼吸道感染、结核、哮喘等都可不同程度地影响幼儿体格和机能的发育。

幼儿期的急性传染病，如麻疹、百日咳、急性肠道感染等，如治疗不当会有并发症，会影响幼儿的生长发育。

（3）药物。

某些药物如细胞毒性药物、激素、抗甲状腺药物等，均可直接或间接地影响幼儿的发育。

3. 体育锻炼

体育运动和体力劳动是促进身体发育和增强体质的最有力的因素。体育运动可以全面增强人体各器官、系统的功能，改善大脑控制和指挥的能力，促进新陈代谢，使幼儿更健壮；还可使人精神饱满、心情愉快、食欲增强，促进消化吸收，减少疾病，增强体质。

4. 生活习惯

应让幼儿养成规律的生活习惯，例如，让幼儿参加足够的户外活动、保证适当的学习时间、保证定时进餐及充分的睡眠，这些都能够促进幼儿的生长发育。

除此以外，如环境、气候、季节、地理、社会等因素对幼儿的生长发育也有一定的影响。

第二节　幼儿生长发育评价

生长发育评价就是把幼儿各项生长指标的实测值与参考标准进行比较，以分析幼儿的生长发育水平、个体差异和发育的趋势等。对幼儿的生长发育情况进行评价，有利于了解个体、群体幼儿现实的生长发育水平，筛查、诊断幼儿的生长发育障碍，评价幼儿的营养状况和所处的环境状况，及早发现问题，并及时给予幼儿指导和干预，从而促进幼儿健康成长。

一、幼儿生长发育评价的指标

生长发育是复杂的生物学现象，只能对个别现象或典型特征进行描述而"窥一斑而知全豹"，这些反映生长发育的个别现象和典型特征可作为生长发育指标。常用指标有以下几种：

（一）形态指标

形态指标是指身体及其各部分在形态上可测出的各种量度，如长、宽、围度以及重量等。最重要和最常用的形态指标是体重和身长（身高）。此外，还有代表长度的坐高、手长、足长等，代表宽度的肩宽、骨盆宽等，代表围度的头围、胸围等，代表营养状况的皮褶厚度。

1. 体重

体重能在一定程度上反映幼儿的骨骼、肌肉、皮下脂肪和内脏的重量及各器官、系统发育的综合情况。体重易于测量，结果也比较准确，是最易获得的反映幼儿生长与营养状况的指标。体重测量和身高测量相结合可用来评价机体的营养状况和体型特点。

2. 身长（身高）

身长是指人体站立时颅顶到脚跟的垂直高度，是最基本的形态指标之一，常用来表示全身生长的水平和速度。

3. 头围

头围能反映颅和脑的大小以及发育情况，是判断大脑发育障碍，如脑积水、头小畸形等的主要依据。

4. 胸围

胸围是指经过乳头点或胸中点的胸部水平围度。胸围表示胸廓的容积以及胸部骨骼、胸肌、背肌和脂肪层的发育情况，是表示人体宽度和厚度的最具代表性的指标，在一定程度上能够表明身体形态及呼吸器官的发育状况。

（二）生理功能指标

生理功能指标反映的是身体各器官、系统所表现的生命活动水平，常用的测量指标有：

1. 心血管功能

心血管功能反映的是一定负荷下人体心率、脉搏、动静血压的变化。脉搏易受体力活动和情绪变化的影响，应在安静时进行测量。将食指、中指、无名指并拢放在手腕桡侧动脉上方，连测三个 10 秒钟的脉搏数，其中两次的脉搏数相同并与另一个脉搏数相差不超过一次时，这个脉搏数可认为是安静状态的脉搏，然后以一分钟的此脉搏数做记录。脉搏受年龄和性别的影响，婴儿平均 120～140 次/分钟，幼儿平均 90～120 次/分钟，成年人 70～80 次/分钟。

2. 肺功能

肺功能包括呼吸频率、肺活量、最大通气量、最大吸氧量。肺活量是指受测者在深吸气后能够呼出的最大空气量。测量肺活量可使用肺活量计。测量时，受测者可处在站立位，做一两次扩胸动作或深呼吸后尽力深吸气，吸满后再向肺活量计的吹嘴尽力深呼气，直到不能再呼气为止。此时立即关闭进气管的开关，待浮筒平稳后读数。对幼儿，可测量3次，按最大数记录，单位为毫升。

（三）身体素质指标

身体素质指标包括力量、速度、耐力、灵敏性、柔韧性、平衡和协调能力等。每种指标可用一种或几种特定的运动项目表现。对幼儿主要考查以下几个方面：

平衡能力、动作的协调性和灵敏性：走平衡木，或沿着地面直线、田埂行走；玩跳房子、踢毽子、蒙眼走路、踩小高跷等；跑跳、钻爬、攀登、投掷、拍球等；玩跳竹竿、滚铁环等传统体育游戏。但对于拍球、跳绳等技能性活动，不要过于要求数量，更不能机械训练。

力量和耐力：双手抓杠悬吊、单手投掷、单脚连续向前跳、快跑、连续行走。

手动作的灵活性和协调性：画、剪、折、粘等美工活动；生活自理或家务劳动，如拿筷子、扣扣子、择菜叶、做面食等；参与幼儿园游戏材料制作。

（四）心理行为指标

心理行为发育大体分为认知与情绪发育、个性发育和社会行为发育，心理行为发育指标通常和心理测验联系在一起。对幼儿主要考查以下两个方面：

情绪状态：情绪是否稳定、愉快，是否有安全感和信任感，能否恰当表达和调控情绪。

社会适应能力：适应生活环境变化的能力，生活自理能力、自我保护能力等。

二、幼儿生长发育评价的内容

生长发育评价内容包括生长发育水平评价、生长发育速度评价、生长发育匀称度评价。

（一）生长发育水平评价

生长发育水平是指个体幼儿在同年龄同性别人群中所处的位置，是该幼儿生长的当下水平。生长发育水平评价不能反映幼儿的生长发育变化过程。

（二）生长发育速度评价

生长发育速度评价是指将个体幼儿不同年龄段的测量值在生长曲线图上描记并连接成一条曲线，与生长曲线图中的参照曲线比较，即可判断该幼儿在此段时间的生长速度是否正常。纵向观察幼儿的生长速度可掌握个体幼儿自身的生长轨迹。

正常增长：与参照曲线相比，幼儿自身的生长曲线与参照曲线平行上升即为正常增长。

增长不良：与参照曲线相比，幼儿自身的生长曲线上升缓慢（增长不足：增长值为正数，但低于参照速度）、持平（不增：增长值为零）或下降（增长值为负数）。

增长过速：与参照曲线相比，幼儿自身的生长曲线上升迅速（增长值超过参照速度）。

（三）生长发育匀称度评价

通过体重/年龄、身长（身高）/年龄、体重/身长（身高）和头围/年龄可反映儿童的体型和人体各部分的比例关系（见表 12 - 1），以此来评价生长发育匀称度，使用的主要项目有百分位（P）、均值（M）和标准差（SD）。

表 12 - 1　　　　　　　　　　　生长发育匀称度评价

指标	测量值		评价
	百分位数法	标准差法	
体重/年龄	<P3	<M−2SD	低体重
身长（身高）/年龄	<P3	<M−2SD	生长迟缓
体重/身长（身高）	<P3	<M−2SD	消瘦
	P85～P97	M+1SD～M+2SD	超重
	>P97	≥M+2SD	肥胖
头围/年龄	<P3	<M−2SD	头围过小
	>P97	>M+2SD	头围过大

三、幼儿生长发育评价的方法

（一）离差法（标准差法）

离差法是将幼儿的生长数值和作为标准的均值（M）及标准差（SD）进行比较，以评价个体幼儿发育状况的方法。常用的方法有等级评价法和曲线图法。

1. 等级评价法

等级评价法是用标准差与均值相离位置的远近划分等级。评价时将个体该项发育指标的实测数值与同年龄、同性别相应指标的发育标准进行比较确定发育等级（见表 12 - 2）。

表 12-2　　　　　　　　　　　　　等级评价法

等级	＜M-2SD	M-2SD～M-1SD	M±1SD	M+1SD～M+2SD	＞M+2SD
等级	下等	中下等	中等	中上等	上等

等级评价法常用的指标是身高和体重（见表 12-3）。个体幼儿的身高、体重数值在
M±2SD 范围以内，可视为正常，大约 95％的幼儿均属此列，但在 M±2SD 范围以外的
也不能一概肯定为异常，须定期连续观察，并结合体格检查得出结论。

表 12-3　　　　　　　　　　　　　4 岁男童身高标准值　　　　　　　　　　（厘米）

年龄	月龄	-3SD	-2SD	-1SD	中位数	+1SD	+2SD	+3SD
4	48	92.5	96.3	100.2	104.1	108.2	112.3	116.8
	51	94.0	97.9	101.9	105.9	110.0	114.2	118.5
	54	95.6	99.5	103.6	107.7	111.9	116.6	120.6
	57	97.1	101.1	105.3	109.5	113.8	118.2	122.6

注：该表选自 2009 年公布的《中国 7 岁以下儿童生长发育参照标准》。该标准是根据 2005 年九市儿童体格发育调
查结果研究确定，包含了男女童身高、体重、头围的平均值标准。

等级评价法方便快捷，但其结果只能针对单项指标，无法全面反映个体发育的匀称程
度，不能直观反映动态变化。

2. 曲线图法

曲线图法的原理与等级评价法一样，只是曲线图法将五个等级用曲线来表示（见
图 12-2）。发育曲线图以幼儿的年龄或身长（身高）为横坐标，以生长指标为纵坐标，绘
制成曲线图，从而能直观、快速地了解幼儿的生长情况，通过追踪观察可以清楚地看到幼
儿的生长趋势和变化情况，及时发现生长偏离的现象。

（二）百分位数法

百分位数法是将参照人群的第 50 百分位数（P50）为基准值，以其余百分位数为离散
距，制成生长发育指标，对个体或群体幼儿的发育水平进行评价的一种方法。通常以 3、
10、25、50、75、90、97 等几个百分位数值划分发育等级。例如，第 3 百分位数值相当
于离差法的均值减 2 个标准差，第 97 百分位数值相当于离差法的均值加 2 个标准差
（见表 12-4）。

表 12-4　　　　　　　　　　　　　百分位等级

等级	下等	中下等	中等	中上等	上等
离差法	＜M-2SD	M-2SD～M-1SD	M±1SD	M+1SD～M+2SD	＞M+2SD
百分位数法	＜P3	＜P25	＜P25～P75	＞P75	＞P97

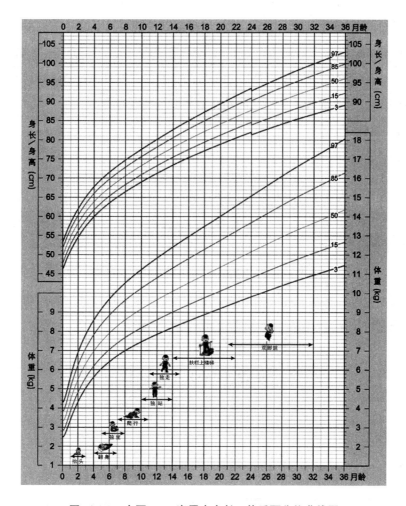

图 12 - 2　中国 0～3 岁男童身长、体重百分位曲线图

资料来源：首都儿科研究所，九市儿童体格发育调查协作组. 中国七岁以下儿童体重、身长/身高和头围的生长标准级标准化生长曲线. 中华儿科杂志，2009，47（3）：173.

（三）指数法

指数法是将两项或两项以上指标联系起来，用数学公式表示人体各部分之间的比例和相互关系，来判断幼儿的体格生长状况、营养状况、体型、体质。这也是一种综合评估，在幼儿保健工作中保健医师根据不同目的和要求，选择不同的指数法进行评估。例如，判断是否有瘦或胖的倾向，选择身体质量指数（BMI）；身体比例不正常要选用身高坐高指数判断。

1. **身体质量指数**

　　BMI＝体重（kg）/身高的平方（m²）

该指数是目前国际上常用的衡量人体胖瘦程度以及是否健康的一个标准，被广泛应用来反映幼儿的营养状况。一般而言，幼儿的 BMI 在 15 至 22 之间为正常，BMI＞22 为肥胖，BMI 在 13 至 15 之间为消瘦，BMI＜13 为营养不良。但是，过重及过轻并非由一个固定的 BMI 值决定，这是因为不同地区的幼儿有不同的成长速度。

2. 身高坐高指数

身高坐高指数＝坐高（厘米）/身高（厘米）×100

这一指数表明了人体上、下长度的比例。随着年龄的增加，人上身所占的比例逐渐减小，下身所占的比例逐渐增加。肢体发育与躯干发育不正常的幼儿该指数异常。

（四）发育年龄评价法

发育年龄，又称生物年龄或生理年龄，是指用身体某些形态、功能、第二性征发育指标的发育平均水平及其正常变异情况，制成标准年龄，来评价个体的发育状况。常用的发育年龄有形态年龄、第二性征年龄、牙齿年龄和骨骼年龄。

第三节　我国幼儿的体质特征

一、国民体质监测

国家为系统掌握国民体质状况，为明确国家社会发展规划和科学指导群众健身提供依据，多部委联合在全国各地建立了国民体质监测系统，以抽样调查的方式，定期在全国范围内对 3～69 周岁的中国公民的体质进行监测，目的在于长期动态观察和分析中国国民体质的状况和变化规律，为推动全民健身计划的实施提供科学依据，也为国家经济建设和社会发展提供服务。国民体质监测的内容包含身体形态、机能及素质等方面。其中对 3～6 周岁幼儿的测量内容包含身体形态（身高、体重）和身体素质（10 米折返跑、立定跳远、网球掷远、双脚连续跳、坐位体前屈、走平衡木）。

我国于 2000 年进行了规模最大、范围最广、监测样本最多、统计数据最翔实的国民体质监测，并于 2005 年、2010 年、2014 年顺利开展了另外三次国民体质监测。

二、中国幼儿体质特征

（一）幼儿体质总体水平呈增长趋势

《2014 年国民体质监测公报》数据显示，2014 年全国达到《国民体质测定标准》"合格"等级以上的人数百分比为 89.6%，3～6 岁幼儿达到"合格"等级以上的百分比为 93.6%，20～39 岁成年人为 89.0%，40～59 岁成年人为 88.1%，60～69 岁老年人为 87.1%。2014 年的"国民体质综合指数"为 100.54，3～6 岁幼儿为 102.65，20～39 岁成年人为 101.45，40～59 岁成年人为 99.77，60～69 岁老年人为 99.00。从中可以看出，无论是"国民体质达标率"，还是"国民体质综合指数"，3～6 岁这一年龄段均是最高的。

其中，3～6 岁这一年龄段身体形态指标的增长最明显。幼儿身体形态的增长主要与营养状况改善、生长发育水平提高有关。随着我国居民生活水平的提高和营养意识的增强，幼儿身体横向和纵向充实度的增长趋势将持续一段时间。

（二）幼儿的身体素质发展呈现"不均衡"特点

与 2010 年相比较（见表 12-5 和表 12-6），2014 年 3 至 6 岁男孩的皮褶厚度（上臂部、肩胛部和腹部）、双脚连跳、立定跳远、体重、胸围、身高、坐高、坐位体前屈等指标的数值有所增长，网球掷远、走平衡木、10 米往返跑等指标的数值有所降低。3 至 6 岁女孩的皮褶厚度、双脚连跳、立定跳远、体重、胸围、网球掷远、身高、坐高、走平衡木、10 米往返跑等指标的数值有所增长，坐位体前屈指标的数值降低。可以看出，男孩下肢力量（立定跳远和双脚连跳成绩）增加的同时上肢力量（网球掷远成绩）在下降，平衡能力也在下降；而女孩的多项素质指标增长的同时柔韧性在下降。由此看来，幼儿各项身体素质并没有随着身体形态的改善而全面提升，在身体变得高壮的同时一些身体素质指标的数值却在下降。这可能与静态娱乐方式的普及、幼儿户外活动种类不够多样有关。针对幼儿身体素质发展不平衡的现象，幼儿教师和家长们应在日常活动中丰富体育游戏和体育活动的内容和种类，增加体育游戏和体育活动的系统性、科学性，促进幼儿的生长发育和体质的均衡发展、全面发展。

表 12-5　　　　　　　　2014 年全国 3～6 岁幼儿各项体质指标平均数

性别	年龄组（岁）	身高（厘米）	体重（千克）	坐高（厘米）	胸围（厘米）	皮褶厚度（毫米）		
						上臂部	肩胛部	腹部
男	3	102.2	16.6	58.4	52.9	8.7	5.7	6.1
	4	107.8	18.3	61.0	54.5	8.9	5.8	6.5
	5	114.0	20.6	63.8	56.3	9.1	6.1	7.3
	6	119.7	23.0	66.3	58.3	9.5	6.6	8.1
女	3	100.9	15.9	57.5	51.9	9.2	6.1	6.7
	4	106.5	17.5	60.2	53.1	9.4	6.2	7.2
	5	112.7	19.6	62.9	54.6	9.6	6.5	7.8
	6	118.1	21.6	65.3	56.2	9.8	6.7	8.2

表 12 - 6 2014 年全国 3～6 岁幼儿各项体质指标平均数（续）

性别	年龄组（岁）	安静心率（次/分）	立定跳远（厘米）	网球掷远（米）	坐位体前屈（厘米）	10 米往返跑（秒）	走平衡木（秒）	双脚连跳（秒）
男	3	96.6	64.6	3.7	9.1	16.8	9.4	96.6
	4	95.2	80.4	4.7	8.0	12.1	7.6	95.2
	5	94.1	96.7	6.2	7.1	8.4	6.3	94.1
	6	93.1	107.9	7.7	6.6	6.2	5.7	93.1
女	3	96.7	61.8	3.1	9.4	17.3	9.9	96.7
	4	95.8	76.6	3.9	8.3	12.2	7.7	95.8
	5	94.4	90.7	4.8	7.4	8.5	6.4	94.4
	6	93.9	100.1	5.9	7.0	6.4	5.8	93.9

注：表 12 - 5 和表 12 - 6 的数据来自《2014 年国民体质监测公报》公布的结果及分析。

 保教结合

<h3 style="text-align:center">幼儿健康检查测量方法[①]</h3>

一、体重测量

（一）测量工具

盘式杠杆秤，载重 10～15 千克，适用于 1 岁以内的婴儿；坐式杠杆秤，载重 20～30 千克，适用于 1～3 岁的幼儿；站式杠杆秤，载重 50～100 千克，适用于 3 岁以上的幼儿。

（二）操作步骤

（1）称重前校正秤，使之位于"0"标记处。

（2）称重时，1 岁以内的婴儿卧于盘式杠杆秤秤盘中央（见图 12 - 3），1～3 岁的幼儿坐于坐式秤座椅上（见图 12 - 4），3 岁以上的幼儿则两手自然下垂，站立于站式杠杆秤站板中央（见图 12 - 5）。要准确读出秤杆体重数，精确至 0.1 千克。

（三）注意事项

（1）称重应在晨起、空腹时，或在进食后 2 小时，且每次称重时间要相同，否则不具有可比性。

（2）称重前应脱去鞋帽及外衣，仅穿单衣短裤，婴儿可赤身，方能显示实际体重。

---

① 张宏，等. 中西医临床技能模拟实训教程. 昆明：云南大学出版社，2013：156-161.

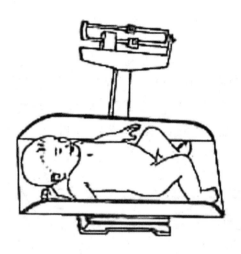

图 12-3　1 岁以内的婴儿的体重测量

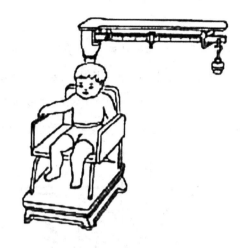

图 12-4　1～3 岁的幼儿的体重测量

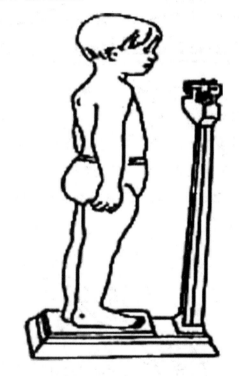

图 12-5　3 岁以上的幼儿的体重测量

（3）称重时幼儿不可接触任何物体，或者摇摆活动。

（4）体重秤必须摆放于水平位置，平稳而不活动，避免受到撞击。平时应保持体重秤清洁，经常校正，保持度数准确无误。

二、身长（身高）测量

（一）测量工具

量板，适用于 3 岁以内的幼儿卧位测身长；身高计，适用于 3 岁以上的幼儿测身长。

（二）操作步骤

1. 3岁以内的幼儿测量身长的操作方法

3岁以内的幼儿测量身长时，应仰卧于两床中线上。可协助将幼儿头扶正，使其头顶接触头板。测量者一手按直幼儿的膝部，使其两下肢伸直紧贴底板，一手移动足板使其紧贴幼儿两足底并使其与底板相互垂直，量板两侧数字相等时读数，记录精确至0.1厘米，如图12-6所示。

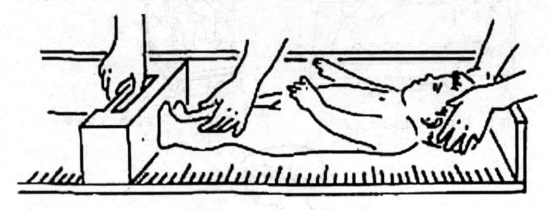

图 12-6 身长的测量

2. 3岁以上幼儿测身长的操作方法

测量时，要求幼儿背靠身高计的立柱，两眼正视前方，挺胸抬头，腹微收，两臂自然下垂，手指并拢，脚跟靠拢，脚尖分开约60度，使两足后跟、臀部及肩胛间同时接触立柱（见图12-7）。测量者移动身高计顶板，使其与幼儿头顶接触，板呈水平位时读立柱上的数字，精确至0.1厘米。

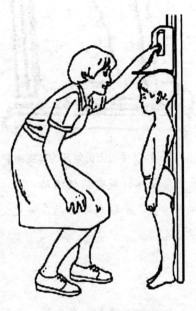

图 12-7 身长的测量

三、头围测量

（一）测量工具

软尺。

（二）操作步骤

（1）待测幼儿取立位或坐位，位置固定不动。

（2）测量者用左手拇指将软尺0点固定于幼儿头部右侧眉弓上缘，左手中、食指固定软尺于幼儿的枕骨粗隆，手掌稳定幼儿头部。右手使软尺紧贴幼儿的头皮（幼儿头发过多或有小辫子应将其拨开），绕枕骨结节最高点及左侧眉弓上缘回至0点。准确读出软尺上的数字，精确至0.1厘米，如图12-8所示。

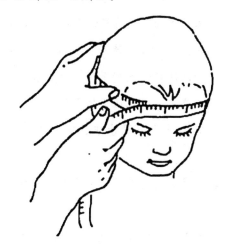

图 12-8　头围测量法

四、胸围测量

（一）测量工具

软尺。

（二）操作步骤

（1）测量时3岁以下幼儿取仰卧位，3岁以上幼儿可取立位，且使幼儿的两手平放于躯干两侧或下垂，测量者立于幼儿右侧。

（2）胸围是经过胸前两乳头下缘至背部两肩胛下角下缘一周的长度（一般以厘米计）。

（3）测量者一手将软尺0点固定于幼儿一侧乳沟下缘，另一只手将软尺紧贴幼儿皮肤，经幼儿背部量其肩胛下角下缘并回至0点，观察其呼气时和吸气时的胸围，取其平均值，即为该幼儿胸围。

五、血压测量

（一）测量工具

血压计。

（二）操作步骤

（1）测量幼儿上肢血压一般以坐位右臂血压为准，卧位测量时幼儿的手与腋中线应位于同一水平。

（2）右臂稍外展与心脏保持水平。

（3）让幼儿脱下该侧衣袖，露出手臂。

（4）将袖带均匀敷于幼儿的上臂，其下缘距幼儿的肘窝 2～3 厘米。

（5）先用手感受幼儿肱动脉的搏动，再将听诊器放在其肱动脉上。

（6）关闭气囊阀门，将空气打入袖带，待动脉音消失，再将汞柱升高至 10～20 毫米汞柱，稍微打开阀门，缓慢放开，使袖带逐渐下降。听到第一声动脉搏动，所示压力值即收缩压。继续放开，直至动脉音消失，所示压力值即舒张压。

（7）血压记录方法为：收缩压/舒张压毫米汞柱或千帕。

（三）注意事项

（1）测量幼儿的血压时，袖带宽度的选择非常重要，因袖带过宽时测得的血压值较实际偏低，过窄时则较实际值偏高。

（2）测量幼儿的血压时应在其安静状态下进行，幼儿哭闹对其血压有一定影响。

技能实训

分组测量不同年龄段幼儿的身长、体重和胸围，并与正常值相对照进行分析和评价。

思考与练习

1．练习题

（1）幼儿生长发育的年龄分期及特点是什么？

（2）幼儿生长发育有哪些主要规律？

（3）幼儿生长发育的评价指标有哪些？各有什么意义？

（4）评价幼儿生长发育的常见方法有哪些？

（5）我国幼儿的体质特征有哪些？

2. 教师资格证考试历年真题

(1) 评价幼儿生长发育最重要的指标是（　　）(2015 年下半年《幼儿保教知识与能力》)

A. 体重和头围　　　B. 头围和胸围　　　C. 身高和胸围　　　D. 身高和体重

(2)《托儿所幼儿园卫生保健工作规范》规定托幼园所工作人员接受健康检查的频率是（　　）(2015 年上半年《幼儿保教知识与能力》)

A. 每月一次　　　B. 半年一次　　　C. 每年一次　　　D. 三年一次

 拓展阅读

托儿所幼儿园健康检查

一、幼儿健康检查的时间

(1) 婴儿期至少 4 次，分别在 3 月龄、6 月龄、8 月龄和 12 月龄；1 周岁时做一次总的健康检查。

(2) 3 岁及以下幼儿每年至少 2 次，每次间隔 6 个月，时间在 1 岁半、2 岁、2 岁半和 3 岁。

(3) 3 岁以上幼儿每年至少 1 次，每半年测身长、体重一次。

健康检查可根据幼儿个体情况，结合预防接种时间或本地区实际情况适当调整检查时间、增加检查次数。健康检查须在预防接种前进行，就诊环境布置应便于幼儿先体检、后预防接种，每次健康检查时间不应少于 5～10 分钟。应为每个幼儿建立健康卡片或健康档案。

二、幼儿健康检查内容

(一) 入园（所）健康检查

幼儿入园（所）前应当通过医疗卫生机构进行健康检查，合格后方可入园（所）。

承担幼儿入园（所）体检的医疗卫生机构及人员应当取得相应的资格，并接受相关专业技术培训。应当按照有关规定开展健康检查，规范填写"儿童入园（所）健康检查表"（见表 12-7），不得违反规定擅自改变健康检查项目。

表 12-7　　　　　　　　儿童入园（所）健康检查表

姓名		性别		年龄		出生日期		年　月　日	
既往病史	1. 先天性心脏病		2. 癫痫		3. 高热惊厥		4. 哮喘	5. 其他	
过敏史					儿童家长确认签名				

体格检查	体重	kg		评价		身长（高）		cm		评价			皮肤	
	眼	左		视力	左	耳		左			口腔	牙齿数		
		右			右			右				龋齿数		
	头颅			胸廓			脊柱四肢				咽部			
	心肺			肝脾				外生殖器			其他			
辅助检查	血红蛋白（Hb）					丙氨酸氨基转移酶（ALT）								
	其他													
检查结果						医生意见								
医生签名： 体检日期：　　年　　月　　日						检查单位： （检查单位盖章）								

幼儿入园（所）体检中发现疑似传染病者应当暂缓其入园（所），及时确诊治疗。

幼儿入园（所）时，托幼机构应当查验"儿童入园（所）健康检查表""0～6岁儿童保健手册""预防接种证"。

发现没有"预防接种证"或未依照国家免疫规划受种的幼儿，应当在30日内向托幼机构所在地的接种单位或县级疾病预防控制机构报告，督促监护人带幼儿到当地规定的接种单位补证或补种。托幼机构应当在幼儿补证或补种后复验其"预防接种证"。

（二）定期健康检查

承担幼儿定期健康检查的医疗卫生机构及人员应当取得相应的资格。幼儿定期健康检查的内容包括：测量身长（身高）、体重，检查口腔、皮肤、心肺、肝脾、脊柱、四肢等，测查视力、听力，检测血红蛋白或血常规。

1～3岁的幼儿每年应进行健康检查2次，每次间隔6个月；3岁以上的幼儿每年进行健康检查1次。所有幼儿每年进行1次血红蛋白或血常规检测。1～3岁的幼儿每年进行1次听力筛查，4岁以上的幼儿每年检查1次视力。给幼儿体检后应当及时向其监护人反馈健康检查结果。

幼儿离开园（所）3个月以上需要重新按照入园（所）检查项目进行健康检查。

转园（所）的幼儿持原托幼机构提供的"儿童转园（所）健康证明""0～6岁儿童保健手册"可直接转园（所）。"儿童转园（所）健康证明"有效期3个月。

（三）晨午检及全日健康观察

做好每日晨间或午间的入园（所）检查。检查的内容包括询问幼儿在家有无异常情况，观察其精神状况，观察其有无发热和皮肤异常现象，检查其是否携带了不安全物品等，发现问题及时处理。

应当对幼儿进行全日健康观察，内容包括饮食、睡眠、大小便、精神状况、情绪、行为等，并做好观察及处理记录。

卫生保健人员每日深入班级巡视2次，发现患病、有疑似传染病的幼儿应当尽快将其隔离并与其监护人联系，及时送幼儿到医院诊治，并追访诊治结果。

患病幼儿应当离园（所）休息治疗。园（所）如果接受幼儿监护人的委托喂药时，应当做好药品交接和登记，并请监护人签字确认。

幼儿园的卫生保健工作

第十三章

幼儿常见的心理行为问题及预防

本章导读

　　幼儿期是机体形态与功能、心理行为、社会人格全面发育发展的时期，也是幼儿自觉性、幼稚性、依赖性错综复杂的矛盾时期，这一时期幼儿的身心健康状况对其一生的健康状况有着决定性的影响。

　　本章围绕幼儿的心理行为问题，分析了幼儿心理行为问题的影响因素，重点介绍和分析了幼儿心理行为问题的处理原则及预防措施。

学习目标

1. 了解幼儿心理行为问题的影响因素。

2. 理解区分正常行为和心理行为问题的多方面因素。

3. 理解分析引发幼儿心理行为问题的两方面因素：幼儿自身和环境。

4. 能够合理选择和运用几种常用方法处幼儿常见的心理行为问题。

5. 理解幼儿常见的几种心理行为问题的表现。

6. 能根据幼儿的具体行为表现分析幼儿常见的心理行为的产生原因，并提出适宜的预防和矫正策略。

第一节　幼儿心理行为问题概述

　　随着社会的发展、医学模式的转变、疾病谱的变化，影响幼儿生命健康的生理性疾病的发病率显著下降。但当今人们生活方式改变、家庭结构改变、幼儿学业负荷增加、人口大规模流动和城市化速度加快等导致了高节奏与竞争式的生活方式激增、环境污染凸显等问题，使发育过程中幼儿的心理行为问题越来越突出。这需要引起我们广大教育者的重视。

一、幼儿心理行为问题的概念

幼儿心理行为问题是指在严重程度和持续时间上都超过了相应年龄所允许的正常范围的异常行为，主要包括认知、情感、躯体、行为等方面的表现。

幼儿心理行为问题若得到及时干预可能恢复正常，而如果任由问题发展，则可能加重为行为障碍，给幼儿的身心健康、社会适应能力的发展带来不同程度的影响。事实上，每个幼儿都会在成长中的某一个阶段出现这样或那样的行为偏异，有学者发现人在 21 月龄到 14 岁之间，平均可以出现 4～6 个问题行为，多数可得到恰当处理，少数会发展为行为障碍。

二、幼儿心理行为问题的影响因素

（一）生物因素

1. 母孕期和围生期的危险因素

母孕期的危险因素包括：母亲患严重疾病或服用药物、接触某些毒性物质或放射线、有并发症、营养状况差、精神受挫、心理压力大、孕妇吸烟或被动吸烟、母亲受孕时父亲大量饮酒等。这些因素均可引起儿茶酚胺的过度分泌，导致胎儿中枢神经系统发育不良，引发未来幼儿的社交退缩、忧郁等行为。

围生期的危险因素包括：胎动厉害、早产、过期产或难产、缺氧窒息等。这些因素往往会引发脑功能的损害，亦可导致幼儿神经系统特别是脑的发育迟缓，是产生日后幼儿行为问题的危险因素。

2. 遗传因素

行为的物质基础主要是神经系统，特别是中枢神经系统，幼儿的心理行为发育也是以其神经系统的不断发育完善为基础的。而神经元和神经系统的分化、发育，以及最终的生理、生化性能的形成均受遗传基因的调控，因此，基因本身虽不直接产生行为，但它在神经系统分化发育过程中的作用可间接地影响行为。

3. 气质特点

气质奠定了行为风格，是内因，而环境因素对行为发生起着重要的外因作用。当幼儿本身的气质与外界环境相协调时，即处于调适良好状态时，幼儿的良好行为则易发生，当气质不能适应环境时，则人际冲突多发并伴随有行为问题。一般来说，困难型和发动缓慢型的幼儿对环境要求较高，容易产生冲突并造成行为问题；活动水平高、适应性差和持久性差的幼儿容易出现注意问题；活动水平高、反应强度高和心境消极的幼儿容易出现攻击行为。

（二）家庭因素

家庭环境是影响幼儿心理行为的最重要的因素，家庭环境包括父母教养方式、亲子关系、家庭婚姻关系、家庭经济收入、父母的职业及家庭经济状况、家庭文化氛围等。这里重点介绍两个。

1. 父母教养方式

影响父母教养方式的因素有亲子关系、家庭功能、家庭外的社会支持、婚姻关系以及社会文化背景等。总体来说，有权威型父母的幼儿的学业和行为最健康；有过度溺爱型父母的幼儿包含两种类型：一种是心理健康的，另一种是心理和行为有一定偏差的；有专制型父母的幼儿往往缺乏竞争性，而常表现为被动、自卑、害怕权威以及学业困难；有忽视型父母的幼儿表现最差，表现为学业荒废、社交困难、行为问题和其他内化症状。有专制型和有忽视型父母的幼儿最容易出现不良情绪和行为。

2. 父母的职业及家庭经济状况

父母的职业及家庭经济状况也与幼儿行为问题具有一定程度的相关。有研究表明，行政事业单位的工作人员（包括公务员、医护人员、教师和科技人员）的文化素养较高，具有较强的管理能力和人际沟通能力，这有利于幼儿的心理发展，减少偏差行为。

（三）社会因素

1. 环境污染影响

现代工业和交通业的迅猛发展，给人们的生活带来了便利，也使环境污染日趋严重，尤其是铅污染。研究发现，血铅增高会导致幼儿的注意力不集中、多动、攻击及违纪行为。

2. 社会文化

由于幼儿自身的辨别能力尚不成熟，社会风气和传播媒介对幼儿的行为也会产生不同程度的影响。幼儿的行为问题还与社会经济发展程度有关，许多研究表明，社会阶层矛盾、移民或难民问题、教师不称职、寄养等因素均可使幼儿的心理行为问题增加。

（四）托幼机构因素

1. 幼儿教师的专业素养和专业能力

很多托幼机构存在教师素质参差不齐、教师流动性较大、教师专业素养不高，对幼教育缺乏科学系统的认识、对幼儿的心理教育缺乏耐心和正确的引导等问题。专业的心理健康教师更是少之又少。一些教师在教学中经常使用"你再不听话，就关黑屋子""不许回家""再哭老师就不喜欢你了""你再打人的话就送到医院去"等语言来吓唬幼儿，以达到使幼儿"听话"的目的。这很容易导致幼儿出现心理问题，不利于幼儿紧张情绪的缓解。

2. 幼儿教师的心理健康

幼儿教师的心理健康会影响幼儿的心理健康水平。有调查显示，14.4%的教师有明显的心理障碍（如躯体化、焦虑、强迫、抑郁等）。值得注意的是，随着时代的变迁，幼儿教师的心理健康问题在增加。

第二节　幼儿心理行为问题的处理方法

一、幼儿心理行为问题的确认

分析幼儿心理行为问题发生的场合、频率、强度及持续的时间，是区分其是正常行为还是问题行为的重要方法。例如，一个 3 岁的幼儿发脾气似乎是正常现象，但是，若幼儿每天有多次发脾气，持续时间在 30~60 分钟，并伴随攻击性，则要引起重视。

二、幼儿心理行为问题的产生原因分析

为了有效预防和矫正幼儿的心理行为问题，须分析其产生的原因，通常包括幼儿自身和环境两个方面。在幼儿自身方面，要考虑幼儿的年龄、发育水平、气质或个性，由此分析其可能存在的行为、发育情绪或生理障碍。在环境方面，主要是了解幼儿容易发生心理行为问题的特定场合。诱发幼儿心理行为问题的因素称为前原因，例如，当疲乏、饥饿、不适、环境单调或过度刺激时，幼儿易出现心理行为问题；或幼儿受到特殊的要求时，如其在玩游戏时被要求上床睡觉等时，幼儿也易发生心理行为问题。

三、幼儿心理行为问题的处理方法

基于特定的问题和场合，有不同的行为干预方法，通常有三种方法：矫正前因，即矫正激发心理行为问题的前因，从而预防行为问题的发生；给予指令，使幼儿知晓如何有良

好的行为表现；控制后果，即通过对行为后果的奖赏或惩罚使行为产生变化。

（一）矫正前因

前因发生在心理行为问题之前，所以理解和找到前因，尽可能调整前因来预防心理行为问题是至关重要的。一般矫正前因有以下四种方法：

（1）改变幼儿所处的环境。例如，避免幼儿对危险物的触摸，消除幼儿可能发生的危险。

（2）对良好行为的技能训练。例如，有些幼儿因为语言表达困难而产生心理行为问题，教师就要教会幼儿有效的交流技能。

（3）榜样法。例如，幼儿很易发怒，而适当的行为示范能使幼儿在沮丧时镇定下来，并用话语代替发怒；幼儿焦虑时，教师需要示范镇定的方式，使幼儿有足够的自信。

（4）教师可根据幼儿的发育能力、气质、学习情况、生理和心理状况改变对幼儿的期望。例如，对一个十分好动的幼儿，不要强求幼儿在用餐时安静坐着，而是允许其有活动的时间。当幼儿疲劳或紧张时，教师应尽量减少对幼儿的要求。

（二）给予指令

教师经常会运用指令的方式塑造幼儿的行为，但成功下指令需要遵循一定的步骤（见图 13 - 1）。

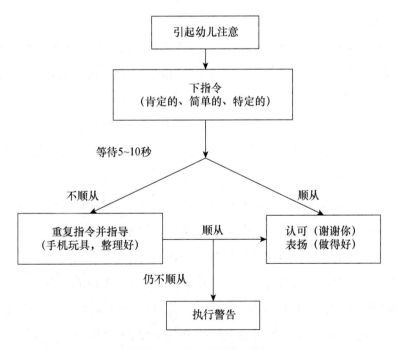

图 13 - 1 成功下指令的步骤

资料来源：金星明，静进. 发育与行为儿科学. 北京：人民卫生出版社，2014：341.

发出有效指令，需要注意以下几点：

1. 指令要引起幼儿注意

教师下指令要引起幼儿的注意，而不是在幼儿注意其他事物时下指令。例如，当幼儿正在全神贯注玩区角游戏时，教师在旁边叫"喝水了"，这时幼儿是不会聆听指令的，教师看到幼儿不顺从自己的指令，就会很快进入恼怒状态。教师如果先用眼神与幼儿交流或确认幼儿已注意后再下指令则能避免以上状态。

2. 要运用简单的、肯定的、特定的语言

首先，指令语句一定要简单，语句长度要符合幼儿的语言水平，不能太长。其次，要用肯定的陈述句，而非疑问句，因为疑问句是允许幼儿选择的，如要用"现在是我们打扫的时间了"而不是用"我们现在打扫好吗"。最后，要用特定的针对期待的行为，而不是提一般的要求，例如，用"来，坐在老师身边"而不是用"乖点"，用"慢慢走"代替"不许奔跑"。

（三）控制后果

控制后果即通过对行为后果的奖赏或惩罚使行为发生变化。与惩罚相比，奖赏是更有效的行为干预。

1. 正强化和负强化①

（1）正强化。

正强化是指在幼儿做出某种行为或反应的同时或随后，让其得到某种感到愉快的事物，从而使该行为或反应的强度、概率和速度增加的方法。正强化是幼儿心理行为矫正中增强心理行为最常用的一种方法。在使用时要注意以下几点：

选择适宜的强化物。适宜的奖赏是教师在每次幼儿表现出好的行为时给予他们个人在乎的小奖品。教师应根据幼儿的兴趣，给予多样性的奖赏，但应避免用特殊的奖赏过分满足幼儿。

强化要及时。当幼儿出现良好心理行为时，教师要给予及时的强化。如果许久才给予强化，就很难帮助幼儿建立起强化物与良好心理行为之间的紧密联系。

强化时要对良好心理行为进行具体描述。当教师对幼儿的某种心理行为进行强化时，要明确地向幼儿描述其良好心理行为，让幼儿明确心理行为发展的方向。在日常保教活动中，许多教师经常用"你真乖！""你真聪明！""你真棒！""你真是个好孩子！"之类的话语来强化幼儿的良好心理行为，但是这些话并不一定能让幼儿明白什么样的心理行为才是

---

① 莫源秋. 幼儿常见心理行为问题：诊断与教育. 北京：中国轻工业出版社，2015：7-8.

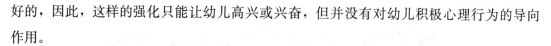

好的，因此，这样的强化只能让幼儿高兴或兴奋，但并没有对幼儿积极心理行为的导向作用。

（2）负强化。

负强化就是在行为者出现预期的心理行为后，取消、减少、减弱、延缓出现令其不愉快的强化物，从而提高该行为发生概率的一种心理行为矫正方法。

负强化过程中所消除、减少的"厌恶性刺激"不应该是幼儿必备的良好素质或习惯，例如，我们不能因为幼儿吃饭时表现好而取消其厌恶的饭后"洗碗""擦桌子"等行为，也不能因为幼儿睡午觉时纪律好而取消其厌恶的"扫地"工作。

2. 消退和惩罚

（1）消退。

消退是指对以往强化过的行为不再进行强化，促使该行为减少甚至消失的方法。

确定要消退的行为，要找到是什么因素对幼儿的不良心理行为起到了强化作用，以便对那些强化物加以抑制和消退。如很多幼儿存在告状行为，这时教师需要分析幼儿告状是否是为了引起教师注意，如果是，应对此行为采用消退法。

（2）惩罚。

惩罚就是指当幼儿在一定的情境下做出某一行为后，立即给予其厌恶性刺激或者撤除其正在享用的正强化物，以降低该行为在相同或类似情境下的发生率。

最常用的是暂时隔离法。暂时隔离就是在幼儿不良行为发生后，立刻将他置于单调乏味的地方，直至定时器响了之后才允许其离开。目的就是把幼儿从造成不良行为的情境中暂时隔离开来，立即阻止幼儿当前的不适宜行为，帮助幼儿实现自我控制。在实施时要注意以下几点：

一是让幼儿知道这种惩罚是针对哪个不良行为。

二是教师对暂时隔离的幼儿不予关注，不允许其活动。

三是隔离的地点没有任何玩的物品，但光线充足、安全，不会使幼儿产生恐惧。

四是掌握好隔离时间。可按照一岁一分钟的原则把握时间。如果幼儿隔离时间未结束就擅自离开，教师应让幼儿回到原处，同时不要特意关注幼儿。

五是隔离结束后，应告诉幼儿被隔离的原因，若他已忘记应再次告诉他，最后可以给他一个拥抱。

第三节　幼儿常见的心理行为问题分析及预防矫正

一、情绪方面的心理行为问题分析及预防矫正

（一）幼儿焦虑

所有的幼儿在成长过程中几乎都有过害怕和焦虑的情绪，具有一定的自我保护性。害怕可以使人躲避危险，焦虑可以使人做事更认真。这些害怕和焦虑的情绪一般持续时间不长，不影响幼儿的社会交流，而这些情绪不断强化产生的焦虑问题则容易对幼儿成长构成持续危害。

1. 表现

幼儿易焦虑不安，常常因为一点小事过度烦躁和担心；胆小，特别害怕与亲人分离，哪怕只是短暂的时间，因而入托、入园很长时间后都不能适应新的生活环境；老实、温顺、敏感、缺乏自信，在人际交往上表现为退缩、不愿与陌生人交往。

2. 原因

幼儿焦虑的主要原因是父母等亲人过于溺爱或苛刻，幼儿本身又较为脆弱、敏感、极易紧张，生活一旦发生变故，如生病、入托或者是家庭发生矛盾，幼儿就难以承受这样的刺激。

3. 预防和矫治

保教人员应该倍加亲切地对待易焦虑的幼儿，给其细心的照料、耐心的引导，多多鼓励，尽快消除、舒缓其紧张的心理、情绪，并了解幼儿的需要，与其建立起相互信任的关系。同时鼓励幼儿多与同伴玩耍，多交朋友，注意培养、锻炼幼儿的坚强意志。

（二）幼儿恐惧

恐惧是幼儿面对各种环境时比较常见的一种情绪反应，由幼儿有限的身心发展水平所致。而恐惧症则表现为恐惧的程度与外界刺激不成比例，且不能因安抚和解释而消失。

1. 表现

幼儿可能对某种物体或情境产生异常强烈、持久的恐惧，而某些恐惧对象（如猫）并不具有真实的危险，却表现出不合乎常理的恐惧反应。幼儿常见的恐惧对象有：黑暗、昆虫、动物、火光、强声、雷电，以及社交、与亲人分离、上学、孤独；细菌、患病、出血；等等。幼儿在恐惧状态下，常伴随着一系列生理变化，如呼吸急促、面色苍白或潮

红、出汗、心悸、胸闷、恶心、四肢震颤等。

2．原因

（1）受突发或意外事件，如自然灾害或某次重大事件的惊吓。

（2）父母和幼儿的分离，或其他吓唬幼儿的教育方式，如把幼儿独自关在一个光线较暗的房间里进行惩罚。

（3）养育者（尤其是父母）的过度或不合时宜的惊恐反应，会投射给幼儿并内化下来。

3．预防和矫治

应帮助幼儿提高认识水平，鼓励其去观察和认识自然现象；成人要根据幼儿的认识特点，采用科学的教育方法，生动形象地对他们进行教育，禁止用吓唬、威胁的方法教育幼儿。

（三）发脾气

发脾气是指幼儿在受到挫折后哭叫吵闹的现象。发脾气在城市幼儿中的发生率为 5％ 左右，没有明显的性别差异。发脾气尽管可以出现在各年龄阶段，甚至婴儿期，但是以幼儿期更为常见。

1．表现

幼儿受到挫折或个人的某些要求未得到满足时，会有大哭大闹、又喊又叫、满地打滚、坐在地上不起来、用头撞墙、撕扯自己的头发、破坏物品等过激行为。劝阻或关注往往会使其变本加厉。通常情况下，幼儿一定要自己的要求得到满足后或无人理睬一段时间后才能自行收场。

2．原因

（1）从发育的角度看，人在幼儿阶段尤其是婴幼儿阶段，由于神经系统发育不完善、不成熟，其情绪反应往往不稳定，在需求不能满足的情况下，容易发脾气。有的幼儿语言表达能力比较差，不满意时说不清楚就会发脾气。

（2）家庭教育过程中的溺爱是引起幼儿发脾气的主要原因，父母或者祖父母不断满足幼儿的各种要求，使幼儿缺乏自我调整情绪的能力，长此以往幼儿养成习惯，一旦条件无法满足，就会发脾气甚至出现暴怒。

另外，一些幼儿出于被忽视等原因，为更多获得教师或同伴的关注而发脾气。

3．预防和矫治

（1）教师要告诉幼儿学会用正确的方式表达自己的意愿，并教其适当地等待，并让其学会情绪调控。

（2）教师要及时与家长沟通，使家长了解幼儿在交往中出现的问题，让家长认识到情绪调整对幼儿的意义，及时调整家庭教育方式。

（3）当幼儿发脾气严重时，可对其进行"暂时隔离"。

二、行为方面的心理行为问题分析及预防矫正

（一）吮吸手指

吮吸手指是指幼儿自主或不自主地反复吸吮拇指、食指等手指。吸吮反射是一种原始反射，婴幼儿发生吮吸手指的比例可高达90％，这一时期出现这一行为属于正常生理现象，通常被认为有助于婴幼儿自我安抚，可以减少幼儿哭闹、帮助幼儿入睡等。随着年龄增长，这一行为的发生率逐渐下降，4岁时降为5％，到学龄期逐渐消失。若这一问题持续存在，成为难以克服的行为，并且干扰婴幼儿的其他活动，或引起牙齿咬合不良等口腔方面的问题时应视为异常。

1. 表现

长时间吮吸手指会因局部刺激而使手指变粗、变大，影响手指美观和手指活动，有的甚至会导致局部感染。如果这一不良习惯持续存在，延续至幼儿换牙以后，则可引起下颌发育不良，牙齿咬合异常，最终引起功能异常。

2. 原因

（1）幼儿吮吸手指有时能反映一种情绪状态，如紧张、抑郁、沮丧、自卑感、敌对感等情绪状态，其根源可能是受到关注不够或缺乏安全感。

（2）而有些幼儿，由于这种不良行为受到教师和家长的批评、训斥，反过来又会强化紧张、焦虑的情绪，出现继发性精神刺激。

3. 预防和矫治

（1）找到引起幼儿紧张不安的原因，消除引起幼儿精神紧张的因素，多给予幼儿关爱，鼓励其树立自信心，避免训斥、歧视。

（2）对于难以克服者，可采用厌恶疗法和习惯矫治训练。使用厌恶疗法时，可以在幼儿手指上涂黄连或奎宁水等苦味剂或让幼儿戴指套。习惯矫治训练的重点是让幼儿自我意识到吮吸手指或咬指甲的害处，增强自我控制能力。

（二）习惯性擦腿动作

习惯性擦腿动作是指幼儿摩擦阴部（外生殖器区域）的习惯性行为。这一动作在人6月龄左右时即可出现，但多数发生在幼儿2岁以后，在学龄前比较常见，上学后大多数会

消失，但是到青春期又有明显增加的趋势，女童较男童常见。

1. 表现

1岁左右的幼儿在换尿不湿时就会探索自己的生殖器，3岁左右的幼儿已经注意到性别的问题，男孩子开始对女孩子没有"小鸡鸡"感到好奇，到了4岁，幼儿想上厕所时可能会摸着自己的生殖器，年龄再大一些，幼儿可能会玩弄自己的生殖器。例如，幼儿将双腿骑跨在凳子或木板上，或将被子、枕头或衣物塞到双腿之间，以达到挤压自己外生殖器的目的。

2. 原因

（1）初始原因可能是幼儿本能的身体探索，也可能是外阴局部刺激引起的瘙痒，如外阴部的湿疹、脑虫病、包皮过长、包茎或者衣服过紧等。

（2）有的幼儿因寂寞而玩弄生殖器，或大人逗玩幼儿的生殖器，使幼儿逐渐养成习惯动作，这种情况多见于男孩。

（3）另外，不良的生活环境、情绪紧张和焦虑等也可引起或加剧这种行为，幼儿将此作为缓解焦虑和自慰的一种手段。

3. 预防和矫治

（1）由于这种行为很难为我国传统文化道德观所接受，家长和教师往往会对此过度恐慌和焦虑，甚至会打骂幼儿。因此，教师首先应该让父母了解，偶尔发生的交叉擦腿动作是幼儿发育过程中的正常现象，家长无须过度关注，一般采取忽视态度，分散幼儿注意力即可。

（2）要注意幼儿外生殖器的清洁，检查有无寄生虫病等。不要让幼儿穿得太多太热，不让其穿紧身内裤，宜让其穿较宽、较长的衬衣，让幼儿的手不能触及自己的外生殖器。

（3）养成良好的睡眠习惯，使其困倦时上床，醒来立即起床，尽可能减少孩子清醒躺在床上的时间。

（三）攻击性行为

1. 表现

攻击性行为是旨在导致他人身体上或心理上痛苦的有意伤害行为，表现在身体伤害（如打人、踢人、推搡等）、语言伤害（如骂人、嘲笑、讽刺等）、财物攻击（如抢玩具、抢座位等）和关系攻击（如动员小伙伴孤立某幼儿、造谣离间某些幼儿等）这些方面。

2. 原因

（1）幼儿的控制、语言和社交能力有限，容易使用身体解决问题。

（2）无聊、饥饿、过度疲劳、疾病等也容易导致攻击性行为。

（3）有时一个过度刺激或过度拥挤的环境，可能导致幼儿感到需要捍卫自己的空间和

幼儿卫生学

喜爱的玩具。

（4）家庭环境影响，如父母想多要一个孩子、父母离婚、家庭有暴力行为或接触电视暴力等。

3. 预防和矫治

（1）认清幼儿的感受，并教其交往技能。教师可以说："我知道你真的想要那个娃娃。""我知道你很着急，要等一会儿才可以轮到你。""下次你想要某人的玩具先请求对方或用另一个玩具来交换。""能让我玩一下吗？""等你用完，我可以玩这个玩具吗？"教师还可以帮助幼儿学会加入其他幼儿的游戏，或者教其用友好的方式吸引别人的关注。

（2）同一个班级内所有教师要对伤害性行为回应一致，不要因幼儿的行为而生气或忽视幼儿的行为。

（3）培养幼儿的移情能力。利用真实的冲突情境，让幼儿设身处地地想象同伴痛苦的感受或心情。

（4）创设宽松、愉快的环境。检查一下教学空间、材料、规则等，看看幼儿是否能做出有益的改变。

（5）与家长沟通。让家长参与制订行为计划。

三、睡眠问题分析及预防矫正

（一）夜惊

1. 表现

夜惊也称睡惊症，表现为睡眠中突然坐起，伴有尖叫、哭喊、双眼睁大直视，常自言自语但难以理解，对周围事物毫无反应。幼儿的夜惊1分钟或数分钟后可缓解，然后可继续入睡。发生夜惊时，少数幼儿甚至会下床行走。幼儿在夜惊发作时很难被叫醒，即使被叫醒也会意识不清，次日难以回忆。夜惊多在入睡 0.5～2.0 小时后出现，常见于 4～12 岁的幼儿，发生率为 2%～3%。

2. 原因

（1）遗传因素。夜惊有一定的遗传倾向，但是通常到青春期会自愈。

（2）心理因素。一些心理刺激因素和产生不良刺激的事件都可能引发夜惊。如幼儿看到或听到恐怖事情、受到严厉批评或恐吓、突然与父母分离、父母吵架、发生意外事故等。

166

3. 预防和矫治

首先要查明原因，知道使幼儿心理紧张的因素。夜惊随幼儿年龄的增长最终会缓解直至消失，对频繁发作的幼儿可暂时用一些安定类镇静剂。

在幼儿夜惊发作时最重要的是保证幼儿的安全，且不要唤醒他们，因为被唤醒会使幼儿对突然发生的变化不知所措，变得情绪激动，可能还会增加夜惊的发生次数。矫治过程中不要对幼儿干预太多，有时家长的过度安慰只会让幼儿表现得更加烦躁。当然，如果孩子有受到伤害的危险时，要及时制止。不要在第二天和幼儿讨论夜惊发作的事情。因为有的幼儿会因此担心，而导致焦虑情绪出现。如果他自己提起，只要告诉他没有什么就可以。

（二）梦魇

1. 表现

梦魇又称噩梦。人在梦魇时做一些内容恐怖的梦，如梦见被人或怪兽追赶而逃跑却迈不开腿，被抓住后想挣扎却动弹不得、透不过气，并伴随有梦中的极度恐惧、焦虑，有时甚至大声哭喊着醒来，醒后仍感到惊恐。幼儿易被唤醒，醒后意识清晰，能较清楚地回忆并叙述梦中经历，表达恐惧和焦虑的体验。梦魇在下半夜多见，发生率为10％～37％。

2. 原因

（1）心理因素。例如，看到或听到恐怖的事情、学习压力或其他因素所引起的精神紧张、情绪低落。

（2）躯体因素。例如，睡前过饥或过饱、剧烈运动、睡眠姿势不好（如双手放在前胸使胸部受压迫、呼吸不畅）或患有某些躯体疾病（如上呼吸道感染引起的呼吸不通畅、肠道寄生虫、发热等）。

3. 预防和矫治

当发现幼儿有梦魇的表现时，可叫醒幼儿，并给予其适当的安慰。对频繁发作者，可短时间使用安定类镇静剂。

与夜惊不同的是，对于梦魇的幼儿，家长第二天应该和他讨论他的梦境，看这个梦境是否还困扰他。大多数情况下，梦魇的情境往往是孤立的事件，本身没有太大的实际意义。但是如果幼儿经常提起相同且反复出现的噩梦，就需要寻找原因。另外还可以鼓励幼儿用自己的想象把自己的梦境画下来，然后把它扔掉，以此来驱除噩梦。还可以让画一些自己喜欢或崇拜的英雄人物在墙上，这样噩梦就不会出现了①。

---

① 金星明，静进. 发育与行为儿科学. 北京：人民卫生出版社，2014：369.

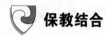 **保教结合**

沙盘游戏治疗[①]

沙盘游戏治疗是一种以沙、水和沙具为治疗工具，建立治疗师与幼儿之间的治疗性关系，采取意象的方式，使来访者无意识层面的内心活动得到表达，并用分析技术进行象征性分析，达到治愈疾病的目的。沙盘游戏治疗对于幼儿心理障碍的治疗具有积极效果，是临床工作中的重要治疗手段，在国际上得到广泛应用。

一、沙盘游戏治疗过程

（1）向来访者介绍沙盘游戏。首先介绍沙具和沙盘，接着介绍沙盘游戏治疗的大概背景、原则和治疗的理论取向。

（2）治疗师帮助来访者使用沙、沙具和沙盘来自由地建构沙盘。这里需要注意的是不要强迫幼儿来进行沙盘游戏，避免他们产生非要做沙盘的压力。

（3）来访者摆放沙盘，治疗师守护在旁边，专注地观察，发挥共情作用。沙盘游戏治疗属于"非言语治疗"，治疗师应尽可能保持沉默，避免干扰幼儿内在的工作。

（4）沙盘游戏结束。当一个沙盘摆放完成，或者虽没有完成但是游戏已经到时，就要结束这节沙盘游戏。结束后，治疗师开始陪同来访者对沙盘进行实际探索和深入体验，在适当的地方给予共情，必要的情况下给出建议性、隐喻性或提问性的解释。

（5）对沙盘作品进行拍照，为沙盘游戏留下记录，动态地记录整个沙盘游戏中幼儿的心理变化。

二、沙盘游戏治疗的主题与分析

幼儿在沙盘游戏中创造的沙盘作品，总是会反映出不同的主题。

受伤主题主要反映的是幼儿所遇到的困难和压力，实际上反映的是幼儿所存在的问题与寻求帮助的原因，往往出现在沙盘游戏治疗的初级阶段。受伤主题包括以下各类沙盘作品表现形式：沙盘中的角色受困或被关押于周围的障碍之内；沙盘中的角色孤立于一处，被忽视或失去支援；沙盘中的角色受伤或正在受到伤害；沙盘中的角色面临危险，孤立无援；沙具被摆放成堕落、倾斜而不安全的位置；沙具的摆放在位置与顺序上颠倒；沙盘中摆放的玩具本身残缺，或者主题中的重要部分残缺不全；一种新的成长的机会被外界潜在的危险所阻碍；沙具陷入或沉入沙中，行动受困；沙具的摆放呈攻击、打斗、战争状；沙

---

① 杜亚松. 儿童心理障碍诊疗学. 北京：人民卫生出版社，2013：140-141.

具随意摆放、杂乱无章，没有规则可循，沙具之间没有任何界限；使用的沙具很少或仅使用没有生命的沙具，内容空洞沉默；沙具相互分裂，相互之间没有任何联系。

治愈主题多出现于治疗过程的后期阶段，反映的是幼儿趋向治愈的内在积极变化。这种主题的沙盘作品有以下几种表现：沙具的摆放呈现出树木生长、汽车启动和建筑物兴建的充满生机与力量的状态；沙盘中出现桥梁、梯子等沙具，或者沙具之间出现相互联结；呈现出与水井有关的沙具，进一步探索并发现有关水井的内容；有人的诞生、鸟的孵化、花的开放等表现；包含母亲抚育幼儿、护士照料患者、家庭成员和睦相处等有爱的内容；使用沙具创造与建构积极变化的内容；沙具摆放出现协调、和谐、平衡、趋中、整合的趋势和场景。

 技能实训

案例一　爱打人的安琪

行为描述：教学活动后，老师带领幼儿们来到盥洗室小便、洗手，并准备一会儿让幼儿喝牛奶、加餐。安琪小朋友在睡眠室来回跑，不做事情。这时老师要求她去小便、洗手。她表现得很不满意，迅速跑到盥洗室将洗手的一排小朋友全部推倒。

幼儿们都洗好小手准备吃饭。只有安琪在玩具柜边玩玩具，老师多次请她回座位，待老师走开后安琪又离开座位玩玩具。老师严肃告诉她："现在是小朋友的吃饭时间，不能玩玩具，等下午再玩。"安琪又顺手将坐在旁边吃饭的志远从椅子上拽下来，推倒在地。

幼儿们晚饭后，在活动室自由组合选自己喜欢的游戏。志远看好了一样玩具，走过去说："姐姐，我也要玩。"安琪同意后志远坐了下来。不一会儿，就听见志远大叫："你这个笨蛋姐姐，我也要打你。"安琪则瞪着眼睛看着志远。

案例二　沉默的大爽

行为描述：刚开学时，我班来了一个名叫大爽的小男孩。每天早晨他一走进幼儿园，我便把他搂进怀里，亲亲他的小脸，并轻声对他说："大爽，早上好！"吃点心时，我也轻声细语地问："大爽，好吃吗？"然而并没有听到他的任何回应。每当我走到他的跟前与他交流时，他便眼皮往下一耷拉，头一歪，暗示我"我不想和你说话"。当然，在教学活动中，他的这种表现更加明显：从不举手回答问题，即使老师点名，他也是坐在座位上一动不动，好像老师叫的是别的幼儿。

久而久之，他便出名了。不过，他的妈妈反映，他在家里很爱跟爸爸妈妈说话，一字一句说得很清楚，不知道为什么一到幼儿园就不爱说话了。

请分析案例中幼儿行为的产生原因，并提出解决的方法和预防措施。

 思考与练习

1. 引发幼儿心理行为问题的原因有哪些？

2. 确认幼儿心理行为问题须考虑哪些因素？

3. 对幼儿发出有效指令时须注意什么？

4. 强化幼儿行为的方法有哪些？具体如何操作？

5. 请结合幼儿园见习活动，列举观察到的幼儿心理行为问题、表现，并分析其出现的原因，提出解决方法。

 拓展阅读

幼儿心理健康标准①

一、正常发展的智力

正常的智力水平是幼儿与周围环境取得平衡和协调的基本心理条件。一般包括：认知能力、语言能力、社会能力等。智力发展正常是幼儿心理健康的重要标志。

二、稳定、反应适度的情绪

良好的情绪状态反映的是中枢神经系统功能协调性，表示的是人的身心处于积极平衡的状态。心理健康的幼儿，在乐观、愉悦、满意等积极情绪体验方面占优势。尽管也会有悲哀、困惑、挫折等消极情绪出现，但不会长久，他们能够适当表达和控制自己的情绪，对待环境中的各种刺激能表现出与其年龄相符的适度反应，并能合理排解消极的情绪，使之保持相对稳定。

三、乐于与人交往，有良好的人际关系

虽然幼儿的人际交往比较简单，人际交往的技能也较差，但心理健康的幼儿乐于与人交往，能用友善、宽容的态度与别人相处，也希望通过交往而获得别人的了解、信任和尊重，并建立起融洽的人际关系。

---

① 郦燕君. 学前儿童卫生保健. 北京：高等教育出版社，2007：91.

四、思想和行为协调一致

随着年龄的增长，幼儿的思维逐渐变得有条理，主动注意的时间逐渐增加，情绪情感的表达方式日趋合理和成熟，其思想和行为是协调一致的。如果与同龄幼儿相比，幼儿过分地表现出注意力不集中或做事有头无尾，就是问题行为，应予以矫正。

五、良好的性格特征

性格是个性最核心、最本质的表现，性格良好的幼儿在对待现实的态度和日常的行为中表现出积极、稳定的心理特征。具体表现为：对新鲜事物感兴趣，勤奋好学；具有一定的自我意识，寻求独立；精力充沛、心情愉快、开朗和群、睡眠良好、坏毛病少；等等。

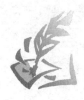

第十四章

幼儿园生活活动卫生保健

本章导读

"小朋友，爱洗手。洗前先卷衣袖口，打开龙头湿湿手，再用清水冲冲手，冲干净，甩三下，一二三，去擦手。"幼儿们一边念着儿歌，一边跟着洗小手。帮助幼儿形成良好的卫生习惯是幼儿园保教活动的重要任务。本章将从有利于幼儿身体健康发展的角度出发，介绍幼儿园合理安排幼儿园生活卫生制度的意义和依据，并明确幼儿园一日生活各环节的卫生要求，帮助保教人员掌握基本的幼儿园保健工作技能。

学习目标

1. 了解确定幼儿园一日生活制度的依据。
2. 掌握幼儿园一日生活各环节的卫生要求。
3. 熟悉并掌握幼儿园其他卫生制度的要求与需要掌握的技能。

第一节　幼儿园一日生活制度的卫生保健

幼儿园一日生活制度是指幼儿园根据幼儿的身心发展特点，在时间和顺序上合理地安排幼儿的一日生活，并形成固定安排的一种制度。确定合理的生活制度，不仅能帮助幼儿形成良好的生活习惯，使其适应幼儿园生活，还能有利于幼儿园各项工作计划的实施与完成。

一、确定合理的一日生活制度的意义

（一）符合幼儿身心发展的需要

幼儿的身体正处于生长发育阶段，各组织和器官的功能尚不完善，尤其是大脑皮层还不成熟，容易兴奋也容易疲劳。因此，幼儿园一日生活活动的安排要注意动静结合，让不同类型活动穿插进行，使幼儿的体力与脑力活动交互进行，使其大脑皮层各功能得到轮流工作和休息，保证其劳逸结合，以避免其神经细胞的疲劳，促进其体内各组织器官协调活动，促进其健康成长。

（二）有助于幼儿良好习惯的养成

幼儿园合理地安排幼儿如厕、喝水、进食、午休和游戏等活动，经过长期、定时、有规律的刺激，幼儿就会知道到什么时间做什么事情，其大脑皮层有关区域对外界刺激就会形成条件反射，养成良好的生活习惯，最终幼儿就会吃得好、睡得香、精力充沛、精神愉悦，身心健康发展。

（三）有利于保教人员完成相关任务

科学、合理地安排幼儿一日生活活动是有效进行其他各种教育活动的基础。幼儿园将德、智、体、美全面发展的教育贯穿于幼儿一日生活的各项活动之中，不仅能够使幼儿身体健康发展，精神愉悦，还能保证保教人员有更多的时间通过教育训练、游戏、劳动等，使幼儿获得丰富的知识和技能，完成相应的保教任务。

二、确定一日生活制度的依据

幼儿园在确定一日生活制度时，必须从幼儿园实际出发，综合考虑各方面因素，以确保生活制度的科学性和合理性。一般而言，在确定生活制度时主要依据以下几个方面：

（一）幼儿的身心发展特点

幼儿正处于身体迅速发育的时期，幼儿园的生活制度必须要以满足幼儿的生长发育需要为前提，因此，在确定生活制度时要充分考虑和满足幼儿对营养的需要合理安排进餐时间及次数，安排适当的活动时间满足幼儿身体运动需要。此外，不同年龄阶段的幼儿在生长发育过程中也存在着较大差异，一般来说，年龄越小，活动量越大，进行同一类型活动的持续时间越短，户外活动、睡眠时间越长。因此，幼儿园在确定生活制度时还要根据不同年龄阶段幼儿的具体特点来调整时间和活动内容。

（二）保教活动的需要

合理安排一日生活制度不仅有利于幼儿养成良好的习惯，也有利于幼儿园完成一定的教育活动。集中教学活动需要幼儿集中注意力，而一般的规律是幼儿早餐过后精力充沛，因而集中教学活动时间一般安排在上午 9 点左右，具体的教学活动时间和次数应根据幼儿的年龄特征而有所变动。上午 10 点至 11 点，幼儿神经系统的兴奋性逐渐降低，所以可以安排一些游戏活动以消除其疲劳。午餐后，幼儿大脑皮层的兴奋降至最低，所以需要安排午睡活动。午睡后，幼儿的大脑皮层又重新进入兴奋状态，但不如上午旺盛，所以一般下午不再安排教学活动，而是让幼儿参加户外活动、玩游戏等。

（三）当地的季节和地区特点

我国地域辽阔，气候具有较大的南北差异和东西差异。幼儿园在确定一日生活制度时，应根据本地区的地理特征和本园的实际情况，体现地域差异；同时还应考虑不同季节的特点，对生活活动的部分环节做出相应的调整。例如，冬季昼短夜长，早晚气候寒冷，幼儿的入园时间可适当推迟，缩短午睡时间；冬季户外活动时间适当减少。

（四）家长的需要

幼儿园除了要对幼儿进行保教活动，促进幼儿身心发展外，还要为家长解决后顾之忧，配合家长的工作需求。因此，幼儿园在确定一日生活制度时，要适当考虑家长的情况和需要，要考虑部分家长的特殊需要，适当调整幼儿的入园和离园时间，以真正做到家庭生活与幼儿园生活的衔接。

三、幼儿园一日生活制度的实施要求

（一）严格执行

一日生活制度一旦确定之后，就应该严格加以执行，不能随意更改，这样才能保证幼儿园一日生活的规律性和稳定性，帮助和促进幼儿养成良好的生活习惯。但生活制度也并非完全固定不能更改，若遇到特殊天气状况，或有特殊活动，如运动会、郊游活动等，生活制度可以做适当调整。

（二）保教结合

实施一日生活制度的各个环节，对幼儿进行生活护理、卫生保健和教育工作。如幼儿园既有喝水、进餐、盥洗、如厕等以生活护理和卫生保健为主的活动环节，也有集中教学活动，保育与教育相互交替，又彼此融合。

（三）家园合作

一日生活制度的确定要旨在帮助幼儿养成良好的生活习惯，但这不仅仅是幼教工作者的职责，还应当争取家长的配合，引导家长在节假日期间安排好幼儿的一日生活，注意幼儿饮食、起居的规律性，重视幼儿良好卫生习惯的保持等。

（四）个体区别对待

幼儿之间存在着较大的个别差异。体质较弱的幼儿往往需要更多的睡眠时间，而一些精力旺盛的幼儿则对睡眠的需要较少。教师在实施生活制度时，应兼顾幼儿的个体差异，区别对待，弹性处理，以满足幼儿的不同需要。

四、幼儿园一日生活各环节的卫生要求

幼儿园一日生活制度的各环节包括入园、进餐、盥洗、如厕、睡眠及离园等。保教人员应当严格执行一日生活制度，并按照各个环节的具体要求进行组织与实施。

（一）入园

在幼儿入园之前，保教人员应做好对教室的通风和清洁工作。幼儿入园时要接受晨检，以便保教人员了解幼儿的健康状况，提供相应的保教活动；幼儿接受晨检后进入班级，教师在班级门口要以热情、亲切的态度接待幼儿和家长。同时，在晨检接待时，教师可以与幼儿家长进行一个简短的沟通和交流，了解幼儿在家庭中的状况，并对部分幼儿的特殊情况做记录，以便展开特殊教育活动，更好地照料幼儿。

（二）进餐

幼儿园应当确定合理的用餐制度，应为幼儿定时安排进餐活动。一般全日制幼儿园应安排三餐两点或两餐两点（部分地区幼儿园不提供晚餐），两餐间隔时间一般为 3~4 小时。

1. 用餐前

保教人员在幼儿餐前应对餐具物品进行擦洗消毒，安排幼儿如厕、洗手；教师在幼儿进餐前可组织其进行安静的小游戏，也可以对当日菜品进行简单的介绍，以激发幼儿的食欲。

2. 用餐中

幼儿进餐时间一般不少于 30 分钟，幼儿进餐时教师不要催促幼儿快吃饭。对于经常吃得慢的幼儿，教师可以适当提前让其用餐；对于吃得快的幼儿要注意提醒其细嚼慢咽，慢慢吃；教师要帮助幼儿养成良好的进餐习惯，如不偏食、不挑食、吃饭不说话、保持桌面干净等，并为幼儿营造舒适的用餐环境。

3. 用餐后

教师要引导用餐结束的幼儿摆好桌椅，将餐具放置在指定的位置；要求幼儿养成擦嘴、漱口、洗手的好习惯，并有序地组织幼儿饭后散步或安静活动 15 分钟左右；保教人

员要打扫并整理活动室。

（三）盥洗

盥洗能帮助幼儿保持手、脸及皮肤的清洁，增强皮肤的抵抗力。幼儿应当从小就养成爱清洁、讲卫生的好习惯。

1. 养成良好的盥洗习惯

良好的盥洗习惯包括：早晚刷牙，饭前便后要洗手，用餐后及时漱口，盥洗时使用流动的水清洗，盥洗时使用的擦手毛巾要专人专用、每日定期消毒、保证干净。

2. 教给幼儿正确的洗手、洗脸方法

保教人员对小班或者新入园的幼儿要以示范的方式教给其正确的盥洗方法，还可以在水池的墙面上以张贴图画的方式展示正确的洗手、洗脸方法。

（四）如厕

培养幼儿按时排便的习惯，要有计划、有步骤地耐心培养。

首先，对于小班或者初入园的幼儿，应当教育他们要用语言来表达自己想要大小便的欲望，还要教给他们如何蹲坑或者使用坐便器。其次，对于中大班的幼儿，教师要教育幼儿在便后自己料理大小便，即教会幼儿由前向后擦屁股，还要教会幼儿自己穿脱裤子。此外，在日常活动中，教师还需要经常提醒幼儿排便、排尿，不要憋尿。

（五）睡眠

幼儿大脑的神经系统发育不完善，神经细胞容易疲劳，而正常的睡眠是大脑皮层广泛抑制的结果，在大脑皮层抑制的情况下，皮层细胞的损耗得到恢复。由此可见，睡眠是一种保护性机能，能保护皮层细胞免于功能衰竭。因此，幼儿每天必须保证有充足的睡眠时间，幼儿园应安排一次午睡，使幼儿精力充沛、头脑清醒。

幼儿午休时，教师应当注意以下几点：

（1）营造一个良好、舒适、安静的睡眠环境：室内的温度适宜，不宜过冷或过热；室内应保证清洁、通风；光线宜较暗、适于睡眠；被单、被褥等要经常曝晒，保持洁净。

（2）幼儿睡前应避免剧烈运动，避免各种刺激性活动。

（3）合理组织幼儿的午睡：幼儿入睡时，教师要巡视观察，纠正幼儿的不良睡眠姿势和不良行为；提醒幼儿排尿，避免尿床现象的发生；预防可能出现的事故，积极应对突发事件。

（六）离园

幼儿离园时，教师应组织幼儿进行一些安静的活动，提醒其洗手、洗脸，检查其是否穿好衣服和鞋袜；提醒幼儿整理好自己携带的物品，将幼儿交给其父母，防止幼儿走丢或被陌生人接走。同时，在家长接幼儿时，教师要与家长交流、沟通，反馈幼儿在园的生活和表现情况。在幼儿全部离园之后，保教人员还应对室内进行清理打扫，给物品消毒，关闭电源。

第二节 幼儿园卫生保健制度

幼儿园各项卫生制度的建立是实施保教活动的基本保证，有助于幼儿园为幼儿创设一个良好、安全、卫生的环境，确保幼儿在集体教育中健康成长。幼儿园卫生制度除了生活制度外，还包括预防接种制度、隔离制度和消毒制度等。

一、预防接种制度

《中华人民共和国传染病防治法实施办法》第二章第十二条指出："国家对儿童实行预防接种证制度。适龄儿童应当按照国家有关规定，接受预防接种。适龄儿童的家长或者监护人应当及时向医疗保健机构申请办理预防接种证。托幼机构、学校在办理入托、入学手续时，应当查验预防接种证，未按规定接种的儿童应当及时补种。"幼儿入园前的预防接种是由家长负责的，而入园后，预防接种的任务就应该由托幼机构配合相应部门，严格按照规定的接种种类、数量、次数、间隔时间等进行预防接种。

（一）接种前

接种前，幼儿园的医务保健人员应对幼儿进行登记记录，了解幼儿已完成哪些接种，哪些尚未完成，以便做好接种工作。在每次预防接种前，幼儿园要提前向家长发出通知，告知家长幼儿预防接种的时间、接种疫苗的名称与类型，同时还要对疫苗接种中需要注意的地方加以宣传，帮助家长了解情况。

（二）接种时

在接种疫苗时，保教人员与医务保健人员应相互配合做好幼儿的登记与核查工作，防止错种、重复接种或遗漏接种等问题的发生。幼儿接种结束后，保教人员与医务保健人员要密切观察幼儿的反应，一旦发现幼儿有头昏、恶心、面色苍白、出冷汗等过敏反应要立即采取相应措施。

（三）接种后

幼儿接种疫苗结束后，保教人员与医务保健人员应当对幼儿的预防接种卡进行详细记录，要记载注射日期、剂量、初次免疫还是加强免疫等，同时要保存好预防接种卡。此外，对于未参加预防接种的幼儿，保教人员要及时与家长取得联系，并与家长协商，共同做好补种的相关工作。

二、隔离制度

隔离是将传染病患者、病原携带者以及可疑患者与健康人分隔开，实施彻底的消毒与合理的卫生制度，从而阻断传染病的传染渠道，防止传染病在幼儿园的传播和蔓延。幼儿园隔离制度主要包括以下几方面：

（一）对患儿的隔离

发现传染病后，立即对患儿进行隔离，联系医务保健人员对幼儿进行检查，了解幼儿的情况，视传染病的种类和轻重确定是让幼儿留园还是将其送医院，同时保教人员要及时联系幼儿家长，告知家长情况。

在隔离室应设专人护理幼儿，为幼儿提供专用的餐具、便盆、毛巾等，并定期消毒。患儿待隔离期满痊愈后，经医生证明方可回园所和班级继续参与集体活动。

（二）对可疑患者的隔离

幼儿园若发现幼儿有患传染病的迹象，应立即请医务人员加以检查与诊断，不管确诊与否，都要对可疑患者进行临时隔离，但要与已确诊为传染病的患儿分开，待检疫期满无症状者才可解除隔离。

（三）对发病班级的隔离

对发病班级的隔离是指将传染病患儿所在的班级与其他未接触患儿的幼儿进行隔离，直至该传染病最长潜伏期结束再无新患者为止。对发病班的幼儿隔离时要注意观察他们的饮食、精神状态、大小便、体温；安排好他们的一日活动，适当为其增加营养；为他们打预防针，让他们服用预防药，达到有病治病、无病预防的目的。

三、消毒制度

消毒是利用物理、化学等手段除去或杀死病原微生物以防止传染病传播的措施。消毒是切断传播途径的重要措施，对预防传染病是非常重要的。

（一）常用的消毒方法

常用的消毒方法主要有物理消毒和化学消毒两种。

1. 物理消毒法

物理消毒法是利用物理因素杀灭或清除病原微生物的方法，如日晒法、煮沸法、热力消毒法等。

（1）日晒法。

日晒法是利用阳光中的紫外线杀灭病原体，用阳光晒 3～6 小时，可杀死附着在衣服、被褥等物品表面的病原体。

（2）煮沸法。

煮沸法是把消毒的物品全部放入水中，加热煮沸，从而将致病菌杀死。此方法简便易行，且可靠。

（3）热力消毒法。

热力消毒法是利用紫外线、红外线的杀菌作用，将物品中的致病微生物灭杀。主要工具包括消毒柜、紫外线灯等，适用于餐具、茶具、毛巾等物品的消毒。

2. 化学消毒法

化学消毒法是用化学物品配成消毒剂，喷洒或浸泡用具，以杀灭病原体的方法。幼儿园常用的化学试剂有碘酒、过氧乙酸、酒精、含氯消毒液、肥皂水、洗衣粉等，用于门窗、地面、厕所、家具的消毒。

（二）幼儿园消毒

幼儿的身体发展尚不完善，抵抗能力较弱，幼儿园要建立并严格执行消毒制度，对幼儿使用的各种物品进行经常性的消毒。

1. 每日消毒

（1）毛巾的消毒。

浸泡　先用自来水浸湿，再用放了洗衣粉或洗涤剂的水浸泡 20 分钟左右。

搓洗、漂洗　认真搓洗，特别脏的用肥皂搓，然后漂洗干净。

消毒剂浸泡　可采用煮沸 15～30 分钟或蒸汽消毒 10～15 分钟的方法，还可用 84 消毒液或浓度为 0.5％的洗消净浸泡 5～10 分钟，然后用流动清水冲洗干净。

（2）水杯的消毒。

洗　用百洁布擦拭杯口、杯内（蘸去污粉或洗涤灵），用小刷子刷洗水杯的把手。

冲　用流动水冲洗干净。

泡　用 84 消毒液或浓度为 0.5％的洗消净浸泡 5～10 分钟（煮沸 15～30 分钟，产生蒸汽 10～15 分钟），用流动清水冲洗干净。

（3）餐具的消毒。

幼儿的餐具在用前、用后都要洗净消毒，每日消毒一次。一般采用煮沸的方式，杀灭病菌，煮完取出后注意保持清洁。有条件的幼儿园可以配备消毒碗柜，对餐具进行消毒。

（4）门把手、水龙头、桌椅等的消毒。

每天用 84 消毒液或浓度为 0.5％的洗消净擦拭 2～3 遍，滞留 10 分钟。

（5）厕所、坐便器的消毒。

用 10％～21％的漂白粉乳剂浸泡 15 分钟，然后刷洗干净。

（6）抹布的消毒。

使用抹布后，用水将黏附在抹布上的污物冲洗掉；将抹布用肥皂或洗涤剂洗净；用 84 消毒液或浓度为 0.5％的漂白粉澄清液浸泡 2 分钟，再清洗干净。

2．经常性的消毒

（1）玩具的消毒。每周用 84 消毒液或浓度为 0.5％的洗消净浸泡 1 分钟，每周两次。

（2）图书的消毒。经常在日光下翻晒，每次 3～6 小时。

（3）清洁用具的消毒。每次用后及时洗净，保持干净。

（4）被褥、床单的消毒。全托婴幼儿每两周换洗床单、枕巾一次，日托每月一次。被褥每月晒一次，拆洗被套一次。

3．注意事项

（1）使用消毒剂后用清水将消毒剂的残余擦掉。

（2）毛巾、水杯消毒后，应使用消毒过的夹子将其夹出，放到架子上，或将手洗净，把物品归位，尽量避免用不清洁的手触摸，造成污染。

（3）用具如抹布、水桶等要专用，用后要及时清洗，保持其干燥。

 保教结合

培养幼儿一日生活常规的方法

幼儿一日生活常规指的是幼儿园为了培养幼儿良好的生活习惯和基本生活能力，确保幼儿健康成长而确立的幼儿生活各环节的基本规则与要求。幼儿一日生活常规是多方面的，具体包括：卫生常规、行为习惯常规、学习活动常规等。培养幼儿一日生活常规的方法主要有：

一、榜样示范法

充分利用幼儿爱好模仿的心理特点，通过树立榜样，为幼儿示范良好的卫生习惯。榜样的言行会被幼儿看在眼里，记在心里，落实在行动上，教师要提高个人修养，为幼儿树立好榜样。

二、渗透教育法

让幼儿养成良好的生活习惯，不会一蹴而就，教师不可抱有"教你做、等你做太烦太慢，不如自己做来得快"的想法，不能剥夺幼儿学习生活的机会。要有足够的耐心引导幼儿在一日生活各环节中，在参与课堂管理，为集体服务的活动中，在担任值日生、小组长、教师小帮手等角色中，逐渐养成良好的生活习惯。

三、评价激励法

定期对幼儿的生活行为进行检查，对达到要求的幼儿要及时给予肯定的评价，巩固其良好生活行为。一颗五角星、一面小红旗、一朵小红花都会让幼儿体验到成功的喜悦。

四、成果欣赏法

这一方法是指组织幼儿进行生活方面的自我服务活动，并且组织幼儿观赏和评价自我服务的劳动成果，从中获得整洁的美感以及由此带来的情绪体验。

五、图示观察法

以简洁、形象、连续的图示替代传统的示范、讲解等指导方式，引导幼儿在反复观察—思考—尝试的过程中，掌握新技能、新方法的学习方法。图示直观、形象、生动、有趣，符合幼儿的年龄特点和认识水平，容易引起幼儿注意，便于幼儿领会，利于幼儿记住，从而能够促进幼儿更好地落实生活活动目标，帮助幼儿养成良好的生活习惯。

六、游戏练习法

游戏练习法是让幼儿在生动有趣的活动中接受教育，快乐地学习，这样既符合幼儿的心理特点，又能取得良好的效果。可利用看图片、听故事、念故事和做游戏等形式来帮助幼儿掌握生活常规的要领，培养幼儿的生活自理能力。

七、家园共育法

幼儿园每一项活动的开展都离不开家庭，幼儿的良好习惯仅靠幼儿园培养是远远不够的，还要得到家长的支持与配合。教师应与家长多沟通，并定期召开家长会，向家长宣传良好习惯养成的重要性，帮助家长树立正确的教养观念，要求家长密切配合幼儿园，达成共识，使幼儿在幼儿园养成的行为习惯在家里得以延续和巩固。

技能实训

在幼儿园见习或实习期间，重点观察幼儿园一日生活制度各个环节的执行状况，并对晨检、如厕、盥洗、用餐等内容进行重点观察。

思考与练习

1. 幼儿园一日生活制度确定的依据是什么？

2. 幼儿入园前的体格检查包括哪些项目？

3. 幼儿园常用的消毒方法有哪些？如何操作？

4. 幼儿园一日生活有哪些环节？各环节的卫生要求是什么？

 拓展阅读

儿童计划免疫①

计划免疫是指通过主动免疫或被动免疫的方式，有计划地、人为地将生物制剂接种到人体中使之产生免疫力的过程。计划免疫包括基础免疫与加强免疫。人体初次接受某种疫苗的全程足量的预防接种称为基础免疫，基础免疫完成后，机体产生的相应抗体会随着时间的推移逐渐减少乃至消失，必须进行同类疫苗的复种，即加强免疫。如麻疹减毒活疫苗在幼儿1岁内完成基础免疫后，7岁时要加强一次。

我国卫生部于1986年颁布了儿童计划免疫程序，实施幼儿预防接种制度，使接种对象和接种项目能准确、及时，避免发生错种、漏种和重种，并强调：①初次接种的起始月龄不能提前；②接种针次间隔不能缩短；③在规定的月龄范围内完成基础免疫，以保证疫苗接种效果。2016年底，国家卫生和计划生育委员会疾病预防控制局颁布了详细的免疫程序表（见表14-1）。

表14-1　　　　国家免疫规划疫苗儿童免疫程序表（2016年版）

疫苗种类		接种年（月）龄														
名称	缩写	出生时	1月	2月	3月	4月	5月	6月	8月	9月	18月	2岁	3岁	4岁	5岁	6岁
乙肝疫苗	HepB	1	2					3								
卡介苗	BCG	1														
脊灰灭活疫苗	IPV			1												
脊灰减毒活疫苗	OPV				1	2								3		
百白破疫苗	DTaP				1	2	3				4					
白破疫苗	DT															1
麻风疫苗	MR								1							
麻腮风疫苗	MMR										1					

---

① 刘晓丹. 儿童保健工作手册. 北京：人民卫生出版社，2010：97-100.

续前表

疫苗种类		接种年（月）龄													
名称	缩写	出生时	1月	2月	3月	4月	5月	6月	8月	9月	18月	2岁	3岁	4岁	5岁	6岁
乙脑减毒活疫苗	JE-L								1			2				
或乙脑灭活疫苗*	JE-I								1、2			3				4
A群流脑多糖疫苗	MPSV-A							1		2						
A群C群流脑多糖疫苗	MPSV-AC												1			2
甲肝减毒活疫苗	HepA-L										1					
或甲肝灭活疫苗**	HepA-I										1	2				

　　*选择乙脑减毒活疫苗接种时，采用两剂次接种程序。选择乙脑灭活疫苗接种时，采用四剂次接种程序；乙脑灭活疫苗第1、2剂间隔7～10天。

　　**选择甲肝减毒活疫苗接种时，采用一剂次接种程序。选择甲肝灭活疫苗接种时，采用两剂次接种程序。

第十五章

幼儿身体锻炼的卫生保健

📣 本章导读

　　无论是家庭还是托幼机构，都对幼儿实施着保育和教育，我们除了要了解幼儿身体发展的一般规律，还需要知道如何在了解基本规律的情况下，进一步促进幼儿身体的发展。身体锻炼不仅能够促进幼儿身体的健康发展，还对幼儿的心理以及社会性的发展具有积极的影响。身体锻炼的目的在于通过科学的身体活动提高幼儿身体素质，增强幼儿对疾病的预防能力。

　　本章介绍了幼儿身体锻炼的目标与价值、幼儿身体锻炼的内容与原则、幼儿身体锻炼的主要方式及卫生要求。通过本章的学习，学习者应掌握如何让幼儿进行身体锻炼，且要明确幼儿身体锻炼的卫生要求。

📣 学习目标

1. 掌握幼儿身体锻炼的目标。
2. 理解幼儿身体锻炼的价值。
3. 了解幼儿身体锻炼的内容与原则。
4. 熟悉幼儿身体锻炼的主要方式及卫生要求。

第一节　幼儿身体锻炼的目标与价值

　　《幼儿园工作规程》提出，"幼儿园的任务是：贯彻国家的教育方针，按照保育与教育相结合的原则，遵循幼儿身心发展特点和规律，实施德、智、体、美等方面全面发展的教育，促进幼儿身心和谐发展"，其中"体"是基础和根本。身体锻炼能促进幼儿的生长发育，增强其体质，提高其对疾病的抵抗能力，培养其勇敢坚强的心理品质。对幼儿的卫生保健，除了需要了解如何让幼儿在幼儿园中进行身体锻炼，通过身体锻炼发展幼儿的基本动作，还需要了解幼儿特殊的卫生要求。

一、幼儿身体锻炼的目标

身体发展是心理发展的前提和基础，没有健康的身体，心理发展也会受到一定影响，幼儿期是人身体发展和心理发展的关键时期，儿童心理学的研究发现，动作技能的掌握对婴幼儿的心理发展有重要意义，对婴幼儿的智力发展和个性形成也有很大影响。如表15-1所示，我们可以看出，关于幼儿身体锻炼的相关内容在我国幼儿教师事业的很多政策文件中都有出现。

表 15-1　　　　　我国关于幼儿身体锻炼的相关条例、政策、法规列表

时间	条例、政策、法规	主要内容
1981 年	《幼儿园教育纲要（试行草案)》	幼儿园教育的任务应是向幼儿进行体、智、德、美全面发展的教育，使其身心健康活泼地成长，为入小学打好基础，为造就一代新人打好基础
1989 年	《幼儿园管理条例》	幼儿园的保育和教育工作应当促进幼儿在体、智、德、美诸方面和谐发展。幼儿园应当保障幼儿的身体健康。幼儿园应当以游戏为基本活动形式
1996 年	《幼儿园工作规程》	幼儿园实行保育与教育相结合的原则；为幼儿提供充分活动的机会，注重活动的过程，促进每个幼儿在不同水平上得到发展
2001 年	《幼儿园教育指导纲要（试行)》	开展丰富多彩的户外游戏和体育活动，培养幼儿参加体育活动的兴趣和习惯，增强体质，提高对环境的适应能力。用幼儿感兴趣的方式发展基本动作，提高动作的协调性、灵活性
2012 年	《3～6 岁儿童学习与发展指南》	利用多种活动发展身体平衡、协调能力、动作的协调性和灵活性；结合活动内容对幼儿进行安全教育，注重在活动中培养幼儿的自我保护能力

我们在研究确定幼儿身体锻炼的目标时应高度关注两个问题：一是目标要明确，能反映幼儿的健康需求；二是目标要有可行性。在确定幼儿身体锻炼的目标时既要依据理论，又要考虑实际情况。在理论层面，要根据现代健康教育理念来确定目标。在实践层面，要根据幼儿身心发展水平来确定目标。因此，幼儿身体锻炼的目标可以表述为：

（1）培养幼儿参加身体锻炼的兴趣，使幼儿养成经常进行体育锻炼的习惯。

（2）使幼儿掌握各类体育活动的基本锻炼方法，学习体育活动的规则和知识，发展幼儿的基本动作和身体的协调性、灵活性、柔韧性等。

（3）促进幼儿生长发育，增强体质，增强机体对疾病的抵抗力和对环境的适应力。

（4）使幼儿认识自己身体各结构的功能，学习在活动中自我保护。

（5）培养幼儿良好的心理意志品质和个性，提高其社会适应能力，促进其心理健康。

二、 幼儿身体锻炼的价值

（一）促进幼儿体格发育

1. 对运动系统的作用

大量的实践和研究表明，体育锻炼可以使人体心肌细胞产生良好的适应性变化，使心脏重量增加，体积增大，跳动更强有力。体育锻炼后，体内生长激素分泌增多，合成代谢加强，能够促进人体发育。尤其是运动能够不断刺激骨骺软骨细胞加速分裂、繁殖，并使其不断钙化，使长骨不断增长，促进幼儿长高。

2. 对呼吸系统的作用

肺泡是组成肺的最小单位，人体所需的氧就是在这里经肺部毛细血管进入血液循环的（同时血液中的二氧化碳经肺毛细管进入肺泡）。在运动时，随着需氧量的增加，通气肺泡的数量大大增加。经常进行运动的人胸廓发达，胸围加大，从而增加了从肺内向外排气的量，又为肺内充满较多的气体提供了空间条件，随着训练水平的提高，肺的通气量相应增大。

3. 对神经系统的作用

体育锻炼能改善神经系统的调节功能，提高神经系统对人体活动时出现的错综复杂变化的判断能力，并及时做出协调、准确、迅速的反应。此外，运动对神经系统有良好影响，主要在于它是一种积极的休息。当经过较长时间的脑力劳动、感到疲劳时，人参加短时间体育运动，可以转移大脑皮层的兴奋，使原来高度兴奋的神经细胞得到良好的休息，同时又可补充氧气和营养物质，使脑组织的工作效率有显著提高。

常参加体育运动，可以使中枢神经系统对兴奋和抑制的调节能力更趋完善，从而进一步活跃全身各个系统和器官的功能。经常进行体育锻炼，对幼儿脑细胞的生长发育具有良好的作用，能使幼儿情绪愉快，使其对外界刺激的反应迅速、灵敏，增强适应外界环境变化以及抵抗各种疾病因素的能力。

（二）促进幼儿认知发展

幼儿在运动的过程中，还有大量认知活动的参与。在身体锻炼的过程中，幼儿需要通过观察示范动作来进行学习，需要通过想象去模仿和表现人、物、事的各种姿态，这些都离不开幼儿积极的认知活动。体育锻炼能促使幼儿认知能力的发展，使全身循环加快，使大脑得到充足的营养和能量，从而使幼儿思维能力更敏捷，思考速度更快、更准确。

（三）增强幼儿对自然环境和社会环境的适应能力

幼儿身体娇嫩，抵抗力较弱。特别是寒冬、酷暑季节，气温骤然变化时，都容易使幼儿身体不适，甚至患病。实践证明，幼儿经常进行体育锻炼，尤其在空气新鲜、日光充足的户外进行体育锻炼，能充分接触外界环境中的空气、水、阳光，能明显提高对寒冷、炎热、日晒的耐受力，以及对气候急剧变化的应变能力，患病率也就比较低，体质增强。因此，体育锻炼可增强幼儿对自然环境变化的抵抗力[①]。

身体锻炼的种类和项目丰富多样，其中绝大多数需要在社会性的场合中进行。这时需要幼儿学会与他人友好合作，尊重游戏规则，学会等待和忍耐，还要具有公平竞争意识、团队合作精神以及责任感。因此，身体锻炼也为培养幼儿良好的社会适应能力、人际交往能力提供了机会和条件。

第二节　幼儿身体锻炼的内容与原则

一、幼儿身体锻炼的内容

（一）身体控制和平衡能力

身体控制指的是控制身体在空间的位置以达到稳定性和方向性的目标。身体平衡力是指身体处在某种姿态，或受到外力作用下，可以自动调节并维持姿势稳定[②]。身体控制和平衡能力是维持身体姿势、运动的基本前提。在生命的早期阶段，幼儿的爬行、独立行走、跑、攀爬以及操纵物体等基本动作的发展，都建立在身体控制和平衡能力发展的基础上。身体控制和平衡能力的发展能促进幼儿感知觉系统和运动系统的发展，有助于增强幼儿适应复杂环境的能力，也有助于培养幼儿坚强勇敢的品质，促进其认知发展。身体控制

---

① 欧新明. 学前儿童健康教育. 北京：教育科学出版社，2002：201-202.

② 柳倩，周念丽，张晔. 学前儿童健康学习与发展核心经验. 南京：南京师范大学出版社，2016：17-18.

和平衡能力与运动力学、空间概念、时间概念等有关，幼儿在学习中能够感受结构、稳定度、上下左右等概念。

1. 幼儿身体控制和平衡能力发展的内容

身体控制的方向性可以分为垂直方向和水平方向。在进行直立、行走、跳跃、旋转等动作时，需要保持身体的垂直方向性；在进行垫上翻滚、腾空翻等动作时，则需要保持身体的水平方向。受到引力影响，人体大多数身体控制任务的完成需要保持身体的垂直方向。所有身体控制任务中都有方向性和稳定性的成分，不同任务和环境对身体控制的稳定性和方向性的需求有所不同。例如，站立任务，走、跑、跳任务和旋转任务三者在身体控制的方向性上任务一致，都需要身体保持垂直方向，但在稳定性成分上，站立对于稳定性的要求比较低，走、跑、跳对于稳定性要求更高，旋转任务对稳定性的要求最高。3～6岁儿童身体控制与平衡能力的具体要求如表 15－2 所示。

表 15－2　　　《3～6 岁儿童学习与发展指南》中有关身体控制和平衡能力发展的内容

3～4 岁	4～5 岁	5～6 岁
1. 在提醒下能自然坐直、站直 2. 能沿地面直线或在较窄的低矮物体上走一段距离 3. 能双脚灵活交替上下楼梯 4. 能身体平稳地双脚连续向前跳 5. 分散跑时能躲避他人的碰撞 6. 能单脚连续向前跳 2 米左右 7. 能双手抓杠悬空吊起 10 秒左右	1. 在提醒下能保持正确的站、立、坐和行走姿势 2. 能在较窄的低矮物体上平稳地走一段距离 3. 能以匍匐、膝盖悬空等多种方式钻爬 4. 能助跑跨跳过一定距离，或助跑跨跳过一定高度的物体 5. 能与他人玩追逐、躲闪跑的游戏 6. 能单脚连续向前跳 5 米左右 7. 能双手抓杠悬空吊起 15 秒左右	1. 经常保持正确的站、坐和行走姿势 2. 能在斜坡、荡桥和有一定间隔的物体上较平稳地行走 3. 能以手脚并用的方式安全地爬攀登架、网等 4. 能躲避他人滚过来的球或扔过来的沙包 5. 能单脚连续向前跳 8 米左右 6. 能双手抓杠悬空吊起 20 秒左右

2. 幼儿身体控制和平衡能力发展的特点

幼儿身体控制与平衡能力的发展，有三个特点：一是关注适应复杂环境的身体控制与平衡能力提高，在各种活动中（走、跑、跳、钻爬、攀登、悬垂等）的平衡能力提高。二是内容全面，一方面涵盖了静态平衡、动态平衡和客体平衡三个维度，另一方面涵盖了上、下支撑平衡（既有走、跑等下支撑平衡又有悬垂等上支撑平衡）。三是幼儿心理负荷能力增强，形成勇敢、顽强的意志品质。

（二）身体移动能力

身体移动能力指的是独立和安全地将自己从一处移动到另一处的能力，是身体在空间上移动的技能。身体移动能力是一项基本运动技能。幼儿期是身体移动能力发展的重要阶段。掌握幼儿身体移动能力发展的特点，有助于教师提高观察和指导的有效性，为幼儿提供适宜的运动环境，促进其身体移动能力的发展。

1. 幼儿身体移动能力发展的内容

身体移动能力的发展是一个持续变化的过程，有初级移动、前移动和基本移动三个阶段。翻滚、蠕动等是初级移动动作，是幼儿在行走之前俯卧位动作发展的早期形式；爬行、攀爬、滚动是前移动动作，能为幼儿日后的基本移动打下协调性和平衡感发展方面的基础；走、跑、跳等被视作基本移动动作，单脚跳、双脚跳、立定跳远等移动方式就是在此基础上发展起来的。3～6 岁儿童身体移动能力发展的具体要求如表 15 - 3 所示。

表 15 - 3 《3～6 岁儿童学习与发展指南》中有关身体移动（无器械）能力发展的内容

3～4 岁	4～5 岁	5～6 岁
1. 能沿地面直线或在较窄的低矮物体上走一段距离 2. 能双脚灵活交替上下楼梯 3. 能身体平稳地双脚连续向前跳 4. 分散跑时能躲避他人的碰撞 5. 能单脚连续向前跳 2 米左右 6. 能快跑 15 米左右 7. 能行走 1 公里左右（途中可适当歇歇、停停）	1. 能在较窄的低矮物体上平稳地走一段距离 2. 能以匍匐、膝盖悬空等多种方式钻爬 3. 能助跑跨跳过一定距离，或助跑跨跳过一定高度的物体 4. 能与他人玩追逐、躲闪跑的游戏 5. 能单脚连续向前跳 5 米左右 6. 能快跑 20 米左右 7. 能连续行走 1.5 公里左右（途中可适当停歇）	1. 能在斜坡、荡桥和有一定间隔的物体上较平稳地行走 2. 能以手脚并用的方式安全地爬攀登架、网等 3. 能躲避他人滚过来的球或扔过来的沙包 4. 能单脚连续向前跳 8 米左右 5. 能双手抓杠悬空吊起 20 秒左右 6. 能快跑 25 米左右 7. 能连续行走 1.5 公里以上（途中可适当停歇）

2. 幼儿身体移动能力发展的特点

身体移动能力多包含走、跑、跳、攀爬等，这些活动十分常见并容易进行。身体移动能力关乎幼儿大动作的发展。幼儿的一日生活离不开走、跑、跳，这些能力的发展容易观察，可以结合幼儿的一日生活让幼儿随时随地进行锻炼。除此之外也应强调身体移动与空间认知、社会性和运动创意等因素的相互整合，提升幼儿的空间感知能力、应变能力和运动能力。

（三）器械（具）操控能力

1. 幼儿器械（具）操控能力发展的内容

器械（具）操控能力是指个体用拍、投、抛、接、踢、击、顶、踩、踏等各种方式主动作用于各种目标物体，并有意识地使目标物体在位置、方向、速度、状态等方面发生改变的过程。3～6 岁儿童器械（具）操控能力发展的具体要求如表 15 - 4 所示。

表 15-4　《3~6 岁儿童学习与发展指南》中有关大肌肉运动中器械（具）操控能力发展的内容

3~4 岁	4~5 岁	5~6 岁
1. 能双手向上抛球 2. 能单手将沙包向前投掷 2 米左右	1. 能连续自抛自接球 2. 能单手将沙包向前投掷 4 米左右	1. 能连续拍球 2. 能单手将沙包向前投掷 5 米左右

2. 幼儿器械（具）操控能力发展的特点

幼儿对球的控制能力包含抛球、接球、拍球、投掷等动作。我国幼儿大肌肉运动方面的控制能力整体要求水平较低，范围较窄，具体表现在两个方面：一是以上肢参与的器械（具）操控为主，缺少下肢参与的器械（具）控制，如踢球等。因为根据动作发展自上而下、由近及远的原则，上肢参与的器械（具）操控动作发展更早些，下肢参与的器械（具）操控动作发展更晚些。二是操控动作中主客体关系单一，即只有直接用身体部位操控器械（具）的要求，例如，主体为手、客体为球，缺少间接操控的内容和要求，如通过操控球拍达到操控球的内容和要求，因为间接操控比直接操控更难。

二、幼儿身体锻炼的基本原则

（一）循序渐进原则

循序渐进原则是指在身体锻炼活动中教师对教学内容、方法、组织教法和运动负荷的安排，要由简到繁、由易到难，根据幼儿的身心发展水平逐步深化，使幼儿的机体有一个逐渐适应并提高的过程。例如，在不同年龄阶段幼儿各项动作的发展水平也不一样，要根据幼儿各阶段动作的发展规律，有针对性地选择教学任务，循序渐进地进行教学，下面简单介绍各阶段幼儿动作的发展水平。

1. 小班幼儿的水平

（1）能运用以下各种基本动作做游戏：按指定方向走和跑，在指定范围四散走和跑，听信号一个跟一个走和跑，在直线、曲线上走和跑，双脚向上跳，并脚向上跳，投掷飞镖，在拱门下钻爬（门高 65~70 厘米）。

（2）会基本体操：听信号（儿歌或音乐）会模仿老师的动作，会一个跟一个排队，会一个跟一个走圆圈。

（3）愿意参加空气浴、日光浴。

（4）喜欢玩水，如在水中捞物、泼水、玩水球、玩水枪、玩水中行走等游戏。

2. 中班幼儿的水平

（1）能运用以下各种基本动作做游戏：听信号有节奏地走和跑，15 米快跑，接力跑，原地纵跳触物，从 30 厘米高处往下跳，助跑跨跳，立定跳远，跳绳，布球投远，在拱门下钻爬（门高 60～65 厘米）。

（2）会基本体操：会在音乐伴奏下做徒手操，会排成一路纵队或四路纵队，会走圆圈。

（3）坚持空气浴、日光浴和冷水盥洗。

（4）能够学习在水中打退、打手，扶着浮板前行等游泳动作。

3．大班幼儿的水平

（1）能运用以下各项基本动作做游戏：绕过障碍走或跑，迎面接力赛跑，两个两个地走或跑，助跑纵跳触物，助跑跳远，单足跳，跳绳和跳皮筋，布球投准，连续在几个拱门上钻爬。

（2）会基本体操：会在音乐伴奏下做轻器械操，会迅速地排队和走简单的队形。

（3）可定期开展三浴锻炼。

（4）可学习潜水，浮体进行，有条件的幼儿园可教幼儿游泳。

（二）持之以恒原则

持之以恒原则是指必须坚持经常反复进行身体锻炼。强健的身体素质绝非一朝一夕的锻炼所能达到的，只有量的积累，才能有质的飞跃。幼儿只有通过不断地、反复地锻炼，才能不断发展动作、增强体质和心理意志品质，提高适应社会的能力。《3～6 岁儿童学习与发展指南》中有关幼儿动作发展的目标指出，要使幼儿具有一定的平衡能力，动作协调、灵敏，详细内容如表 15－5 所示。在该目标中我们可以看出随着幼儿年龄的增长，对幼儿身体平衡能力、动作协调性和灵敏性的要求在不断地提升。

表 15－5　　　《3～6 岁儿童学习与发展指南》中有关幼儿动作发展目标的内容

3～4 岁	4～5 岁	5～6 岁
1. 能沿地面直线或在较窄的低矮物体上走一段距离 2. 能双脚灵活交替上下楼梯 3. 能身体平稳地双脚连续向前跳 4. 分散跑时能躲避他人的碰撞 5. 能双手向上抛球	1. 能在较窄的低矮物体上平稳地走一段距离 2. 能以匍匐、膝盖悬空等多种方式钻爬 3. 能助跑跨跳过一定距离，或助跑跨跳过一定高度的物体 4. 能与他人玩追逐、躲闪跑的游戏 5. 能连续自抛自接球	1. 能在斜坡、荡桥和有一定间隔的物体上较平稳地行走 2. 能以手脚并用的方式安全地爬攀登架、网等 3. 能连续跳绳 4. 能躲避他人滚过来的球或扔过来的沙包 5. 能连续拍球

从这些变化中我们可以看出幼儿动作的发展是具有持续性和发展性的，教师的指导要遵循幼儿身体发展的客观规律，依据幼儿年龄和个体的特点对幼儿的身体发展进行持续的指导。

（三）因人而异原则

让幼儿进行身体锻炼时，教师不仅要考虑幼儿的年龄特点，还要考虑幼儿的个体差异。因人而异原则是指在体育教学中要贯彻"面向全体幼儿"的精神，根据每一个幼儿的具体情况，实施各不相同的、有针对性的教育，使每一个幼儿的基本活动能力和身心健康水平在各自的基础上得到充分发展。

每一个幼儿的健康状况、体质条件、家庭生活环境、教育和营养状况、运动能力等各不相同，不能一律同等对待。对于体质较弱的幼儿，要适度降低难度要求，减轻运动强度和运动的复杂程度，使之稳步提高。要鼓励这些幼儿经常参加程度较轻的体育活动，在运动中增强体质。当然对于运动能力较强的幼儿也应制订适应其发展的个体运动计划，进一步培养其对身体锻炼的兴趣。

（四）形式多样原则

形式多样原则是指要灵活运用多种活动类型和组织形式来开展体育锻炼。身体锻炼的类型主要有：基本动作练习、队列练习、体育游戏、体操、舞蹈、"三浴"等。常见的身体锻炼的组织形式主要是早操活动、体育教学活动和户外体育活动等。身体锻炼要通过不同的组织形式进行。多种组织形式相互补充、相互配合，才能共同促进幼儿身体锻炼目标的实现。

（五）保护性原则

保护性原则是指在体育锻炼过程中，要加强对幼儿的保护和安全监督，减少意外事故的发生。幼儿进行体育锻炼的场地、器械、用具均应安全、适用、卫生，活动前应做好准备活动，活动后应做好放松运动，活动中应注意保护幼儿，并守护在幼儿活动现场，防止意外事故的发生。

另外，让幼儿进行体育锻炼，应该交替安排运动和休息，使幼儿的身体机能得到恢复。锻炼期间，要让幼儿严格执行正常的生活作息制度，供给幼儿充足的营养和热量，保证其足够的睡眠，锻炼前做好充分的组织和准备工作，加强对幼儿的安全教育。

第三节　幼儿身体锻炼的主要方式及卫生要求

幼儿身体锻炼的基本任务是增强体质、提高抵抗力、发展基本动作，在游戏和放松中获得发展。幼儿身体锻炼的主要方式有体育锻炼和利用自然条件的锻炼。

一、体育锻炼

幼儿体育锻炼是指幼儿在教师有目的、有计划的指导下，发展动作、增强体质、增长知识、培养品德、发展能力和形成个性的过程。幼儿应着重发展大肌肉群、协调运动能力，多进行增强背肌、颈部肌肉、肩胛带和腹肌的运动，提高心肺机能，提高身体的平衡性和反应的灵活性。体育锻炼的内容主要包括：

（1）利用环境和大型设施进行的锻炼活动。如利用楼梯、操场、沙地、游泳池、游戏城堡、假山，甚至田埂、土坡、水沟、树林等进行的锻炼活动。幼儿园可以根据已有的条件，合理开发和利用。

（2）利用大、中、小型专业体育器械进行的锻炼活动。如利用攀登架、平衡木、沙包、绳子等进行的锻炼活动。一般幼儿园都有为数不少的各类器械，如果比较缺乏现成的器械，可以尝试利用各种替代性器械或自制器械。

（3）利用各种替代性器械或自制器械进行的锻炼活动。如利用桌子、板凳、梯子、轮胎、大纸箱等常见替代物进行的锻炼活动。同时，教师也可以发挥聪明才智，利用废旧物，设计和制作各种具有一物多玩功能的小器械，如利用绸布制作降落伞，利用一次性餐盘制作飞碟，利用饮料罐制作高跷。

（4）利用各种体育游戏进行的锻炼活动。这些体育游戏包括由教师传授的和幼儿相互传授的，甚至是由幼儿自己临时"发明"的游戏。

二、利用自然条件的锻炼

空气、日光和水是幼儿生活中不可缺失的自然因素。幼儿正在发育之中，此阶段能利用自然界的日光、空气、水等不同刺激来进行锻炼，能增加机体的耐受力和对疾病的抵抗力，刺激幼儿机体的良好发育，提高幼儿对体力和智力负荷的耐受力。

（一）空气浴

空气浴是利用空气让幼儿进行锻炼的一种重要途径和方法。空气中含有氧气，越新鲜的空气含氧越充足。让幼儿的皮肤大范围地接触新鲜空气，使空气的流动、压力、温度和湿度对幼儿产生刺激，能达到锻炼身体、增强体质的目的。

空气浴主要利用气温与人体皮肤表面温度之间的差异形成刺激，从而增强机体的体温调节和适应能力。空气浴时，除体弱者外，可让幼儿只穿短裤，让尽可能多的皮肤接触空气。锻炼场所应选择在自然绿化、无阳光直射、空气新鲜的地方，时间以早晨和上午为好。空气浴的具体做法是：

（1）到户外呼吸新鲜空气。婴幼儿可穿衣到户外接触新鲜空气；夏季，可用童车将满月后婴儿推到户外。

（2）空气浴最好从夏天开始，这样机体能较好地逐步适应热、温、冷空气。出生后2～3个月的婴儿就可开始空气浴，或白天在户外睡眠1～2小时（寒冷天气除外）。空气浴的温度，对于3岁以下的幼儿来说应不低于15摄氏度，对于3～6岁的幼儿来说应不低于14摄氏度。每次空气浴的持续时间根据个体特点而定，从几分钟到1小时不等，冬季以20～25分钟为宜。锻炼时，除体质较差的幼儿应穿上背心外，其余幼儿可只穿短裤，以不起"鸡皮疙瘩"为宜。

（二）日光浴

日光中有两种射线，一种是红外线，红外线照射人体后，可使人全身温暖，血管扩张，增强人体抵抗力；另一种是紫外线，紫外线照射到人的皮肤上可以促使皮肤上的胆固醇和麦角醇转变成维生素D，帮助幼儿吸收食物中的钙和磷，使骨骼长得结实，预防和治疗佝偻病。在婴儿出生2个月以后，每天应安排一定的时间让其到户外晒太阳。时间最好是上午9～11点，下午3～6点，气温以20～24摄氏度为宜。晒太阳时尽量让幼儿少穿衣服、身体大部直接接触日光。要避免日光直射婴幼儿头部，可让其戴上草帽或白布帽。

在进行日光浴时，要仔细观察婴幼儿的反应，如脉搏、呼吸、皮肤发汗和发热的情况，以判断婴幼儿对日光浴的接受程度。对日光浴后出现头晕、头疼、食欲减退、睡眠障碍、心跳加速（比平时增加30%）、精神不振的幼儿，应及时限制其日光浴量或让其停止锻炼。

（三）水浴

水浴是利用水和身体表面的温差让幼儿进行身体锻炼的一种途径和方法。水的传热能力比空气高28～30倍，因而能从人的体表带走大量的热量。长期用冷水洗手、洗脸、洗脚，可以加强身体对外界冷热变化的适应能力。热水可刺激全身或局部皮肤，可以促进血液循环和新陈代谢，增强体温的调节机能。水浴可以从以下几个方面具体实施：

（1）长期坚持每天用冷水洗手、洗脸，每天用15～20摄氏度的冷水冲淋双脚，然后用毛巾擦干。

（2）用拧干的湿毛巾做冷水擦浴，按上肢、下肢、胸腹和背部的次序擦一遍，将皮肤擦红，再用浸在冷水中的湿毛巾擦一遍，最后用干毛巾擦干，每次擦浴的时间1～2分钟。

（3）用冷水沐浴，既能利用水的温度，又可利用水的冲力，是一种刺激性较强的锻炼，可在幼儿适应了以上两种方法以后采用。淋浴时，先用湿毛巾擦遍全身，再依次冲淋上肢、胸背和下肢，不要冲淋头部。冲淋时动作要快，时间以 20～40 秒为宜，冲淋之后立即用干毛巾擦干，使全身皮肤轻度发红。开始时，水温可在 35 摄氏度左右，以后可根据季节和幼儿的年龄情况逐渐降到 20～28 摄氏度。

有目的、有计划地利用空气、日光、水三种自然因素计幼儿进行体育锻炼，只要方法得当、科学进行，即可得到预期的效果。

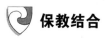 **保教结合**

避免幼儿运动受伤①

活动开始前，保育者应该及时检查物品的摆放、活动安排和幼儿的身心准备是否完成。活动开始后，幼儿容易将注意力集中在活动中，保育者也应针对幼儿的状态、物理环境、活动强度、密度等因素进行检查，这样才能有效避免意外伤害的发生。

运动前检查要点	运动中检查要点
服装是否便于运动	活动时间是否过长
鞋是否跟脚	是否有适当的休息
是否已补充水分	运动姿势是否正确
是否吃过早餐	体力、活动能力和活动内容、难度是否相符
前一天晚上是否休息得好	是否边笑边活动
是否饥饿	是否遵守活动规则
是否已去过厕所	是否持续做同一动作、同一活动
是否有充沛的精力进行运动	是否大量出汗
脸色是否正常	是否已补充水分
以前受伤部位是否痊愈	是否饥饿
是否做了活动全身的热身体操	脸色是否正常
是否已做过保护容易受伤部位的体操	身体的活动是否正常
做热身体操时身体活动是否正常	呼吸是否困难
天气、气温、湿度是否适合做运动	是否疲劳过度
体育场或体育馆是否存在危险	是否在强忍疼痛
是否已检查过运动使用的器械和器材	鞋是否合脚
是否已准备好运动时需要补充的水分	体育场或体育馆是否存在危险
是否已准备好应急使用的急救箱与冰袋	气温或者湿度是否过高

---

① 高泽晴夫. 避免孩子运动受伤：儿童运动安全手册. 西安：陕西人民教育出版社，2000：80-82.

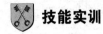 **技能实训**

幼儿园三浴活动记录表

日期	水浴		日光浴、空气浴				教师签名
	冷水洗脸	泳池嬉水	早操	户外活动	饭后散步	跑步	

 思考与练习

1. 简述幼儿身体锻炼的价值。

2. 简述幼儿身体锻炼的基本原则。

3. 简述利用自然条件如何让幼儿进行身体锻炼。

 拓展阅读

观察幼儿在运动中的生理和心理负荷①

幼儿在运动时需要承受一定的生理和心理负荷，负荷过小效果差，负荷过大则可能超过身体承受极限。因此，能否针对生理负荷和心理负荷，合理安排运动量，是评价运动效果的一项重要指标。影响运动中的生理、心理负荷的因素如下：

（1）运动强度：单位时间的生理负荷量，常用心率表示。

（2）运动数量：包括时间、距离、次数等数量指标，数量指标一般与运动负荷成正比。

（3）运动密度：指运动时间与运动总时间的比值。

（4）运动质量：练习的要求。

（5）活动项目、练习难度、重复次数、教师的教态与教法、环境、教具、气候等。

---

① 柳倩，周念丽，张晖. 学前儿童健康学习与发展核心经验. 南京：南京师范大学出版社，2016：84-85.

幼儿园集体运动的生理负荷参考数值

项目	指标		
	小班	中班	大班
上课时间	15～20 分钟	18～25 分钟	20～30 分钟
平均心率	130～160 次/分钟		
运动密度	30％～60％		

生理负荷评价参考表

项目＼等级	轻度疲劳	中度疲劳	非常疲劳
面色	稍红	相当红	十分红或苍白
汗量	不多	较多	大量出汗
呼吸	中速	较轻、较深	急促、节律紊乱
精神	愉快	略有倦意	疲乏
食欲	良好、较大	一般	降低
睡眠	入睡快、睡眠良好	较慢、睡眠一般	很难入睡、睡眠不安

心理负荷评价参考值

项目＼等级	一	二	三	四	五
注意力	很集中	集中	一般	不太集中	分散
情绪	很高涨	高涨	一般	不太高涨	低落
意志	很努力	努力	一般	不太努力	疲沓

第十六章

幼儿的营养卫生保健

本章导读

　　幼儿早期生长发育迅速，所需的营养较多，如营养供给不当，易发生相应营养问题。良好的营养状态可帮助幼儿预防急、慢性疾病，有益于幼儿的神经心理发育。3～6岁也是培养良好饮食习惯的关键时期。因此，对幼儿营养卫生保健的学习具有十分重要的意义。

　　本章以营养学知识为基础，针对幼儿对营养的需求，提出了幼儿合理膳食的基本要求、幼儿食谱编制的基本方法和托幼机构的膳食卫生工作要点。

学习目标

1. 了解各类营养素的生理功能、食物来源、缺乏症。
2. 重点掌握幼儿合理膳食的要求和膳食卫生要求。
3. 运用营养学知识对幼儿进行营养教育，如培养幼儿良好的饮食习惯。
4. 与家长有效沟通幼儿的营养与饮食问题。

第一节　幼儿需要的营养素和能量

　　食物中经过消化、吸收和代谢能够维持生命活动的物质称为营养素，包括能量、宏量营养素（蛋白质、脂类、碳水化合物）和微量营养素（矿物质、维生素、膳食纤维和水）。

一、能量

能量是指食物中的蛋白质、脂肪和碳水化合物等进入人体内经氧化可释放的热量。能量的国际单位是焦耳（J），营养学中的常用单位为千卡（kcal）。1千卡，即在正常大气压下，将1千克水从14.5摄氏度加热到15.5摄氏度所需要的热量。1千卡≈4.186千焦，1千焦≈0.239千卡。

（一）幼儿能量代谢

基础代谢、活动消耗、食物的热力作用、排泄消耗是幼儿能量代谢与成人相同的部分，生长发育所需则是幼儿所特有的能量代谢部分。

（1）基础代谢，即人体在18～25摄氏度的室温下，在餐后10～14小时，清醒、安静状态下为维持机体基本生活活动所需的最低能量。幼儿基础代谢的能量所需量较成人高，且随年龄增长逐渐减少。

（2）活动消耗，幼儿活动所需能量与身体发育情况、活动强度、活动持续时间、活动类型有关。幼儿活动所需能量随着年龄增加而增加，当能量摄入不足时，活动随之减少。

（3）食物的热力作用，即食物的热效应，是指人体摄入食物后，食物在体内消化、吸收等所造成的能量消耗。食物的热效应与进食的速度、量、频率和食物所含营养物质种类等有关，进食越多、越快，食物的热效应越高。

（4）排泄消耗，正常情况下未经消化吸收的食物的能量损失约占总能量的10%，腹泻时增加。

（5）生长发育所需，幼儿处在不断生长发育的过程中，体格的生长、器官的增大和功能的成熟，均需要能量消耗。幼儿生长发育所需能量随年龄增长而逐渐减少。

（二）幼儿能量供给

幼儿对能量的需求随年龄、性别状况的不同而有个体间的差异。不同年龄段幼儿每日膳食能量摄入量如表16-1所示。幼儿所需能量由蛋白质、脂肪和碳水化合物三种营养素提供，每克碳水化合物产生能量4千卡，每克脂肪产生能量9千卡，每克蛋白质产生能量4千卡。这三种营养素的适宜比例为：蛋白质占10%～15%，脂肪占25%～35%，碳水化合物应占50%～60%。膳食能量供给不足，可使幼儿生长发育迟缓，甚至停止，体重减轻。能量供给过多，又将导致幼儿肥胖症的发生。

表16-1　　　　　　　　不同年龄段幼儿膳食能量需要量（2013）　　　　　　　（kcal/d）

年龄（岁）	轻体力活动水平		中体力活动水平		重体力活动水平	
	男	女	男	女	男	女
0～	—	—	90kcal/（kg·d）	90kcal/（kg·d）	—	—

续前表

年龄（岁）	轻体力活动水平		中体力活动水平		重体力活动水平	
	男	女	男	女	男	女
0.5～	—	—	80kcal/（kg·d）	80kcal/（kg·d）	—	—
1～	—	—	900	800	—	—
2～	—	—	1 100	1 000	—	—
3～	—	—	1 250	1 200	—	—
4～	—	—	1 300	1 250	—	—
5～	—	—	1 400	1 300	—	—
6～	1 400	1 250	1 600	1 450	1 800	1 650
7～	1 500	1 350	1 700	1 550	1 900	1 750

注："—"表示未制定参考值。
资料来源：程义勇. 中国居民膳食营养素参考摄入量. 营养学报，2014（4）.

二、宏量营养素

（一）蛋白质

蛋白质是构成人体组织、器官的主要物质，也是生命活动不可或缺的物质。蛋白质的基本构成单位是氨基酸。组成人体蛋白质的氨基酸有二十余种，其中有八种（赖氨酸、亮氨酸、异亮氨酸、蛋氨酸、苯丙氨酸、苏氨酸、色氨酸、缬氨酸）不能在体内合成，必须由食物供给，称为必需氨基酸；其他几种可以在体内合成，称为非必需氨基酸。

1. 蛋白质的生理功能

第一，构成人体组织、细胞的基本物质，占体重的16%～19%。

第二，调节生理机能。人体中许多具有重要生理作用的物质都是由蛋白质构成。例如，血液中运输氧气的血红蛋白，参与体内物质代谢的各种酶，帮助人体抵御病原体入侵的各种抗体、细胞因子，调节人体生长发育和代谢平衡的各种激素等，都是由蛋白质构成的。

第三，供能，所供能量占总能量的8%～15%。

2. 蛋白质的供给量

中国营养学会建议幼儿的蛋白质参考摄入量为45～60克/天，其中来源于动物性食物的蛋白质应占50%。蛋白质缺乏会导致蛋白质-热量营养不良症，临床表现有两种类型：一种是水肿型（能量摄入基本满足，而蛋白质严重不足），表现为腹腿部水肿、腹泻、伴发感染、头发稀少、表情冷漠；另一种是消瘦型（蛋白质和热能的摄入均不足），表现为消瘦无力、抵抗力低下、易感染疾病，严重时可导致死亡。蛋白质摄入过量，会加重肾脏负担，尤其是过多动物脂肪和胆固醇的摄入，会加速骨骼中钙的流失、容易产生骨质疏松。

3. 蛋白质的食物来源

肉、鱼、奶、蛋四类是动物性蛋白质的主要来源，豆类、谷类是植物性蛋白质的主要来源。其中，动物性蛋白质和植物性蛋白质中的豆类营养价值高，被称为优质蛋白质。

(二) 脂类

脂类是脂肪、磷脂和类脂等的统称。

1. 脂类的生理功能

第一，贮存和提供能量。当能量供大于求时，体内脂肪可以贮存，是能量贮存库。

第二，节约蛋白质，人体中的脂肪和蛋白质可同时作为能量物质，机体会优先使用脂肪来提供能量，从而使蛋白质发挥其他重要的生理功能。

第三，人体重要的构成成分。如磷脂、糖脂、胆固醇是组成细胞的重要物质。

第四，保温和保护脏器的作用，皮下脂肪组织可隔热保温，同时脂肪组织对脏器有支撑和衬垫作用，保护内部器官免受外力伤害。

第五，脂类可以促进脂溶性维生素 A、D、E、K 的吸收。

2. 脂类的供给量

脂肪一般占幼儿每日所需能量总量的 25％～30％。长期缺乏脂肪，幼儿容易营养不良、生长迟缓、缺乏各种脂溶性维生素；脂肪摄入过量会导致幼儿消化差、大便多、食欲不振。

3. 脂类的食物来源

脂类主要来源于动物的脂肪，如动物内脏、蛋黄、肥肉、动物油等。也来源于植物的种子，如花生、核桃、芝麻、棉籽等。植物油中不饱和脂肪的含量较高，其中还有不少是人体不能自己合成的必需脂肪酸，这些必需脂肪酸不仅容易吸收，而且营养价值比动物油脂高。因此，应尽量使用植物油。

(三) 碳水化合物

糖类是由碳、氢、氧三种元素组成，由于它所含的氢氧比例与水相同，故又称为碳水化合物。淀粉、蔗糖、麦芽糖、乳糖、葡萄糖都属于碳水化合物。

1. 碳水化合物的生理功能

第一，是机体的构成成分。细胞膜上的糖蛋白、结缔组织上的黏蛋白都是碳水化合物。

第二，是供能的主要来源。

第三，有解毒作用。肝脏中的葡萄糖醛酸能结合某些外来化学物质，并将其排出体外。

第四，能维持心脏和神经系统的正常功能。血糖过低，人就会昏迷、休克，甚至死亡。

2. 碳水化合物的供给量及食物来源

幼儿每日每公斤体重约需碳水化合物 15 克，约为身体所需总能量的 50%～60%。碳水化合物的主要来源是谷类（如糯米、玉米、小麦）和根茎类作物（土豆、红薯、山药），还有各种食糖，如蔗糖和麦芽糖，也有的来自蔬菜和水果。

三、微量营养素

（一）矿物质

组成有机物的碳、氢、氧、氮以外的元素均称为矿物质，也可称为无机盐。幼儿常用矿物质如表 16-2 所示。

表 16-2　　　　　　　　　　　　幼儿常用矿物质简介

营养素	主要功能	食物来源	每日供给量	缺乏症	摄入过量
钙	作为凝血因子，能降低神经、肌肉的兴奋性，是构成骨骼、牙齿的主要成分	奶制品、虾皮、海带、豆制品、芝麻、绿色蔬菜	0～0.5 岁：400 毫克 0.5～1 岁：600 毫克 1～3 岁：600 毫克 3～8 岁：800 毫克	骨骼牙齿发育不良，严重时会产生佝偻病，出现 O 形腿或者 X 形腿、鸡胸等症状	增加出现肾结石的危险，干扰其他矿物质的吸收
铁	参与体内氧的运送和呼吸过程，维持正常的造血功能，参与能量代谢	动物肝脏、全血、肉类、海带、芝麻、豆类、油菜、芹菜等	从新生儿到学前幼儿，膳食中铁的供应量为 10 毫克	缺铁性贫血	呕吐、腹泻和肠损害，甚至累及肝脏，引发心脏病、肝硬化、肝细胞瘤等疾病
锌	是多种酶的成分，促进生长发育，增进食欲，参与蛋白质合成、细胞生长、分裂和分化	贝壳类海产品、红色肉类、动物内脏	0～0.5 岁：1.5 毫克 0.5～1 岁：8.0 毫克 1～4 岁：9.0 毫克 4～7 岁：12.0 毫克	生长停滞，导致幼儿出现侏儒症，导致成人出现异嗜癖	急性中毒：急性腹痛、腹泻、呕吐等；慢性中毒：长期过量服用锌补充剂可致贫血、免疫力下降等
碘	参与甲状腺素合成	海带、紫菜、海鱼等，加碘盐等	0～1 岁：40 微克 1～3 岁：70 微克 4～6 岁：90 微克 7～10 岁：120 微克	甲状腺肿大，幼儿缺碘会出现生长迟缓、智力低下、运动失调（呆小症/克汀病）	高碘性甲状腺肿、甲亢

（二）维生素

维生素是食物中含量极少而人体维持生命所必需的有机物，一般存在于天然食物中。

维生素在人体内不能合成或合成的数量极少。维生素依据溶解性分为脂溶性维生素（维生素 A、D、E、K）和水溶性维生素（B 族维生素、维生素 C）。对幼儿来说维生素 A、D、B₁、B₂、C 是容易缺乏的维生素。这几种维生素的生理功能、食物来源、每日供给量和缺乏症如表 16 - 3 所示。

表 16 - 3　　　　　　　　　　幼儿容易缺乏的维生素简介

营养素	生理功能	食物来源	每日供给量	缺乏症
维生素 A	维持正常的视觉功能，特别是暗视觉；维持上皮细胞的正常生长与分化	动物肝脏，尤其是海水鱼的肝脏，还有全奶、奶油和禽蛋等；深绿色或红黄色的蔬菜和水果	0~1 岁：200 微克 1 岁：300 微克 2 岁：400 微克 3~4 岁：500 微克 5~13 岁：750 微克	暗适应时间延长，夜盲症、干眼病，上皮干燥、增生及角化，幼儿生长发育迟缓
维生素 D	促进机体对钙、磷的吸收；促进生长和骨骼钙化，保护牙齿健全；促进肾小管对钙、磷的重吸收	食物来源较少，应多晒太阳。主要存在于动物性食物中，包括动物肝脏，特别是海水鱼的肝脏	0~7 岁：10 微克	佝偻病、幼儿骨质软化症、成人骨质疏松症、老人手足痉挛症
维生素 B₁	维持正常的消化腺分泌和胃肠道蠕动，促进消化	肉类、动物内脏、蛋类、豆类、酵母、粗粮、糙米和坚果类等	0~0.5 岁：0.4 毫克 0.5~1 岁：0.5 毫克 1~4 岁：0.6 毫克 4~7 岁：0.7 毫克	脚气病
维生素 B₂	维持皮肤、黏膜、视觉的正常机能，促进生长发育；参与体内的抗氧化防御、农药代谢；提高机体对环境的应激适应能力	动物性食物中的含量高于植物性食物，动物的肝、肾、心、蛋黄和乳类等中的含量较高，植物性食物以绿色蔬菜、豆类中的含量较高	0~1 岁：0.4~0.5 毫克 1~3 岁：0.6 毫克 4~6 岁：0.7 毫克	眼：眼结膜充血、畏光、视物模糊、流泪等；口腔：口角湿白、溃疡；皮肤：脂溢性皮炎等
维生素 C	有抗氧化作用；促进机体对铁、钙和叶酸的吸收；清除氧自由基，有抗衰老作用；有解毒作用	主要来源于新鲜蔬菜和水果。蔬菜中，辣椒、茼蒿、苦瓜、白菜、豆角、菠菜、土豆、韭菜含量丰富；水果中，酸枣、红枣、草莓、柑橘、柠檬含量丰富	0~0.5 岁：40 毫克 0.5~1 岁：50 毫克 1~4 岁：60 毫克 4~7 岁：70 毫克	早期症状为全身乏力、食欲减退、伤口愈合慢等。严重的导致坏血病，幼儿主要表现为骨发育障碍、肢体肿痛、假性瘫痪、皮下出血等

（三）膳食纤维和水

1. 膳食纤维

膳食纤维是指不能被人体小肠消化吸收的碳水化合物。其主要功能包括：吸收大肠水分，软化大便，增加大便体积，促进肠蠕动；降低血糖水平，减少糖尿病发病率；降低血清胆固醇水平，防止心血管疾病；促进好氧菌生长，抑制厌氧菌生长、改善肠道菌群；减少产能营养素摄入，有利于控制体重。

膳食纤维主要存在于植物的种皮和外表皮中，在食物的加工过程中容易损失。杂粮中的膳食纤维含量丰富，如玉米、小米、大麦、小麦、荞麦等；蔬菜水果中的膳食纤维含量也比较高，如红薯、四季豆、芹菜、西瓜、苹果等。

2. 水

水是维持生命必需的物质，人体内最多的成分是水。婴儿体内的水占体重的 3/4，成人占 2/3，老人占 1/2。

水的主要功能包括构成体液和组织液；促进体内生理活动的进行，如消化、吸收、呼吸、排泄等；调节体温，水的比热容高，蒸发产生的热量大；水在冷、热环境中温度变化小，导热性强，可使体内各部分温度保持一致。

机体主要有三个获得水分的来源，包括水和各种饮料中包含的水分（30%～40%），食物中包含的水分（50%），代谢产生的水（10%）。幼儿每日需水量为 1 600～1 800 毫升。

知识链接

如何看懂食品标签①

食品标签是指预包装食品容器上的文字、图形、符号，以及其他说明。食品标签可以引导、指导我们选购食品，也是生产商的法律承诺与我们维权的重要内容，国家标准《预包装食品标签通则》有相应的规定。作为普通消费者，我们应如何读懂食品标签？

一、看食品类别

标签上会标明食品的类别。类别的名称是国家许可的规范名称，能反映出食品的本质。

一盒饮料上标"超高温灭菌乳"，它清楚表明这是一种牛奶产品，同时还告诉你饮料的生产工艺。标签上的"食品类别"项目注明"调味牛奶"，这表明在牛奶中加了点咖啡和糖，而不是水里面加了糖、增稠剂、咖啡和少量牛奶。

二、看配料表

食品的营养品质，本质上取决于原料及其比例。按相关法规规定，含量最大的原料应当排在第一位，最少的原料排在最后一位。

某麦片产品的配料表上写着"米粉、蔗糖、麦芽糊精、燕麦、核桃"，这说明其中的米粉含量最高。

---

① 唐雨德，周东明. 食品营养与安全. 苏州：苏州大学出版社，2016：145-146.

三、看食品添加剂

按国家标准，食品中使用的所有食品添加剂都必须注明在配料表中。通常我们会看到"食品添加剂："或"食品添加剂（）"的字样。

四、看营养素含量

获得营养素是人们追求的重要目标。但对于以口感取胜的食物来说，还要小心其中的热量、脂肪、饱和脂肪酸、钠和胆固醇等的含量。

如购买豆浆粉，显然是为了获得其中的蛋白质等营养成分，那么，通常其蛋白质含量越高，表示其中从大豆中来的成分越多，健康作用也就越强。

五、看产品重量、净含量和固形物含量

有些产品看起来可能便宜，但如果按照净含量来算，很可能会比其他同类产品昂贵。两种同价的面包体积差不多大。但一个净含量是120克，另一个是160克。实际上，前者可能只是发酵后更为蓬松，但从营养总量来说，显然后者更为合算。

六、看生产日期和保质期

保质期是指可以保证产品出产时具备的应有品质的期限，表示过了这个期限便不能保证食用的安全性。过期产品的品质有所下降，但很可能仍然能够安全使用。

七、看认证标准

很多食品的包装上有各种质量认证标志，例如，有机食品标志、绿色食品标志、无公害食品标志、QS标志，还有市场准入证明。这些标志代表着产品的安全质量和管理质量，消费者可以在网上查询其具体意义。在同等情况下，最好能优先选择有认证的产品。

第二节 幼儿的合理膳食与食谱编制

合理膳食又称平衡膳食，指膳食中所含营养素种类齐全、数量充足、比例适当，并与机体需要保持平衡。

一、幼儿的合理膳食

（一）幼儿的进食特点

（1）受生长速度减慢的影响。幼儿1岁后生长速度逐渐平稳。因此，幼儿进食相对稳定，较婴儿期旺盛的食欲略有下降。

（2）受心理行为的影响。幼儿神经心理发育迅速，对周围世界充满好奇心，表现出探索性行为，进食时表现出强烈的自我进食欲望；幼儿注意力较分散，进食时玩玩具、看电视等做法都会降低对食物的注意力，导致进食量下降。

（3）受家庭成员的影响。家庭成员的进食行为和对食物的反应可成为幼儿的榜样。

（4）进食技能发育状况。幼儿的消化系统尚未完全成熟，咀嚼能力仍较差，因此针对幼儿的食物加工烹调应与成人有一定的差异。

（二）幼儿的合理膳食调配[①]

1. 规律就餐，自主进食不挑食，培养良好饮食习惯

（1）引导幼儿规律就餐、专注进食。

保证幼儿每天不少于三次正餐和两次加餐，加餐安排在上午、下午各一次，晚餐时间比较早时，可在睡前 2 小时安排一次加餐。加餐份量宜少，以免影响正餐进食量；加餐以奶类、水果为主，配以少量松软面点，晚间加餐不宜安排甜食，以预防龋齿；不能随意改变进餐时间、环境和进食量；避免幼儿边吃边玩、边吃边看电视等行为；让幼儿吃饭细嚼慢咽但不拖延，最好在 30 分钟内吃完；让幼儿自己使用筷、匙进食，养成自主进餐的习惯，如此既能增加幼儿进食的兴趣，又能培养其自信心和独立能力。

（2）避免幼儿挑食偏食。

家长应以身作则、言传身教，并与幼儿一起进食，起到榜样作用，帮助幼儿从小养成不挑食不偏食的良好习惯；应鼓励幼儿选择多种食物，引导其多选择健康食物，避免以食物作为奖励或惩罚；对于幼儿不喜欢吃的食物，可尝试变换烹调方法或采用重复小份量供应，鼓励幼儿进食，不可强迫喂食；通过增加幼儿身体活动量，尤其是选择幼儿喜欢的运动或游戏项目的方式，使幼儿的肌肉得到充分锻炼，增加其能量消耗，增进其食欲，提高其进食能力。

2. 每天饮奶，足量饮水，正确选择零食

（1）培养和巩固幼儿的饮奶习惯。

奶及奶制品中的钙含量丰富且易吸收，是幼儿获取钙的最佳来源。对于快速生长发育的幼儿，应鼓励其多饮奶，建议其每天饮奶 300～400 毫升或摄取相当量的奶制品，保证钙摄入量达到适宜水平。家长应以身作则常饮奶，鼓励和督促幼儿每天饮奶，选择和提供幼儿喜爱的和适宜的奶制品，使其逐渐养成每天饮奶的习惯。

---

① 中国营养学会. 中国居民膳食指南（2016）. 北京：人民卫生出版社，2016：232-236.

（2）培养幼儿喝白开水的习惯。

建议幼儿每天饮水 600～800 毫升，而且应以白开水为主，避免饮含糖饮料。幼儿的胃容量小，每天应少量多次饮水（上午、下午各 2～3 次），晚饭后根据具体情况而定。不宜在进餐前大量饮水，以免胃过于充盈，冲淡胃酸，影响食欲和消化。

（3）正确选择零食。

选择零食应注意：宜选新鲜、天然、易消化的食物，如奶制品、水果、蔬菜、坚果和豆类食物；少选油炸食品和膨化食品；零食最好安排在两次正餐之间，量不宜多，睡觉前 30 分钟不要吃零食。此外，还应注意吃零食前要洗手，吃完漱口；注意零食的食用安全，避免整粒的豆类、坚果类食物呛入气管发生意外，建议将坚果和豆类食物磨成粉或打成糊食用。对于年龄较大的幼儿，可引导幼儿认识食品和标签，使其学会辨识食品生产日期和保质期。

3. 食物应合理烹调，易于消化，少调料、少油炸

培养幼儿清淡的口味，有助于其形成终生的健康饮食习惯。饮食不应过咸、油腻和辛辣，尽可能少用或不用味精或鸡精、色素、糖精等调味品，可选天然、新鲜的香料（如葱、蒜、洋葱、柠檬、醋、香草等）和新鲜蔬果汁（如番茄汁、南瓜汁、菠菜汁等）进行调味。每人每次正餐的烹调油食用量不多于 1 瓷勺（10 毫升）。应少选用饱和脂肪较多的油脂，如猪油、牛油、棕榈油等；多选用富含必需脂肪酸的植物油，如大豆油、优质菜籽油等。长期过量使用钠盐会增加高血压、心脏病等慢性疾病发生的风险。为幼儿烹调食物时，应控制食用盐用量，还应少选含盐高的腌制食品或调味品。可选天然、新鲜的香料（如葱、蒜、洋葱、柠檬、醋、香草等）和新鲜蔬果汁（如番茄汁、南瓜汁、菠菜汁等）进行调味。

4. 参与食物选择与制作，增进对食物的认知与喜爱

幼儿随着生活能力的提高，对食物的选择会有一定的自主性，开始表现出对食物的喜好。应鼓励幼儿体验和认识各种食物的天然味道和质地，让其了解食物特性，增进对食物的喜爱。同时应鼓励幼儿参与家庭食物的选择和制作过程，以吸引幼儿对各种食物的兴趣，享受烹饪食物过程中的乐趣和成就。

5. 经常参加户外活动，保障健康成长

幼儿每天应进行至少 60 分钟的体育活动，最好是户外游戏或运动，除睡觉外，尽量避免连续超过 1 小时的静止状态，每天看电视、玩平板电脑、看手机等的累计时间不超过 2 小时。建议幼儿每天结合日常生活多做体力锻炼（去公园玩耍、散步、爬楼梯、收拾玩具等）。让幼儿适量做较高强度的运动和户外活动，包括有氧运动（骑小自行车、快跑等）、伸展运动、肌肉强化运动（攀架、玩健身球等）、团体活动（跳舞、小型球类游戏等），减少静态活动（看电视，玩手机、电脑或电子游戏）。

二、幼儿的食谱编制

合理安排幼儿的一日膳食，编制适合幼儿年龄特点的食谱，是保证幼儿身心全面发展的重要措施。编制幼儿食谱应注意以下几点：

（一）根据幼儿需求、营养素的恰当比值和伙食标准编制食谱

根据幼儿对营养的需求，以及蛋白质、脂类、碳水化合物三种营养素的恰当比值，结合幼儿的伙食标准，来计划幼儿各类食品的每天进食量（见表16-4）。

表16-4　　　　　　　　　2～5岁幼儿各类食物每天建议摄入量　　　　　　　　　（克）

食物	2～3岁	4～5岁
谷类	85～100	100～150
薯类	适量	适量
蔬菜	200～250	250～300
水果	100～150	150
畜禽肉类		
蛋类	50～70	70～105
水产品		
大豆	5～15	15
坚果	—	适量
乳制品	500	350～500
食用油	15～20	20～25
食盐	<2	<3

资料来源：中国营养学会. 中国居民膳食指南（2016）. 北京：人民卫生出版社，2016.

（二）注意食物多样化

1. 选择小分量

"小分量"是实现食物多样化的关键措施。同分量的一份午餐，选用"小分量"菜肴可增加食物种类，让幼儿吃到更多品种的食物，让营养素来源更丰富。

2. 同类食物互换

一段时间内将同类食物进行互换是保持食物多样化的好办法。例如，今天吃米饭，明天可以吃面条，后天可食用小米粥、全麦馒头等。尽量在一段时间里保证品种更换、多种多样。

3. 巧搭配营养好

巧妙搭配和合理烹调不仅可以增加食物品种，还可提高食物的营养价值、改善食物的口味口感。例如，粗细搭配：烹调主食时，可将大米与全谷物稻米（糙米）、杂粮（燕麦、

小米、玉米等）以及杂豆（红小豆、绿豆、芸豆、花豆等）搭配食用。荤素搭配：动、植物性食物搭配烹调，可以在改善菜肴色、香、味的同时，提供各类营养成分，如做什锦砂锅、炒杂菜等。

（三）恰当分配三餐两点的食物

一般来说，三餐的搭配应遵循以下原则：早餐高质量午餐高质量、高热量，晚餐清淡易消化。

（1）早餐。早餐提供的能量为一日总能量的 25％～30％。早餐要供给高蛋白的食物，脂肪和碳水化合物也应多一点，才能满足幼儿上午学习和其他活动的需要。

（2）午餐。午餐提供的能量为一日总能量的 35％～40％。午餐应有含蛋白质、脂肪、碳水化合物较多的食物。

（3）晚餐。晚餐提供的能量为一日总能量的 25％～30％。晚餐宜清淡一些，可以安排一些易于消化的谷类、蔬菜和水果等。

两次点心提供的能量占总能量的 10％～15％，一般是牛奶、水果、小点心等。

（四）注意经济实惠

幼儿的膳食既要营养丰富，又要经济实惠。可以让幼儿多吃一些季节性蔬菜和水果。

第三节　托幼机构的膳食卫生

一、食品卫生

（一）食品的选择

一方面，要选择营养丰富、热能供给充足且易消化吸收的食品。主要可选择米面类作为主食，选择鱼、禽、蛋、瘦肉、蔬菜、水果等作为辅食。选择食品应充分考虑幼儿的身心发展特点，不宜选择坚硬的食品（如竹笋、花生、蚕豆）、腌腊食品（如灌肠）和油炸类食品（炸鸡、炸薯条）。

另一方面，要确保食品的卫生与新鲜。应避免选择有毒的食品（如发绿发芽的马铃薯、农药残留量大的水果蔬菜）、被细菌污染和腐败变质的食品（有霉变的粮食、腐烂的水果，以及腐臭的鱼、肉、蛋等）、刺激性强的食品（咖啡、酒、浓茶等）、含致癌因子的食品（烧烤、熏鱼、腊肠、咸菜等含亚硝胺和多环芳烃多的食品）和无生产许可证的食品，以及补品类（人参、人工营养品）等对幼儿健康有害的食品。

（二）食品的烹调

食品在烹调过程中会损失一些营养素，应设法保留更多的营养素。为此，烹调时必须注意以下几点：

（1）淘米用冷水，不能用力搓，次数要少；面食以蒸为佳，利用好面汤；豆浆要煮沸食用；蒸面食时要少放碱，因为碱会破坏面食里的维生素。

（2）蔬菜应先洗后切，不宜切太小；切后不浸泡，猛火快炒，现炒现吃；不挤汁、不焯水；适当加醋；尽量带皮食用；大量腌制蔬菜至少要腌制20天再食用。

（3）蛋类少用油煎炸，多用蒸煮；不能生吃，不宜用开水冲服。

（4）肉类猛火快炒，适当加醋，少添加碱性材料，用铁锅烹调。

（5）水产品要保持清洁，不宜长时间清洗和浸泡加工好的水产品。

（三）食品的贮存

（1）食品贮存的场所要清洁，做好防鼠、防蝇、防蟑螂工作，安装符合要求的挡鼠板。

（2）不得接触有毒有害物质，不得与个人生活用品同场所存放。存放食品的场所要通风防潮，同一场所内不得存放有毒有害品。

（3）食品应按类别、品种分架、隔墙、离地整齐摆放，散装食品及原料储存容器加盖密封，同时经常检查，防止霉变。

（4）肉类、水产品、禽蛋等易腐食品应分别冷藏贮存。用于保存食品的冷藏设备，必须贴有明显标识并有温度显示装置。肉类、水产类分柜存放，生食品、熟食品、半成品分柜存放，杜绝生熟混放。

（5）冷冻设备定期化霜，保持霜薄（不得超过1厘米）、气足。

二、厨房和炊事人员的卫生

第一，托幼机构的库房应通风、干燥、凉爽，远离苍蝇滋生场地和产生臭气的地方，并配备防虫、鼠的设备，设有排烟、排气装置。

第二，托幼机构的厨房应有合乎卫生要求的工作面积，厨房的墙壁、地面应防水、防潮、易于清洗；应设有消毒、排烟、排气、防尘、防蝇、防鼠、防蟑螂等设备；设有提供清洁水源和排出污水的设施等；厨房要定期清扫，对餐具进行及时消毒，保持厨房的卫生整洁；厨房内设备布局应合理，如将生、熟食分开放置，将生蔬切菜板、刀具严格区分开等。

第三，明确相应规章制度，并严格执行、规范管理。炊事人员应持健康证上岗，以后每半年体检一次，身体健康，无传染疾病。如发现厨房工作人员患有传染病（主要是肝炎、肺结核、皮肤病等），应立即将其调离工作岗位，待其痊愈后体检合格才能恢复工作，若其家属中有急性传染病患者，其也应暂时离开厨房工作，直到检疫隔离期满才能上岗。

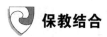 **保教结合**

幼儿营养教育①

营养教育目标体系一般由获得营养知识、改善饮食态度和养成良好饮食行为三部分构成，核心目标是健康饮食行为的确立和保持。进行营养干预时，多以认知为切入点。但在对幼儿进行营养教育时，应重视"情感"对幼儿认知的影响。

一、教学途径

教学途径包含家园合作、在生活中潜移默化地进行、运用媒体等。

家园合作是幼儿营养教育的重要途径之一。父母通过提供合理膳食、榜样示范、建立饮食规则、鼓励特定的饮食行为等方式对幼儿进行营养教育，是饮食信息的重要传递者。

在生活中潜移默化地进行也是营养干预的重要途径，如在进餐时通过积极情绪的营造、轻松、随意的交谈及对食物的介绍与点评等影响幼儿的饮食行为。

媒体也是进行营养干预不可忽视的力量。食品广告能够对幼儿的饮食行为产生深远影响。可开发适宜的营养类节目正确引导幼儿。对不良食品广告，家长、教师需要引导幼儿正确审视。

二、教学方法

（一）游戏法

游戏是进行幼儿营养教育的主要活动。如角色游戏（食品超市、水果蔬菜超市、餐厅游戏）和结构游戏（膳食宝塔拼贴）等。在食品超市游戏中，通过食品分类摆放让幼儿掌握食物的种类。在餐厅游戏中通过食谱制作、自助餐等形式，让幼儿明白平衡膳食的概念。

（二）直观形象法

幼儿思维具有具体形象性，因此在教学方法上应较注重实物、模型以及形象化语言等的运用，帮助幼儿掌握较抽象的"（非）健康食物"的概念，将（非）健康食物具体化，

---

① 王连稹. 学前儿童营养教育研究进展. 中国儿童保健杂志，2017，25（4）.

即明确健康食物指的是能保持心脏、肌肉、骨骼强壮的食物，非健康食物是那些尽管口感较好，但不能维持心脏、肌肉、骨骼强壮的食物。在重复这些概念的同时让幼儿挤压泡沫心脏、隆起胳膊的肌肉、触摸自身骨骼，使概念与身体的特定部位联系起来。

（三）行动、操作与体验

可通过食物绘画、食物着色、膳食宝塔拼贴、水果蔬菜日历制作、烹饪等形式增强幼儿的认知，激发幼儿对水果蔬菜的喜爱之情。通过种植、护理、收获水果蔬菜、制作与品尝沙拉、草莓沙冰、拼贴花椰菜等形式激发幼儿对果蔬的兴趣。

（四）言语引导

以故事、绘本、讨论等形式增强幼儿的认知；把知识点创编成故事，是学前教育中最常用的方法，也是各类研究中应用较多的方法。

（五）榜样示范法

例如，让幼儿了解同伴饮食状况，父母在饮食方面以身作则等。

技能实训

下面是某幼儿周末在家一天的进食情况，请结合所学营养学知识对该幼儿的进食情况进行分析并点评。

早餐：煮鸡蛋1个、500毫升的鲜牛奶1袋。

上午零食：可乐饮料1瓶，上好佳鸡米花1袋。

午餐：肯德基田园脆鸡堡1个、鸡翅2个、果汁1杯。

下午零食：苹果半个、冰淇淋1杯、饼干3块、薯片1袋。

晚餐：米饭、冬瓜肉丸汤、西红柿炒鸡蛋。

睡前：500毫升牛奶1杯。

思考与练习

1. 练习题

（1）蛋白质、脂类、碳水化合物各有哪些生理功能？主要食物来源是什么？

（2）幼儿的进食特点是什么？

（3）幼儿合理膳食的基本要求是什么？

（4）工作中如何培养幼儿良好的饮食习惯？

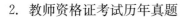

2. 教师资格证考试历年真题

(1) 婴幼儿应多吃蛋、奶等食物，保证维生素 D 的摄入，以防止维生素 D 缺乏而引起（　　）。（2014 年上半年《幼儿保教知识与能力》真题）

A. 呆小症　　　　B. 异嗜癖　　　　C. 佝偻病　　　　D. 坏血病

(2)《幼儿园工作规程》指出，幼儿园应制订合理的幼儿一日生活作息制度，两餐间隔时间不得少于（　　）。（2014 年上半年《幼儿保教知识与能力》真题）

A. 2.5 小时　　　B. 3 小时　　　C. 2 小时　　　D. 3.5 小时

 拓展阅读

《中国居民膳食指南（2016）》核心推荐及其摘要①

推荐一：食物多样，谷类为主

平衡膳食模式是最大程度上保障人体营养需要和健康的基础，食物多样是平衡膳食模式的基本原则。每天的膳食应包括谷薯类、蔬菜水果类、畜禽鱼蛋奶类、大豆坚果类等食物。建议平均每天摄入 12 种以上食物，每周 25 种以上。谷类为主是平衡膳食模式的重要特征，每天摄入谷薯类食物 250～400 克，其中全谷物和杂豆类 50～150 克，薯类 50～100 克；膳食中碳水化合物提供的能量应占总能量的 50% 以上。

推荐二：吃动平衡，健康体重

体重是评价人体营养和健康状况的重要指标，吃和动是保持健康体重的关键。各个年龄段的人群都应该坚持天天运动、维持能量平衡、保持健康体重。体重过低和过高均易增加疾病的发生风险。推荐每周应至少进行 5 天中等强度身体活动，累计 150 分钟以上；坚持日常身体活动，平均每天主动身体活动 6 000 步；尽量减少久坐时间，每小时起来动一动，动则有益。

推荐三：多吃蔬果、奶类、大豆

蔬菜、水果、奶类、大豆及制品是平衡膳食的重要组成部分，坚果是膳食的有益补充。蔬菜和水果是维生素、矿物质、膳食纤维和植物化学物质的重要来源，奶类和大豆富含钙、优质蛋白质和 B 族维生素，对降低慢性病的发病风险具有重要作用。提倡餐餐有蔬菜，推荐每天摄入 300～500 克，深色蔬菜应占 1/2。天天吃水果，推荐每天摄入 200～350 克的新鲜水果，果汁不能代替鲜果。吃各种奶制品，摄入量相当于每天液态奶 300 克。

---

① 中国营养学会. 中国居民膳食指南（2016）. 北京：人民卫生出版社，2016：1-4.

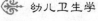

经常吃豆制品，每天相当于大豆 25 克以上，适量吃坚果。

推荐四：适量吃鱼、禽、蛋、瘦肉

鱼、禽、蛋和瘦肉可提供人体所需要的优质蛋白质、A、B 族维生素等，有些也含有较高的脂肪和胆固醇。动物性食物优选鱼和禽类，鱼和禽类脂肪含量相对较低，鱼类含有较多的不饱和脂肪酸；蛋类各种营养成分齐全；吃畜肉应选择瘦肉，瘦肉脂肪含量较低。过多食用烟熏和腌制肉类可增加肿瘤的发生风险，应当少吃。推荐每周吃鱼 280～525 克，畜禽肉 280～525 克，蛋类 280～350 克，平均每天摄入鱼、禽、蛋和瘦肉总量 120～200 克。

推荐五：少盐少油，控糖限酒

我国多数居民目前食盐、烹调油和脂肪摄入过多，这是高血压、肥胖和心脑血管疾病等慢性病发病率居高不下的重要原因。应当培养清淡的饮食习惯，成人每天的食盐摄入量不超过 6 克，每天的烹调油摄入量控制在 25～30 克。过多摄入添加糖可增加龋齿和超重发生的风险，推荐每天摄入糖不超过 50 克，最好控制在 25 克以下。水在生命活动中发挥重要作用，应当足量饮水。建议成年人每天喝 7～8 杯（1500～1700 毫升）水，提倡饮用白开水和茶水，不喝或少喝含糖饮料。儿童少年、孕妇、乳母不应饮酒，成人如饮酒，成年男性一天饮用酒的酒精量不超过 25 克，女性不超过 15 克。

推荐六：杜绝浪费，兴新食尚

勤俭节约，珍惜食物，杜绝浪费是中华民族的美德。应按需选购食物、按需备餐，提倡分餐不浪费。应选择新鲜卫生的食物和适宜的烹调方式，保障饮食卫生。学会阅读食品标签，合理选择食品。创造和支持文明饮食新风，每个人应该从自身做起，多回家吃饭，享受食物和亲情，传承优良饮食文化，兴饮食文明新风。

第十七章

幼儿常见疾病及预防

本章导读

　　幼儿在生长发育过程中，机体的各个组织、系统逐渐完善，身体的免疫系统也在逐步完善。幼儿自身免疫系统在形成之前，一旦遇到气候突变、不良环境条件等，都可能遭受疾病的侵袭。因此，掌握幼儿疾病预防的卫生保健常识就显得尤为重要。幼教机构的工作者掌握幼儿疾病预防的相关卫生保健知识，能够更好地去做幼儿的疾病预防及护理工作。

　　本章分为三个部分：一是幼儿常见疾病的护理及预防，从幼儿常见疾病护理的范畴出发，介绍了幼儿常见疾病的分类、症状及护理要点；二是幼儿常见传染病的护理及预防，对幼儿常见传染病护理及预防进行探讨；三是对一些常见的幼儿疾病护理技术进行介绍。

学习目标

1. 掌握幼儿常见疾病的护理范围。
2. 了解幼儿常见疾病的分类及症状。
3. 掌握幼儿常见疾病的护理及预防要点。
4. 了解幼儿常见传染病的护理及预防要点。
5. 运用常见幼儿疾病护理技术进行幼儿护理。

第一节　幼儿常见疾病的护理及预防

　　幼儿身体的卫生保健，侧重于防病和护理。应了解幼儿常见病症的护理范畴，掌握幼儿疾病的常见分类及症状，以便及时发现异常进行处理；应了解药品基本知识，学习幼儿常见疾病护理方法。

一、幼儿常见疾病及护理的范畴

（一）幼儿常见疾病概况

人体的形态和功能出于一定的原因会发生一定的变化，正常的生活活动会受到限制或破坏，或早或晚地表现出可觉察的症状，其结果可能是康复或长期残存，甚至导致死亡，这种状态就被称为疾病。

疾病一般分为两大类，即传染性疾病和非传染性疾病。

（二）幼儿常见疾病护理的范畴

幼儿生病后，由于年龄小，很难准确地指出不舒服的部位，也不能准确地表达自身的感受，教师也往往不容易辨别孩子患的是什么病。但是幼儿生病的信号，是直接通过啼哭来表达的，还会进一步通过精神、食欲、睡眠、大小便、皮肤等出现的异常现象传递出来。所以幼儿园教师就要学会通过观察幼儿在一日生活中的状态与表现来进行判断，幼儿到底是无病啼哭还是有病啼哭。

1. 无病啼哭还是有病啼哭

在托育机构中，有的幼儿年龄较小，还不能用语言准确表达病痛，感到不适时只会用哭来表达。这时就需要照料者细心观察，判断幼儿是无病啼哭还是有病啼哭。

无病啼哭。幼儿无病啼哭不会发热，哭声洪亮如常，精神、面色正常；当满足需要或消除不良刺激后，哭闹即停止。

有病啼哭。哭闹不停、精神萎靡、食欲不佳，测量体温看是否发热，不发热则检查皮肤、观察大小便。

2. 送医就诊还是初步护理

通过观察，幼儿有了患病症状，到底是送医就诊还是进行初步护理呢？

幼儿在幼儿园生病后，家长可能出于工作忙或其他原因，不能将幼儿接回家去照顾，或者有些疾病不需要将幼儿接回家治疗，教师就要对患病幼儿进行在园护理。这就要求幼儿教师了解一些幼儿常见病的知识，掌握一定的护理技能，保证患病幼儿在幼儿园得到合理的照顾，促进幼儿早日康复。

需要送医就诊的表现。测量观察患儿体温的变化，若持续高烧不退，应送医就诊；观察患儿的精神状态，若萎靡不振、无神乏力，应送医就诊；观察患儿饮食的改变，持续多

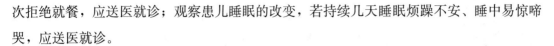

次拒绝就餐，应送医就诊；观察患儿睡眠的改变，若持续几天睡眠烦躁不安、睡中易惊啼哭，应送医就诊。

需要初步护理的表现。体温可控＋精神良好。

3. 在园护理

让幼儿多休息，及时补充水分，饮食要有营养、易消化，保持睡眠环境安静，注意幼儿身体卫生。

二、幼儿常见疾病的分类及症状

（一）呼吸系统常见疾病

1. 上呼吸道感染

上呼吸道感染主要是指以病毒为主的病原体引起的鼻、咽部等上呼吸道黏膜的急性炎症，俗称"感冒"，是幼儿最常见的疾病。

（1）病因。

当受凉、缺乏锻炼或过敏体质等造成机体免疫力下降时，幼儿容易患病，而且一般起病急骤，病情发展迅速。一年四季均可发病，但早春、晚秋、冬季更多发。

（2）症状。

轻症时出现咽痛、鼻塞、流涕、打喷嚏、咳嗽，患儿多于3～4日内自愈；重症时伴有发热、头痛，还有可能伴随呕吐和腹泻等消化系统的疾病，病期可延长至1周以上。

（3）护理。

患儿体温在37～38.5摄氏度时，可用物理降温法和幼儿退热贴；体温在38.5摄氏度上时，应该喂退热剂，同时进行物理降温，避免患儿发生高烧惊厥。及时为患儿更换汗湿的衣物，避免患儿发生二次着凉；患儿咳嗽有痰，应多喝温水，使痰得到稀释，容易排出；患儿鼻塞严重导致呼吸困难时，可在其安静或者睡着时，用棉签或吸鼻器清除鼻涕。

2. 急性扁桃体炎

急性扁桃体炎分为链球菌引起的白细菌感染和病毒引起的感染，是幼儿常见的疾病。一般在季节变换的时候，幼儿更容易患此病。

（1）病因。

幼儿一旦受寒着凉，抵抗力下降，隐藏在幼儿体内的细菌或病毒就大量繁殖而引发炎症。

（2）症状。

发生扁桃体炎，会造成两侧扁桃体红肿增大，附着在扁桃体上面有白色脓点；会产生突然发烧的症状，体温可达 39～40 摄氏度；喉咙肿痛，咽食物时更痛；还伴有头痛、肌肉痛等症状。

（3）护理。

对急性扁桃体炎需要给予抗生素治疗，经儿科诊治后患儿要及时服药，经常喝水，好好休息。要密切观察患儿的体温，注意对高热进行及时处理，防止患儿发生高温惊厥。患儿的饮食应选择流质或半流质食物，避免刺激患儿的咽喉。饭前饭后用温淡盐水为患儿漱口。

知识链接

扁桃体为什么会发炎①

扁桃体位于人的咽喉部，隐藏在两个像拱形门的拱形组织里。正常的扁桃体分泌少量黏液，里面含有白细胞和吞噬细胞，一旦有细菌病毒从这里经过，就会被吸附在上面，然后被吞噬消化掉。扁桃体与鼻腔后面的腺样体以及咽后壁的淋巴组织，共同组成一个环状的淋巴网，罩在呼吸道的最上端，对进入呼吸道的空气起过滤作用。正因为这样，扁桃体是接触细菌病毒最多的地方，也是最容易发炎的地方。扁桃体反复发炎就形成了慢性扁桃体炎，炎症使扁桃体增生肥大，有的会堵塞咽部。

扁桃体是一个免疫器官。引起扁桃体发炎的多为病毒，以后再继续发生链球菌等化脓菌的感染。一旦病毒形成，细菌就会繁殖，产生毒素，这时人全身的抵抗力下降，毒素就会随血液进入人体，使人体发生免疫反应。而这种免疫反应是一种异常的过敏状态，它可以进一步影响其他重要器官，同时还会出现并发症，并发症的危害要比扁桃体炎严重得多。

随着免疫学的发展，人们越来越重视扁桃体的作用，扁桃体已经被公认是一个免疫器官。从摘除的扁桃体中可以提炼出转移因子，这个因子可以增强免疫力，抑制病毒。

3. 支气管炎

支气管炎主要是由感冒等病症引发的。

（1）病因。

支气管十分狭窄，稍有刺激物或分泌物即容易肿胀并生成炎症，若不及时治疗，会经常发生支气管炎或哮喘。

① 耿学超. 幼儿园常见病的预防与处置. 北京：北京工业大学出版社，2004：35.

（2）症状。

幼儿患感冒后 3～4 天出现多痰、呼吸急促、咳嗽、流鼻涕、鼻塞、呼吸困难等症状，还会伴有食欲不振。

（3）护理。

多喂水，充分摄取水分后会使痰稀释，容易排出；痰排出后能减少对支气管的刺激，使咳嗽得以减轻；患儿因咳嗽或多痰出现呼吸困难时，可轻拍其后背；室内可使用加湿器，增加空气湿度，配合药物治疗，帮助患儿排痰止咳。严重时需住院治疗，若不予以重视，支气管炎会转化成慢性哮喘或肺炎。

4. 肺炎

肺炎是由细菌或病毒引起的肺部炎症，它可由支气管炎向下蔓延所致，也可由致病病原体侵入肺部所致。

（1）病因。

幼儿生理组织发育不完善，肺组织分化不完全，肺泡少而间质发育旺盛，加之免疫功能尚未充分发育，在健康状况不佳、免疫力低下时，很容易由气候骤变、室内通风不良、空气污染等环境因素引发肺炎。

（2）症状。

发热、持续咳嗽、多痰是肺炎最明显的症状。严重时，高热可达 39～40 摄氏度，可能造成呼吸困难。严重者呼吸时会出现鼻翼扇动，鼻唇周围会出现青紫。患儿由于缺氧，面色会发灰、胸部会出现吸气性凹陷，还会伴有呕吐、腹泻。患儿烦躁不安、精神萎靡，肺部听诊有细微锣音。

（3）护理。

肺炎是一种比较严重的疾病，发病后应及早住院治疗。应保持患儿所在室内空气流通，温度、湿度适宜，以利于患儿咳出分泌物。患儿穿衣盖被不宜太厚，以防过热加重气喘。患儿应吃易消化的食物，多喝水，少食多餐，注意充分休息。应保持患儿呼吸畅通，经常抱起患儿轻拍其背部，发现有鼻痂时，用温开水浸软清除。

知识链接

雾化吸入疗法[①]

雾化吸入疗法是将药液以气雾状喷出，由呼吸道吸入，达到预防和治疗疾病的目的。

---

① 赵成香. 常用护理技术操作与考评. 上海：上海交通大学出版社，2014：145.

目前有两种形式：一种是超声波雾化吸入法，即应用超声波声能，使药液变成细微的气雾，再由呼吸道吸入；另一种是氧化雾化吸入法，即利用高速氧气气流，使药液形成雾状，被进入呼吸道。

雾化吸入疗法的主要功能有：第一，治疗呼吸道感染，可消除炎症，减轻咳嗽，稀化痰液；第二，改善通气功能，可解除支气管痉挛，使气道通畅；第三，预防呼吸道感染，常用在胸部手术前后；第四，湿化呼吸道，可配合人工呼吸器使呼吸道湿化；第五，治疗肺癌，可配合抗肿瘤药物治疗肺癌。

（二）消化系统常见疾病

1. 急性胃肠炎

急性胃肠炎是指由各种病因所引起的胃、肠黏膜的急性炎症。胃、肠道同时发生病变为急性胃肠炎；单纯的胃或肠道病变，分别叫作急性胃炎或急性肠炎。

（1）病因。

急性胃肠炎发病主要是因为吃了腐败变质的食物，或吃了被细菌、病毒污染的食物。幼儿患的胃肠炎大部分是病毒性胃肠炎，其中最常见的是轮状病毒感染导致的胃肠炎，具有极强的传染性。

（2）症状。

急性胃炎的主要症状是上腹部疼痛、恶心、呕吐，呕吐物为有酸臭味的未消化食物。急性肠炎的主要症状以腹痛、腹泻为主，病情轻者一日泻数次，大便呈蛋花汤样或水样；病情重者一日泻十余次甚至几十次，大多为黄色水样便，有黏液。

既有恶心、呕吐，又有腹痛、腹泻者，则为急性胃肠炎。急性胃肠炎患者严重时可出现脱水，甚至发生休克。

（3）护理。

可服用抗菌药物消除炎症，止住腹泻；调节饮食，由少到多、由稀到干。轻度脱水时，口服盐开水；严重脱水时需要静脉补液，以纠正电解质的紊乱。要做好腹泻后的清洁，每次都要用温水清洗肛门，次数多的需要涂抹护臀膏。

由于胃肠炎传染性极强，在抚摸幼儿时一定要先洗手。

2. 肠套叠

肠套叠是一部分肠管套入相邻肠管中，导致被套入的肠子血液供应受到阻碍而引起的疼痛。

（1）病因。

婴幼儿期是肠蠕动规律处于较大变化的时期，易发生肠蠕动紊乱，诸如增加辅食、食物性质发生改变、环境与气温变化、肠炎等因素都会引发肠套叠。

（2）症状。

患儿会有阵发性哭闹、屈腿、面色苍白、拒食等症状，每次发作数分钟，过后患儿全身放松，处于安静或入睡状态，数十分钟后再发作。患儿腹痛发作后不久频频呕吐，8～12小时后出现红果酱样便。

（3）护理。

为幼儿添加辅食时，应由少到多，逐步进行，并随时观察患儿的大便是否正常。如患儿出现红果酱样便，应立即送医院就医，及早进行灌肠复位。

3. 便秘

幼儿排便困难，3～4天内不排便，即使排出大便，也表现为量少、干硬状，即称为便秘。

（1）病因。

患儿摄入水分、纤维素少，饮食中蛋白质含量过高，从而导致大便干燥。

（2）症状。

每次大便时肛门疼痛，大便太干太硬容易造成肛门撕裂。

（3）护理。

饮食上可以通过让患儿吃香蕉、喝酸奶等方式，增加肠胃润滑度，缓解大便干燥；幼儿解便前可把臀部浸泡在凉开水中，避免肛门撕裂；症状严重者，可使用开塞露辅助患儿排便。

（三）皮肤常见疾病

1. 痱子

痱子是幼儿在夏天时汗液排泄不通畅引起汗腺周围发炎而出现的皮疹。

（1）病因。

夏天天气炎热，痱子多发生在多汗或易受摩擦的部位，如前额、颈部、腋窝、腹股沟等。

（2）症状。

皮肤先出现红斑，后很快形成针尖大小的疹子或水疱，有刺痒感。通常气候凉爽时会自行消退。

（3）护理。

夏季注意居室内通风、降温。幼儿应避免在烈日下玩耍，夏天出汗多应勤洗澡，保持皮肤干燥清洁。定时用温水为患儿洗净皮肤，敷上爽身粉，让患儿穿透气吸汗的纯棉衣服。

2. 湿疹

湿疹是幼儿常见的过敏性皮肤炎症。

（1）病因。

湿疹的病因较复杂，可由幼儿的遗传过敏体质引发，也可以由致敏食物引发，如鱼、虾、牛羊肉、鸡蛋、牛奶，还可由接触丝制品、人造纤维、外用药物等引发。

（2）症状。

湿疹多见于头面部，也可能出现在身体的其他部位，如额、颈、肩、背等处。最初为细小的疹子，以后有液体渗出，干燥后形成黄色痂皮。由于湿疹会让患儿感觉瘙痒，患儿往往烦躁不安、脾气急躁。

（3）护理。

应回避致敏原，患儿应饮食清淡、多喝水、忌辛辣、忌油脂；不用碱性较强的肥皂，不用化纤、羊毛织品做贴身的衣物。比较严重的患儿，应涂炉甘石洗剂收敛，遵医嘱涂弱效激素药膏以及润肤乳。

（四）常见营养性疾病

1. 缺铁性贫血

缺铁性贫血是指体内缺乏足够的铁导致血红蛋白合成减少，是幼儿的常见病，主要发生在 6 个月至 3 岁的婴幼儿中。

（1）病因。

患儿患缺铁性贫血的原因有以下几个方面：生长发育——幼儿生长发育快，补铁不及时；辅食营养的缺乏——乳类含铁量不多，又不及时添加含铁丰富的辅食。

（2）症状。

轻度贫血主要表现为面色苍白，缺少血色；重症时出现呼吸、脉搏频率加快，活动时容易疲劳，注意力不集中。

（3）护理。

给患儿及时添加含铁丰富的辅食并合理搭配，让患儿摄入适量动物血、肝脏等含铁丰富的食物，并注意富含维生素 C 食物的提供，以促进患儿对铁的吸收。

2. 肥胖症

随着生活水平不断提高，超重或肥胖的幼儿越来越多，日益成为公众关心的严重社会问题。

（1）病因。

进食太多，特别是甜食和多脂肪食物摄取太多；运动量太少。

（2）症状。

食欲旺盛、食量超常、偏食；懒动、喜卧、爱睡。体格发育比正常幼儿迅速，体重明显超过同年龄同身高者。

（3）护理。

平衡膳食：幼儿的饮食应合理搭配蛋白质、脂肪、碳水化合物、糖、纤维素、矿物质和微量元素。坚持运动：进行跑、跳、蹦、攀、爬、钻、掷等活动，找到运动的乐趣，使体内热量收支平衡，增强身体的抵抗力和免疫力。

第二节　幼儿常见传染病的护理及预防

传染病是由病原生物侵入人体所引起的并能传播给他人的疾病。幼儿机体发育还不够完善，免疫功能尚处于不成熟阶段，对疾病的抵抗能力较弱，易受病原体感染而致病。特别是在托幼机构中，幼儿之间接触密切，一旦发生传染病，极易造成流行。因此，积极预防、及早发现、采取措施，是托幼机构保健工作的重要内容。

一、传染病的特征

传染病与其他疾病的主要区别在于下面四个基本特征：

（一）病原体

每一种传染病都是由特异的病原体（病毒、细菌等，包括微生物和寄生虫）所引起的。

（二）传染性

这是传染病与其他感染性疾病的主要区别。传染病患者有传染性的时期称为传染期，传染期在每一种传染病中都相对固定，可作为隔离患者的依据之一。

（三）流行病学特征

传染病的流行过程在自然和社会因素的影响下，表现出各种特征。例如，传染病发病率在不同季节、不同地区、不同人群（年龄、性别、职业）中的分布各有不同。

（四）有感染后免疫

人体感染病原体后，能产生针对病原体的特异性免疫（例如，出过水痘后一般不会再感染等）。感染后免疫的持续时间在不同传染病中有很大差异。

二、传染病的流行过程

（一）传染源

体内已有病原体生长、繁殖并且能将病原体排出体外的人和动物，称为传染源，主要包括以下四个方面：

（1）传染病病人。传染病病人是重要的传染源之一。急性病人可通过呕吐、腹泻、咳嗽等将病原体排出体外，促进病原体的播散。慢性病人可长期将病原体排出体外，轻型病人因症状不明显，不易被发现，因此他们作为传染源的流行病学意义更大。

（2）隐性传染者。隐性传染者没有任何临床症状和体征，因此不易被发现，因此，对于某些传染病，如脊髓灰质炎、流行性脑脊髓膜炎等，隐性感染者是非常重要的传染源。

（3）病原携带者。病原携带者，尤其是慢性病原携带者虽然没有临床症状和特征出现，但可长期排出病原体，因而成为某些传染病的重要传染源。如在细菌性痢疾、伤寒等传染病中，病原携带者具有非常重要的流行病学意义。

（4）受感染的动物。某些传染病，如狂犬病、鼠疫等，其病原体可由受感染的动物体内排出体外，再感染人类，从而引起人体发病，被称为动物源性传染病。

（二）传播途径

（1）呼吸道传播。病原体通过病人说话、打喷嚏、咳嗽或吐痰从传染源体内排出，存在于空气中的飞沫、气溶胶或尘埃中，被易感者吸入呼吸道而产生感染，如麻疹、流行性感冒、肺结核等。

（2）消化道传播（粪-口传播）。病原体从传染源体内排出后，污染食物、水源，易感者通过饮食、饮水而感染，如霍乱、细菌性食物中毒、伤寒、甲型病毒性肝炎等。

（3）接触传播。接触传播有直接接触和间接接触两种传播方式。直接接触传播是指传染源与易感者的皮肤、黏膜直接密切接触，从而引起疾病的传播，如各种慢性传播疾病、狂犬病等。间接接触传播又称日常生活接触传播，是易感者接触了传染源的排泄物或分泌物污染的日常生活用品（玩具、餐具、洗漱用品等）而感染，如细菌性痢疾、猩红热等。

（4）虫媒传播。虫媒传播是病原体以节肢动物为媒介进行传播的方式，分为吸血传播和机械传播两种。吸血传播是指吸血节肢动物，如蚊子、虱子、白蛉等，叮咬患病动物并吸吮血液后将病原体传播给易感者，如疟疾、鼠疫、流行性乙型脑炎等。机械传播是指病原体通过苍蝇、蟑螂等机械携带，污染食物、日常生活用品等，从而使易感者感染，如伤寒、细菌性痢疾等。

（5）血液、血液制品、体液传播。某些传染病的病原体存在于病人或病原携带者的血液、体液中，易感者通过分娩、性交、输入受病原体污染的血液或血液制品等而被感染。如艾滋病、乙型病毒性肝炎、丙型病毒性肝炎等。

（6）母婴传播。某些传染病的病原体可通过母亲胎盘、分娩、哺乳等传播给胎儿或幼儿，如艾滋病、乙型病毒性肝炎、丙型病毒性肝炎等。

（7）土壤传播。土壤可被某些传染病病原体的芽胞、幼虫或虫卵污染，易感者接触被污染的土壤时被感染，如破伤风、钩虫病、蛔虫病等。

（三）人群易感性

易感者是指体内缺乏对某种传染病的免疫力，或免疫力较弱，病原体侵入后可能发病的个体或人群，如未出过麻疹的幼儿，就是麻疹的易感人群。人群易感性的高低主要取决于人群中每个人的免疫性和反应性。易感者的多少对传染病的发生和流行有很大的影响。

三、幼儿常见传染病的护理及预防

（一）流行性感冒

流行性感冒是一种传染病，简称流感。这种疾病由流感病毒引起，并可通过咳嗽、打喷嚏、流鼻涕而传染给他人。

1. 流行特点

流感患者及隐性感染者为主要传染源，病后1～7天均有传染性，以病初2～3天传染性最强。流感主要通过近距离空气飞沫传播，也可通过口腔、鼻腔、眼睛等处黏膜直接或间接接触传播。接触患者的呼吸道分泌物、体液和被病毒污染的物品也可能引起感染。人群对流感病毒普遍易感，感染后会获得免疫力。但流感病毒极易变异，变异后人群无新的免疫力，因此易引起流行。

2. 症状

大部分人的流感症状包括发烧、发冷、咽喉疼痛、肌肉痛、疲倦、咳嗽、头痛、流鼻涕或鼻塞，可能持续几天。流感比普通感冒症状要严重，容易引起肺炎、脑炎等并发症。

3. 防控措施

将患者隔离至症状消失直至痊愈。

预防流感的基本措施是接种疫苗，应用与现行流行株一致的灭活流感疫苗接种，可获得60％～90％的保护效果。

在流感流行时，应加强环境消毒，减少公共集会，以防疫情的进一步扩散，对易感人群及尚未发病者，可给予药物预防。

4. 护理措施

高热护理：高热患儿一定要卧床休息，并对其采取适当的退热措施。患儿所在居室应保持空气清新、温湿度适宜，应有充足的阳光照射，但要避免对流风。

饮食护理：患儿的饮食应富于营养、易消化，发热时，以清淡流食为主，多喝水。

（二）流行性腮腺炎

流行性腮腺炎是由腮腺炎病毒引起的一种急性呼吸道传染病。

1. 流行特点

本病的传染源是早期患者和隐性感染者。病毒在患者唾液中存在时间较长，自腮腺肿大前6天至肿大后9天均可检出，因此在这2周内具有高度传染性，主要通过飞沫传播。90％的患者年龄在5～15岁，感染后一般可获得较持久的免疫力。

2. 症状

流行性腮腺炎潜伏期平均为18天。部分病例有发热、头痛、无力、食欲不振等前驱症状。患者发病1～2天后出现耳部疼痛，随后腮腺逐渐肿大，体温可达39～40摄氏度，症状维持短则1～2天，多则一周。一般一侧腮腺先肿大，2～4天后顺延到对侧，或双侧同时肿大。腮腺肿大是以耳垂为中心，向前、后、下发展，使下颌角边缘轮廓模糊，周围组织发亮具有弹性，表面发热不红，张口、咀嚼或食用酸性食物时胀痛加剧。腮腺肿大2～3天后达高峰，持续4～5天后逐渐消退。

3. 防控措施

为易感幼儿接种腮腺炎减毒活疫苗以产生抗体。

若班级出现流行性腮腺炎患儿，应立即采取呼吸道隔离的方法，无并发症的患儿一般在家中隔离治疗，教师应指导家长做好隔离措施，不带患儿到公共场合。

教室要彻底通风换气，可能被其污染的物品要彻底消毒。对有接触史的易感儿应观察3周。

4. 护理措施

督促患儿保持口腔清洁，用温盐水漱口，对不会漱口的患儿应让其多饮水，以减少口腔内食物残渣，防止继发感染。

给予患儿富有营养、易消化的半流食或软食，让患儿忌酸、辣、硬而干燥的食物。

可给予患儿局部冷敷，使其血管收缩，以减轻炎症充血及疼痛。

随时注意患儿体温的变化。患儿轻中度发热时应鼓励其多饮水；患儿高热者应对其进行物理或药物降温。重点观察患儿有无高热、剧烈头痛、呕吐、颈强直、嗜睡、烦躁和惊厥，如出现这些症状要采取相应的治疗与护理。

（三）麻疹

麻疹是由麻疹病毒引起的急性呼吸道传染病。病毒可通过病人咳嗽、打喷嚏等方式传染给别人。

1. 流行特点

患者是唯一的传染源，急性患者为最重要的传染源。患者自发病前 2 天（即潜伏期末）至出疹后 5 天内，眼结膜分泌物，以及鼻、口、咽、气管的分泌物中都含有病毒，均具有传染性。如再加上肺炎，传染性可延长至出疹后 10 天。麻疹病毒主要通过空气中的飞沫经呼吸道直接传播。患者咳嗽、打喷嚏时，病毒随排出的飞沫经口、咽、鼻部或眼结膜入侵易感者。人群普遍易感，易感者接触病人后 90％以上发病，病后能获持久免疫。

2. 症状

临床症状为发热、流涕、咳嗽、眼角膜炎、口腔黏膜斑及全身皮肤斑丘疹。从耳朵或额头开始，脸部、脖子、身体、手脚依次长出大量疹子。患者一般会经历发烧 3 天、出疹 3 天，退热 3 天的过程。严重者会产生一些并发症，如肺炎、喉炎、中耳炎、脑炎、肠炎等。

3. 防控措施

应隔离患儿：对患儿宜采取呼吸道隔离直至出疹后 5 天，有并发症者延至出疹后 10 天，对与患儿接触过的易感儿隔离观察 21 天。

切断传播途径：对空气进行消毒，将衣被及玩具曝晒 4 小时，教师接触患儿后，必须在阳光下或流动空气中停留 30 分钟以上。

4. 护理措施

高热护理：应卧床休息至皮疹消退、体温正常。出疹期不宜强行降温，尤其是不宜采取乙醇擦浴、冷敷等物理降温方式，以免影响透疹。体温超过 40 摄氏度时可给予小剂量退热剂。

皮肤护理：麻疹初期，透疹不畅者，可服用香菜煎水并用其抹身。

饮食护理：患儿的饮食宜富于营养、清淡、易消化；另外，应多让患儿喝开水及热汤，以利于排毒、退热。

（四）急性出血性结膜炎

急性出血性结膜炎俗称"红眼病"，是由病毒或细菌引起的一种急性传染性眼炎。

1. 流行特点

患者是本病的主要传染源，其眼部分泌物及泪液均含有病毒，发病后 2 周传染性最强。

此病的病毒或细菌主要通过眼—手—眼的接触传播，另外接触患者用过的毛巾、手帕、洗脸用具等，或到患者接触过的泳池、浴池等地方游泳、洗浴，都有可能感染此病。各年龄阶段的人群普遍易感。

2. 症状

此病的潜伏期一般为 12～48 小时，最短为 1～2 小时，最长可达 6 天。

患者眼内会突然出现异物感、烧灼感及痒感，之后眼部开始疼痛、怕光，并产生大量黏液等脓性分泌物，结膜肿胀，出现弥漫性结膜充血，继而发生结膜下出血。少数患者同时伴有上呼吸道感染或其他全身症状。一般说来，患者发病 3～4 天病情达到高峰，之后逐渐减轻。此病具有自限性，7～10 天即可痊愈。

3. 防控措施

急性出血性结膜炎传染性很强，在集体中极易造成大面积流行，教师要重视防控。

为了预防结膜炎，教师应教育幼儿不要用手揉眼睛。毛巾、脸盆等物品要专人专用，并做好消毒工作，盥洗最好用流动水。幼儿若患病，需隔离至无症状后方可返园。

4. 护理措施

若患儿眼睛分泌物很多，护理人员要洗净双手，用消过毒的棉签蘸生理盐水将分泌物擦洗干净，注意动作要轻。白天点眼药水，晚上涂眼药膏，忌包扎眼睛。

（五）水痘

水痘由水痘带状疱疹病毒引起，可通过飞沫、血液、疱液等传播。

1. 流行特点

水痘主要通过空气飞沫或直接接触疱疹的疱浆传播。人在任何年龄均可感染，以婴幼儿和学龄前、学龄期幼儿发病较多，6 个月以下的婴儿较少见。本病的传染性极强，易感幼儿接触后 90％发病。

2. 症状

水痘有 9～23 天的潜伏期，因此接触水痘患者后要观察 3 周才能确定是否被水痘病毒感染。患者通常发热 1～2 天后直接出现皮疹。水痘分期分批地长出，有四种皮疹——红斑、丘疹、疱疹、痂疹，同时存在，此起彼伏，为期 8～10 天，最后会结痂，基本不会留瘢痕。

3. 防控措施

患儿应在家隔离治疗至疱疹全部结痂不再出现新的皮疹。患儿接触者需检疫（隔离）21 天。

4. 护理措施

高热护理：患儿高热时可进行物理降温。

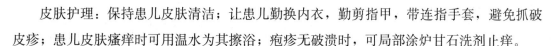

皮肤护理：保持患儿皮肤清洁；让患儿勤换内衣，勤剪指甲，带连指手套，避免抓破皮疹；患儿皮肤瘙痒时可用温水为其擦浴；疱疹无破溃时，可局部涂炉甘石洗剂止痒。

口腔护理：有口腔黏膜疱疹者可用淡盐水漱口。

（六）手足口病

手足口病是一种由多种肠道病毒引起的流行性疾病。

1. 流行特点

手足口病主要通过接触被病毒污染的手及物品等传播，如接触被病毒污染的毛巾、手绢、玩具等可造成感染。患儿咽喉分泌物及唾液中的病毒可通过空气飞沫传播，如患儿打喷嚏时近距离接触可造成感染。摄入被病毒污染的水、食物，也可造成感染。

人对肠道病毒普遍易感，各年龄段均可感染发病，但以 5 岁以下的幼儿为主，尤其是 3 岁及以下的幼儿发病率最高。

2. 症状

手足口病毒可潜伏在肠道 3～5 天，这期间病毒大量复制，肠道容不下时，有一些病毒就找到有黏膜的、相对湿润的、皮肤比较薄的地方安家，幼儿就开始发烧，升温快、湿度高，手、足、口位置的免疫细胞与病毒抗击，形成疱疹。手足口病就是因为出疹子部位的特殊而得名。

3. 防控措施

严格执行晨检、午检、晚检制度，发现可疑患儿时，要采取立即送诊、居家观察等措施；如确诊为手足口病，对患儿所有的物品要立即进行消毒处理。

教育幼儿勤洗手，不与别人共用毛巾、牙刷、水杯等物品，避免病从口入。

活动室、睡眠室等场所要保持空气清新，教师要按园所规定做好玩具、幼儿个人用品、班级环境的预防性消毒工作。

教师也要注意自己的个人卫生，上岗前、接触患儿后、打扫卫生后要立即洗手。

要加强幼儿的膳食营养，保证幼儿睡眠充足，让幼儿经常到室外活动，以提高身体的抵抗力。在病毒流行期间少带幼儿去人多的公共场所。

4. 护理措施

让患儿适当休息。

患儿因发热、口腔疱疹，所以食欲差，宜给予其清淡无刺激、易消化的流食或软食，进食前后可让其用生理盐水或温开水漱口，以减轻食物对口腔的刺激。

注意让患儿多饮开水，保持患儿的皮肤清洁。告诉幼儿切勿挠抓皮肤疱疹，以防破溃感染。

（七）流行性乙型脑炎

流行性乙型脑炎简称乙脑，是乙脑病毒引起的以脑实质炎症为主要病变的中枢神经系统急性传染病。

1. 流行特点

乙脑是人畜共患的自然免疫性疾病，人和动物（包括猪、牛、羊、马、鸭、鹅、鸡等）感染乙脑病毒后可发生病毒血症，成为传染源。人感染后，病毒血症存在期短暂，血中病毒含量少，不是主要传染源。在流行区，动物中猪的感染率高，感染后血中病毒数量多，持续时间长，加上猪的饲养面广，因此猪是本病的主要传染源。蚊虫是乙脑的主要传播媒介，带乙脑病毒的蚊虫经叮咬将病毒传给人和动物。蚊虫感染病毒后可携带病毒越冬或经卵传代，所以蚊虫不仅是传播媒介，也是乙脑病毒的长期储存宿主。人群对乙脑病毒普遍易感，但患者以 10 岁以下的幼儿为主，其中 2～6 岁的幼儿发病率最高。

2. 症状

乙脑起病急，症状为高热、头痛、嗜睡、食欲不振、喷射性呕吐、凝视、惊厥。患者的神志由精神萎靡、烦躁、嗜睡至半昏迷、昏迷。患者会高热 40 摄氏度以上，深度昏迷患者，多发生肢体瘫痪，病死率高。存活者多留有明显的神经系统后遗症，如肢体瘫痪、智力减退等。

3. 防控措施

开展乙脑疫苗的预防接种是预防与控制乙脑最经济、最有效的干预措施，疫苗能提高人群的特异性免疫力，疫苗的接种应在乙脑开始流行前一个月完成。

搞好室内外环境卫生，消除蚊虫的孳生地，减少蚊虫数量。

夏秋季做好灭蚊防蚊工作。

4. 护理措施

高热护理：患者需要卧床休息，采取适当的退热措施。居室应保持空气清新、温湿度适宜，应有充足的阳光照射，但要避免对流风。

饮食护理：饮食应富于营养、易消化。发热时，以清淡流食为主，多喝水。

四、加强对幼儿常见疾病、常见传染病的预防

（一）坚持预防为主的原则，防患于未然

幼儿期是人生长发育非常迅速的关键期。人在幼儿期各器官、各系统尚未发育成熟，免疫力和抵抗力差，极易感染疾病。而且幼儿园是幼儿集体生活的场所，卫生保健

工作稍有疏漏或差错，就可能给幼儿造成伤害。因此，幼儿园保健工作应坚持预防为主的原则，把预防放在重中之重的位置，防患于未然，杜绝事故的发生。要在宣传卫生保健知识、不断改善卫生条件的基础上，结合本地区、本园疾病发生的特点，分季节、分年龄开展有计划的预防工作；要重视幼儿的常规训练，进行必要的健康教育，增强幼儿的自我保护能力。如突遇传染病例的出现，应紧急隔离幼儿，采取对环境进行消毒、群体免疫注射等措施。

（二）将幼儿常见病、传染病的预防工作落到实处

幼儿园可以通过多种途径，采取多方面的措施，将幼儿常见病、传染病的预防工作落到实处。

（1）对幼儿进行卫生保健教育，培养幼儿良好的生活卫生习惯，增强幼儿自我预防疾病的能力。

（2）幼儿园要做好日常卫生保健工作。

（3）家园携手，共同做好幼儿的疾病预防及护理工作。

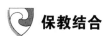 **保教结合**

常用护理技术

一、体温的观察与测量

（一）正常体温的生理变化

体温的正常数值范围：口腔舌下温度为 36.3～37.2 摄氏度，直肠温度为 36.5～37.7 摄氏度，腋下温度为 36.0～37.0 摄氏度。体温可随年龄、性别、昼夜、运动和情绪等因素的变化而出现生理性变化。但其变化范围在一定范围内，一般不超过 0.5～1.0 摄氏度。

（二）体温判断

低热：37.5～37.9 摄氏度；中等热：38.0～38.9 摄氏度；高热：39.0～40.9 摄氏度；超高热：41.0 摄氏度以上。

（三）测量方法

操作前根据拟测量者的数量及病情准备相应数量和种类的体温计（已消毒）。检查体温计有无破损及汞柱是否在 35.0 摄氏度以下。

1. 口腔测量法

让幼儿张口抬舌，将口表汞端斜放于幼儿舌下舌系带旁，让幼儿闭嘴用鼻呼吸，勿用牙咬体温计。3 分钟后取出，用消毒纱布擦净，检查记录。

2. 腋下测量法

先轻轻擦干幼儿腋下，将体温计汞端置于幼儿腋窝深处并紧贴其皮肤，让其屈肘过胸夹紧体温计。10分钟后取出并检视记录。

3. 直肠测量法

让幼儿侧卧、仰卧或屈膝仰卧，暴露臀部。用浓度为20％的肥皂液或油剂润滑肛表汞端后轻轻插入幼儿的肛门3～4厘米，并用手扶持肛表另一端。3分钟后取出，用消毒纱布擦净肛表。另用卫生纸为幼儿擦净肛门，整理衣被，协助幼儿取舒适体位。

4. 注意事项

（1）为婴幼儿或精神异常、昏迷、口鼻腔有疾患、做了手术、呼吸困难及不能合作的人测量体温时，医护人员应守候在旁，防止发生意外，并不宜采用口腔测温。进食、饮水或面部冷敷、热敷后应间隔30分钟后方可测量口温。

（2）幼儿不慎咬碎体温计时，不要惊慌，应立即清除玻璃碎屑，以免伤及唇、舌、口腔、食管和胃肠道的黏膜，再让幼儿口服蛋清或牛奶以延缓汞的吸收，若病情允许，可让幼儿服用粗纤维食物，如韭菜、芹菜，以加速汞的排出。

（3）禁止将体温计放在热水或沸水中煮，以免爆裂。

二、脉搏测量

用食指、中指、无名指的指腹按于幼儿腕部桡动脉处，力度适中，以能感觉到脉搏搏动为宜。对一般幼儿可测量30秒，数量乘以2。对脉率异常的患者，测量1分钟。正常人脉搏在60～100次/分钟之间，幼儿的脉搏要比成人快，年龄越小越明显。例如，6～12个月的婴儿的脉搏平均值约为124次/分钟，2～3岁约为108次/分钟，5～7岁约为91次/分钟。

三、观察呼吸频率

2岁前的婴幼儿呈腹式呼吸，2～7岁的幼儿逐渐出现胸式呼吸，表现为辅胸式混合呼吸，以腹式呼吸为主。因此，观察幼儿的呼吸频率，不能像观察成人一样观察胸部运动，而应注重观察腹部的起伏。一起一伏计算为一次呼吸。

正常成人的呼吸频率为16～20次/分钟，幼儿的呼吸频率比成人快，年龄越小，呼吸频率越快。1岁以内的婴儿的呼吸频率平均值为30～40次/分钟，1～3岁为25～30次/分钟，4～7岁为20～25次/分钟。

四、物理降温[①]

物理降温是使用物理的方法降低患儿的体温，常用冷敷、酒精擦浴、温水浴等。冷敷可

---

① 张宏. 中西医临床技能模拟实训教程. 昆明：云南大学出版社，2013：167-168.

以使血管收缩，有降温、减少脑细胞耗氧量和镇静的作用；酒精易于挥发，使用酒精进行擦浴，能较快使全身的热量发散，有较好的散热降温的作用；温水浴主要通过扩张血管而达到散热降温作用。物理降温常用于温度在 38.5 摄氏度左右或以上的患儿，对有高热惊厥史的患儿则应提早处理。

（一）操作方法

1. 冷敷

冷敷有冷湿敷或枕冰袋两种。冷湿敷是将小毛巾放入盛有凉水的面盆内，浸湿透后，略拧干，以不滴水为宜，敷在患儿前额或大量血管走行（腋下、颈部、大腿根部）处，每 10～15 分钟更换一次毛巾，注意避免冷水将患儿的衣被弄湿和水流入患儿身体其他部位；枕冰袋是将碎冰块（碎冰块占冰袋的 1/3～1/2）装入冰袋内，再装入少量冷水，用手压出空气，密封，擦干袋子后，外边用布套包裹，置于患儿头部或颈部两侧大量血管分布处。

2. 酒精擦浴

用浓度为 75% 的酒精另加 1 倍的水备用。擦浴前关好门窗，先放一只冰袋或冷敷湿布于患儿头部，既可协助降温，又可防止擦浴时由于体表血管收缩，血液集中到头部引起头部充血。用纱布浸蘸酒精后，擦患儿的颈部两侧至手背，再从双侧腋下至手心。接着自患儿的颈部后向下擦至背部。然后擦患儿的双下肢，从髋部经腿外侧擦至足背，从大腿根内侧擦至足心，从大腿后侧经腘窝擦至足跟。将患儿的上下肢及后背各擦 3～5 分钟。患儿的腋下、肘部、腹股沟及膝后等有大量血管处，应多擦些时间，以提高散热效果。

3. 温水浴

应用比正常体温低 1 摄氏度的清水给患儿进行盆浴，时间控制在 5～10 分钟内。温水浴用于温暖和炎热的季节，或者室温在 22～24 摄氏度的任何季节。

（二）注意事项

（1）用冷湿敷降温，最好有两块湿布交替使用。患儿出现寒战、皮肤发花时应立即停止冷敷。

（2）用枕冰袋时，应注意去除有尖锐棱角的冰块，以免损坏冰袋或使患儿感觉不适。

（3）用酒精擦浴时力量要均匀，一手擦拭，另一手要轻轻为患儿按摩以促进血管扩张，加速散热。擦浴时要避免过多暴露患儿，以免其受凉。患儿前胸、腹部、后颈等部位对冷的刺激比较敏感，不宜用酒精擦浴，以免引起心跳减慢、腹泻等不良反应。在擦浴过程中如果发现患儿有寒战、面色苍白、脉搏细弱等异常情况，要立即停止擦浴。

（4）给患儿进行温水浴时动作要敏捷，时间不宜过长。

五、热敷

热敷是利用温热刺激皮下毛细血管扩张，活血化瘀，达到局部消炎、消肿的目的。

热敷的步骤为：

准备 40～45 摄氏度的温热水，将毛巾浸湿，折叠后置于患儿病处。

待热量部分散发后更换毛巾，重复多次，每次持续 20～30 分钟。

也可将热水装入热水袋中，将袋内气体排出，拧紧盖子，用毛巾裹好，放在患儿需要热敷的部位，热敷一般用于扭伤所致局部肿胀的 24 小时后、皮肤感染所致疖肿初起时、患眼结膜炎时等。

六、口服给药法[①]

（1）首先核对患儿的姓名、药名、浓度、剂量、时间、用法，以此为根据进行配药。

（2）对固体药片、胶囊应使用药匙取药；药粉或含片应用药袋包好；对婴幼儿所用药物，应先将药片研碎。水剂药应用量杯取药，先将药液摇匀，左手持量杯，拇指置于所需刻度，使之与视线在同一药杯内；药液不足 1 毫升时用滴管吸取，以 15 滴为 1 毫升计算。

（3）固定患儿头部，使头偏向一侧，左手控制其下颚，趁其哭闹张口时，右手将勺尖紧贴其嘴角将药送下。待患儿将药物咽下后，松开左手立即让其喝水，以去除其口中苦味。但对 3 岁以后的幼儿，应讲明道理，鼓励自己服药，不宜再采用灌服的方法。

七、滴眼药

用药前核对患儿的姓名、药名、眼别。

（一）滴眼药水法

让患儿取坐位，头稍后仰或平卧，操作者站在患儿对面或一侧，一手拇指轻轻向下拉开下眼睑，一手持眼药瓶，先弃去 1～2 滴，嘱患儿向上注视，距眼 2～3 厘米处将眼药水滴入下穹窿 1～2 滴，用棉签拭干流出的药液，并嘱患儿轻闭目 1～2 分钟。

（二）涂眼药膏法

1. 玻璃棒法

检查玻璃棒的完整度和光滑度，一手分开患儿上下眼睑，让患儿眼球向上转，另一手持玻璃棒蘸眼药膏并水平放入患儿穹窿部，放开其眼睑，告知患儿轻闭眼睑，同时转动玻璃棒从水平方向抽出。

2. 软管法

手持药膏软管，将药膏直接挤入患儿下穹窿结膜囊内，告知患儿轻闭眼睑，轻轻按摩

---

① 常爱莲，等. 护理技术操作规程手册. 石家庄：河北科学技术出版社，2012：44，243，252.

患儿的眼睑使药膏均匀分布于其结膜囊内。涂眼药膏后用棉签和棉球轻轻擦去外溢的药膏。

（三）注意事项

（1）易沉淀的眼药水（如可的松）在使用前应充分摇匀。

（2）眼药水不宜直接滴在角膜上，药瓶或滴管勿触及睑睫毛，以免造成污染或划伤。

（3）涂眼药膏时切忌软管碰到角膜及睑睫毛，疫苗会造成角膜损伤。

（4）同时滴入多种药物时，各种药物需要间隔2～3分钟，先滴眼药水，后涂眼药膏；先滴刺激性弱的，后滴刺激性强的药物；若双眼用药，应先滴健眼，后滴患眼，先轻后重。

（5）眼药膏宜在睡前或手术后使用。

八、耳部滴药法

（一）操作要点

（1）协助患儿取坐位或仰卧位，使其头偏向健侧，患耳朝上，轻拉耳廓，充分暴露耳道。

（2）用棉签蘸取生理盐水轻拭患儿外耳道内的分泌物，必要时用浓度为3%的过氧化氢溶液反复清洗。

（3）将药液滴入2～3滴后，轻压患儿耳屏，使药液充分进入中耳，将小棉球塞入外耳道口，以免药液流出。

（4）嘱患儿保持原卧位5～10分钟，感谢患儿配合。

（二）注意事项

（1）药液不可过凉或过热，否则可刺激内耳引起眩晕等症状，甚至出现眼震。

（2）滴药时，对幼儿应将其耳廓向后下方牵拉，对成人则应向后上方牵拉。

九、鼻腔给药法

（一）鼻腔滴药法

让患儿取垂头仰卧位或侧卧位，肩下垫枕或头伸出床沿下垂。用生理盐水棉签清理鼻腔，检查鼻腔情况。左手轻推患儿鼻尖，以充分暴露鼻腔，右手持滴鼻剂距幼儿鼻孔约2厘米处，轻滴药液2～3滴。轻捏鼻翼，使药液均匀分布于鼻腔黏膜。

（二）鼻腔喷药法

让患儿取坐位，头稍前倾，手持喷鼻剂，将喷嘴平行稍深入前鼻孔喷药。

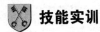 **技能实训**

各小组录制常用护理技术操作微课。

 思考与练习

1. 幼儿发热时该如何护理？
2. 幼儿接种疫苗后的注意事项有哪些？
3. 幼儿感染了手足口病该怎么护理？

拓展阅读

各级人员要重视幼儿疾病预防工作①

一、幼儿园管理者

（1）要把卫生保健工作作为一项常规性工作纳入幼儿园工作计划。

（2）要设立卫生保健管理机构。主要是设立幼儿园卫生保健工作领导小组、爱国卫生委员会等，对日常卫生保健工作进行有职、有责管理。机构中的成员就是卫生保健工作各项计划的实施者。

（3）以《中华人民共和国急性传染病管理条例》和《中华人民共和国食品安全法》等法律法规为依据，确立传染病防治制度，同时应配套确定执行监督考评条例，定期逐项进行检查，发现问题及时处理和整改。

（4）要配备专职医务保健人员。专职医务保健人员可以从技术上指导工作，在具体工作实施中提出专业性的提议和方法，同时，要承担体检、防疫、医疗任务。

（5）要将幼儿园卫生保健经费纳入核定的年度教育经费预算中。

二、幼儿园教师

（1）要了解幼儿的病史，掌握幼儿的健康状况。根据幼儿的生长发育和健康状况适当安排幼儿的一日生活，并做好安全教育工作。

（2）如果幼儿没有照常到园，应及时进行调查或家访，了解幼儿不能来园的原因，帮助家长处理好问题。

---

① 耿学超. 幼儿常见病的预防与处置. 北京：北京工业大学出版社，2004：6-9.

（3）做好幼儿在园的健康监测工作。要随时注意幼儿的精神状态，发现幼儿精神萎靡或脸色异常时要及时了解情况，并妥善处理；发现幼儿患传染病或出现可疑病症时，应及时与医务人员、保健老师及家长联系，并配合医务人员、保健老师做好观察、隔离和消毒工作。

（4）利用幼儿一日生活的各个环节，对幼儿进行卫生保健教育，培养幼儿良好的卫生习惯。

三、幼儿园医务保健人员

（1）做好技术指导工作。每学期开始时，拟定幼儿园保健工作计划及实施意见，提请园领导讨论通过，并列入幼儿园工作计划。

（2）采取多种形式，做好经常性的卫生保健宣传教育工作，积极培养幼儿良好的卫生习惯，提高全园教职工及幼儿防治疾病的意识与知识水平。

（3）对幼儿的生活环境、教学设备、玩教具等进行卫生监督，并提出合理的改善措施。

（4）对幼儿进行定期体格检查，并为幼儿建立健康档案。在此基础上，对幼儿的健康状况进行评价分析，提出保健措施。

（5）做好计划免疫与预防接种工作，做好饮食、饮水的卫生监督工作，预防传染病的发生和传播。当发生传染病时，要随时了解疫情，按规定向上级领导报告疫情，并同有关人员迅速采取措施，控制传染病蔓延。

（6）负责常见病、多发病和一般外伤的治疗工作，并承担一般的急救工作，不能处理的疾病或危重病儿，应将其护送至医院。

四、幼儿园总务部门

幼儿园总务部门应准备好活动室卫生设备、照明设备、清洁工具、健康检查器具等物资，随时对需要修理的设备进行修理，并利用假期及时修理有关体育运动器具、平时运动场地等。同时，要妥善管理食堂，保证饮食质量等。

第十八章

幼儿意外伤害的急救与突发事件处理

🔔 本章导读

近些年来，幼儿意外伤害取代了幼儿常见疾病和常见传染病，成为幼儿死亡的首要原因。如果掌握常见幼儿意外伤害的常识，积极做好预防工作，绝大多数意外伤害都是可以避免的。即使不幸遭遇一些意外伤害，掌握幼儿急救原则和急救程序，也能把意外伤害降到最低水平。

🔔 学习目标

1. 掌握幼儿意外伤害的特点。
2. 了解幼儿意外伤害急救的原则及程序。
3. 运用幼儿意外伤害常用急救技术挽救幼儿生命。
4. 掌握托幼机构突发事件的应急处理。

第一节　幼儿常见意外伤害的护理及预防

意外伤害就是在预料之外，由某种原因引发的人体损伤或灾害。幼儿活泼好动，充满探索欲望，但缺乏生活经验，自我保护能力差，预防和躲避危险的意识不强，这些因素导致幼儿比较容易发生意外伤害事故。

一、幼儿意外伤害的特点

（一）男童意外伤害发生率明显高于女童

男童生性好动、精力旺盛、活动频率高，喜好危险性和刺激性的游戏和玩具，因而他们接触危险性因素的机会就比女童多，更易发生意外伤害。

（二）骨折是幼儿意外伤害较多的类型

幼儿活泼好动，充满好奇心，喜欢追逐奔跑、嬉笑玩闹，稍不留意就极易摔倒、碰伤，导致骨折。

（三）春季幼儿意外伤害的可能性最大

春天气候宜人，幼儿活动量增大，推拉碰撞在所难免，加之幼儿性格冲动易怒，幼儿出现意外伤害的可能性增大。

（四）玩户外大型玩具的幼儿意外伤害率明显较高

大型玩具造型新颖、色彩鲜艳、玩法有趣，幼儿在活动时容易兴奋忘形、缺乏自我保护能力，极易发生意外伤害事故。

针对以上幼儿意外伤害的特点，托育机构的教师要特别关注幼儿在运动时的情绪状况、疲劳程度，及时发现幼儿的体态表现，并且提醒幼儿注意调节运动的强度，及时进行休息和缓和情绪；提倡幼儿间互帮互助、善意提醒，遇到矛盾和争执时，用和平友好的方式去解决问题。

二、幼儿意外伤害急救的原则及程序

幼儿意外伤害具有发生快、危害大的特点，及时对受伤的幼儿进行急救，可有效降低意外伤害的程度。

（一）急救原则

意外伤害急救的基本原则是：抢救生命、减少痛苦、预防并发症。

（1）抢救生命。发生意外伤害事故后，首先要关注受伤幼儿的呼吸、心跳是否正常。当呼吸、心跳出现严重障碍时，必须立即采取人工呼吸和心脏按压相结合的急救措施，同时联系急救中心。

（2）减少痛苦。各种烧烫伤、骨折会带来剧烈疼痛，甚至导致疼痛性休克，因此在包扎、固定、搬运时，动作要轻柔，位置要适当，语言要温和，必要时可用镇痛药。

（3）预防并发症。抢救时要尽量预防和减少并发症的出现，如伤口感染。骨折后不要随意移动体位，防止韧带和血管的再损伤。若遗留残疾，将带来终生不幸。

（二）急救程序

幼儿意外伤害的急救处理程序一般为：初步判断伤情、现场紧急施救。

（1）初步判断伤情。伤情不严重：通知保健医生→根据伤情进行处理→通知家长；伤情严重：打急救电话→送医院→通知家长。

（2）现场紧急施救。当伤者出现呼吸、心跳停止，大量出血，呼吸道被异物堵塞，骨折等情况时，需要进行现场急救，争取时间抢救生命。

三、幼儿常见意外伤害与急救

（一）一般外伤

1. 摔跌伤

常见的症状是跌伤后皮肤未破，伤口肿痛。

（1）如果没有破皮，可用干净的毛巾浸透冷水或用毛巾包裹冰块后冷敷于患处，这种冷敷方法可防止患处内部淤血凝固。冷敷后再用湿热的毛巾敷于患处，以促进患处血液循环。

（2）破皮先清创并检查伤口深度，处理一般浅表性破皮，可用生理盐水清创，然后贴创可贴。

（3）应勤于观察幼儿的伤势变化及治疗效果，若有人疼痛反应强烈或感到头、胸憋闷胀痛，应及时将其送往医院进行治疗。

（4）在没有采取任何治疗措施的情况下，教师千万不要忙于给幼儿揉搓患处。否则将会加剧患处肿胀，人为造成严重淤血。

2. 割伤

幼儿发生的割伤事故多是因为用小剪刀时大意或触摸玻璃碎片、金属物边缘等。

（1）轻微割伤。

若幼儿的伤口非常小，皮肤表面有少量血液微微渗出且伤口处无任何异物时，贴一块创可贴即可。

（2）常见割伤。

把消毒药水涂抹于伤口处，并用消毒纱布轻轻按压以止血。止血后用浓度为75％的酒精在伤口处由里向外消毒清洗，再敷上消毒纱布并用绷带包扎好。

伤口处若有金属或玻璃碎片，用医用镊子先将残留物轻轻夹出；然后对伤口处及其周边皮肤进行消毒，即用无菌纱布将伤口堵住，再用消毒棉球擦洗创口周边的皮肤，要注意按由内向外的顺序擦洗，最后再用无菌纱布包扎伤口。

这里应注意的是：如果有人割伤的部位是手臂，应告诉其不要将手臂或手指伸直，要放松，使手臂适当抬起，手指自然弯曲。切不可试图用布条、绳索等将割伤的手臂或手指紧紧捆绑以止血。

3. 刺伤

刺伤是由幼儿园的花草、栅栏或手工活动材料等造成的幼儿意外伤害。

（1）将伤口用自来水或生理盐水清洗。用消毒过的针或镊子顺着刺的方向把刺全部挑、拔出来。挤出淤血，随后再用酒精消毒伤口。

（2）若幼儿被较长的木刺刺伤，应在清除木刺后及时为幼儿注射破伤风针剂。若木刺取出后，幼儿的伤口仍然肿胀疼痛，应送其到医院进行治疗。

4. 挤伤

幼儿被门、抽屉、桌子、椅子等挤伤的情况多发生在手指部位，轻则造成手指肿胀疼痛，重则造成手指表皮破裂、淤血，甚至指甲脱落。

（1）应立即用凉水冲洗受伤的手指，也可用冰块进行冷敷。对挤伤处要进行消毒并用纱布松度包扎。

（2）若手指被挤伤后，流血不止，应及时包扎伤口，并通过讲故事或其他方法转移幼儿注意力，同时帮助幼儿将受伤的手指举过肩部以辅助止血。

5. 扭伤

活动时，幼儿爱跑动、爱追赶、爱争抢物品，有时他们很难控制自己的行为和速度，因此，其手腕、肘、脚踝、腰、颈部等身体部位常常发生扭伤。扭伤后轻则会出现皮肤青紫、淤血、肿胀，重则会出现脱臼，甚至轻微残疾等。扭伤的处理方法如下：

（1）轻微扭伤。

①用冷水浸湿的毛巾或冰块敷于伤处。

②用海绵、棉花等轻轻按住幼儿扭伤处，再用绷带轻轻地进行缠绕以固定扭伤处。如果幼儿扭伤的是踝关节，可先用红花油涂抹于扭伤处，然后再让幼儿平躺休息，将其受伤的踝关节抬高，并在扭伤处下面垫一些可以稳住脚部的软质物品。

（2）严重扭伤。

①如果幼儿扭伤处很快出现肿胀或淤血，幼儿疼痛难忍并难以站立时，教师不可再让幼儿走动，应立即将其送往医院治疗。在送幼儿前往医院的同时也要用冷敷的方法为幼儿减少疼痛。

②幼儿足部扭伤后，不要让幼儿自己走到医务室找保健医生包扎治疗；不能将幼儿扭伤处缠裹得过紧，过紧会导致扭伤处再肿胀而加重幼儿的疼痛；在不能判断幼儿伤势的情况下，不能急忙揉捏或摩擦其扭伤处。

6. 擦伤

擦伤是幼儿最常见的意外伤害事故之一，多是由幼儿走路、跑动时不小心摔倒、碰撞墙面或与其他粗糙物体摩擦造成的。擦伤部位多出现在膝盖、手臂、面部等身体部位。

对幼儿擦伤可根据伤口的深浅进行处理。若仅蹭破了表皮，只须将伤口处的淤泥清理干净。如果伤口较深且出血，应该用自来水或生理盐水清理伤口，用消毒水为伤口消毒，处理后无须包扎。如果伤势较严重，应去医院治疗。

(二) 骨折

幼儿骨折后，教师应立即拨打急救电话，在专业救护人员到来之前应尽量安慰幼儿，及时检查幼儿的伤情，为专业救护人员提供治疗依据，并科学控制伤势以减少幼儿的痛苦。

(1) 安慰幼儿，确定伤势。急救处理前，要先告诉幼儿不要用手去揉搓骨折处，然后检查幼儿全身的情况，确定受伤面积和骨折的确切情况后让幼儿平躺安静下来。

(2) 及时止痛，以防休克。若发现幼儿受伤处血流不止，应立即采取止血措施，并通过讲故事等方式分散幼儿注意力。

(3) 稳固伤处，以防恶化。在幼儿骨折部位的周围或伤口处用宽一些的消毒纱布包扎，固定好幼儿受伤骨部的原位，然后在下面垫一层软质材料如衣服、枕头、毛毯等，让幼儿以最舒适的姿势躺下，再用合适的 2～3 块木板把断骨处的关节固定住，在时间紧急而且条件不具备的情况下，也可将骨折的手臂或腿固定在另一健康的手臂或腿上。

(三) 鼻出血

(1) 教师应让幼儿坐起或站立，头稍向前倾，不要后仰，用食指压住出血一侧的鼻翼，压迫 5～10 分钟后可止血。

(2) 如果幼儿两侧鼻腔均出血，可用拇指及食指紧捏其双侧鼻翼，让幼儿张口呼吸，压迫 5 分钟以上，一般能止血。同时，可用双手掌蘸凉水轻拍幼儿的前额或后颈，以辅助止血。

若幼儿鼻子血流不止，应赶紧将其送往医院治疗。

不能用纸做成纸团塞进幼儿鼻腔，纸团比较硬，会使鼻腔黏膜破损面积增加，加重鼻出血；不能让幼儿用鼻子再呼吸，鼻血被吸入咽喉部位会造成呛喉或窒息；幼儿鼻子出血时，不能让幼儿躺下或头部后仰，鼻血回流进咽喉部位，会造成血块堵塞，发生窒息。

（四）坠落

幼儿发生坠落后，应迅速拨打"120"急救电话，一定要讲清楚事发类型以及目前的基本情况、单位的具体地址等，以便专业救护人员能顺利地找到事发地。在等待专业救护人员到来期间，教师还要从以下几方面进行辅助急救：

若发现幼儿落地后，其口和鼻均有血液流出，而且处于昏迷状态，可断定其头部受伤较为严重。教师应保持幼儿跌落后的原状，并让其将头部轻轻偏向一侧适当后仰，迅速用手指或其他卫生工具清除其口腔和鼻腔内外的血丝、呕吐物以及其他异物，以免其气管被堵塞造成窒息。

若发现幼儿落地处或身体下面有一些硬质杂物，即可断定其背部、肋骨及前胸可能受伤严重。教师千万不要将幼儿抱住或抱起，这是极其危险的，很有可能造成受伤部位骨骼错位，甚至导致更为严重的后果。

若幼儿园离医院较近且条件优越，也可将幼儿直接送到医院进行抢救。若必须将受伤幼儿移动，可使用硬担架，由几位教师同时用手轻轻将幼儿平起平放在担架上，切勿搂抱或摇晃。

若幼儿落下时的身体姿势是趴在地面上，可直接将担架平放在受伤幼儿的身体背部，几名教师共同按住幼儿身体，使担架连同幼儿的身体慢慢翻转，将其轻放在担架上（为保护幼儿的骨骼不错位，可在幼儿的颈后部、背部及下肢的部位垫一些软质材料，如幼儿枕头、叠好的床单、毛巾均可）。

若幼儿的头部伤势较重且出血量较多，教师可用干净的手帕、不易掉线的毛巾或干净的软质衣物等轻轻压迫其伤口，止血包扎。

若幼儿没有较大或较明显的外伤，为防止其他意外，可将幼儿身体安置好或复原卧式，再拨打急救电话或直接将幼儿送到医院检查治疗。

（五）异物入体

幼儿被异物伤害，多是因为幼儿天生好奇，喜欢玩弄如珠子、扣子、棋子、别针、图钉、硬币、小刀等体积小的物品，不慎将这些小物品吞入或塞入耳、鼻中堵塞器官造成伤害，或被扎伤。

1. 口腔异物

（1）口腔软质异物堵塞。

①若幼儿在饮食时被食物噎住或有少量食物呛入气管，教师应立即将幼儿的身体适当前倾，同时用手轻轻拍打幼儿的肩胛骨部位以辅助其将异物吐出。

②教师应告诉幼儿坚持用鼻孔呼吸，切不可用口呼吸，以防异物倒吸入气管造成严重

后果。教师也可用手指伸进幼儿的口腔，刺激舌根催吐。

③教师也可蹲在幼儿身后，将其轻轻夹在两腿间。然后用一只手轻托住幼儿前胸，帮助其稳住身体，另一只手握成拳，用大拇指关节凸起部位顶住幼儿的胃部，有节奏地挤压，直至将异物吐出。也可双手掐住幼儿的腰部，向其身体后上方有节奏地冲击，直至幼儿将异物吐出。

④如果幼儿已经将异物吐出，不要立即让幼儿继续用餐，可以让其喝一些凉开水，休息一会后再用餐。

（2）口腔硬质异物堵塞。

①在活动时，如果幼儿将无毒性、无刺植物等硬质颗粒吞下，教师不需要为其催吐，但是应让幼儿多喝凉开水、吃水果、吃一些油性食物，将异物正常排出体外。

②若幼儿不小心将带刺的硬质异物吞下（小图钉、订书机专用钉等），教师应立即将其送到医院救治，切勿拖延时间。

2．鼻腔异物

应告诉幼儿不要用手指捅鼻孔或挖鼻孔，然后用手指摁住幼儿没有异物的鼻孔，告诉幼儿用另一只鼻孔用力呼气，将异物呼出。必要时，教师应以身示范。

若幼儿两个鼻孔同时堵塞，可用两个手指同时轻按住其鼻孔，告诉幼儿用嘴吸一口气，然后闭嘴低头突然用力呼气，反复几次，直至将异物呼出。

若异物没有造成鼻孔堵塞，幼儿只是感觉不舒服，教师可用湿纸巾或清洁的手纸捻成纸绳，轻轻在幼儿的鼻孔中转动以刺激鼻孔黏膜，促使幼儿打喷嚏将异物喷出。这里需要注意的是千万不要将异物捅入幼儿鼻孔深处。

没弄清是何异物时，教师不要用镊子在幼儿鼻孔中乱捅，否则可能会将异物捅入鼻腔深处或落入气管，造成窒息。

3．眼部异物

如果眼睛内的异物是沙尘，教师应告诉幼儿不要用手揉眼睛，以防沙尘等小异物擦伤眼角膜，应立即用生理盐水为幼儿清洗眼睛，如果没有生理盐水，也可用矿泉水或自来水代替。

如果眼睛内的异物是小昆虫或木屑，应让幼儿弯身低头，将手洗干净，轻轻翻开幼儿的眼皮，对异物轻吹气或用干净的手帕将异物擦拭出来。

冲净后，如果幼儿眼睛没有摩擦感，为防止感染，应在幼儿的眼睛内滴几滴眼药水；如果幼儿的眼睛红肿或异物难以取出，应立即将其送到医院治疗。

4. 耳部异物

如果耳部异物是体积小的颗粒状植物籽，应帮助幼儿将头歪向有异物的一侧，扶住幼儿身体侧身晃动，使异物落出。也可用卫生棉签蘸一些凡士林，将小异物由里向外轻轻取出。

如果耳部异物是小昆虫，教师可用灯管对准幼儿的耳朵，诱使小昆虫自行爬出。也可在幼儿的外耳道滴入少许食用油，引诱小昆虫爬出。

如果不能将异物取出，幼儿也没有疼痛感，教师可用少许低度酒精小心滴入幼儿耳朵内。片刻后，帮助幼儿将有异物的一侧耳朵向下倾斜，使异物随酒精流出。

（六）烫伤

幼儿在园内被烫伤主要是由开水、热粥、热蒸汽、化学药物、强碱强酸等所致。

1. 轻微烫伤

轻微烫伤只损伤到幼儿的皮肤表面，幼儿的皮肤有红肿症状，没有出现水泡，幼儿有疼痛感或皮肤呈淡红或苍白状。

教师应立即用冷水冲洗幼儿的烫伤部位，或将其烫伤部位浸入冷水中，以降低局部温度和伤害程度，然后在其烫伤部位涂烫伤药膏如京万油、清凉油等。

如果幼儿是穿着衣服、裤子、袜子等被烫伤的，教师在为其降温时不要直接将其衣裤、袜子等脱掉，要立即把幼儿抱到水池或浴室中将其头部以下身体部位全部浸在水中，慢慢为其脱去衣物，然后用自来水缓慢地间断性地冲洗烫伤部位 15～30 分钟。过程中切勿用手揉搓幼儿的烫伤部位。

2. 严重烫伤

对严重烫伤的幼儿，教师应先用冷水将其烫伤部位冲洗 15 分钟，然后再轻轻将其衣服剪开并小心脱掉，此时不要弄破幼儿的皮肤。

如果幼儿烫伤部位出现水泡或大面积溃烂，教师应迅速用冷水冲洗其受伤部位，然后用消毒纱布包扎，并注意将其烫伤部位裸露出来，立即将其送往医院治疗。

当幼儿全身、多部位或大面积烫伤时，千万不要为其涂抹药物，只需要用清洁布单将其包裹后快速送往医院即可。同时，可给幼儿服用一些淡盐水，以防脱水、休克。

（七）急性中毒

幼儿中毒可分为食物中毒、药物中毒、化学物质中毒等。幼儿一般都是误食、误服有毒物质而出现中毒，一般先有恶心、呕吐、腹痛、水样便或脓血便，继而体温升高，迅速出现脱水、酸中毒，甚至休克、昏迷。对急性中毒的处理方法有：

（1）迅速清除毒物，可用催吐（用手指、勺等刺激咽部引起呕吐）、洗胃、导泻等方法。

（2）及时输液以防止脱水，保持酸碱平衡。

（3）立即送幼儿到医院抢救，并收集剩余食物、患儿呕吐物和排泄物，及时送医院检查。

（八）溺水

幼儿在无监护状态下在河边游泳玩水，是造成溺水的最主要原因。对溺水的主要处理方法有：

（1）幼儿溺水后，应利用现成一切条件，抓紧进行水上救护。

（2）溺水幼儿上岸后，应观察其状况。若溺水幼儿意识清楚，语言表达流畅，仅为体内进水，为其倒水就可以了。倒水后，救护者取半跪姿势，让溺水幼儿匍匐在救护者的膝盖上，头部下垂，并为其按压腹、背部，帮助溺水幼儿将进入体内的水排出。也可就地取材，借助木凳、牛、马等物件的帮助，促其排水。

（3）若溺水幼儿意识不清，口内有淤泥杂草，则应迅速清除其口鼻内的淤泥杂草，松解溺水幼儿的内衣、裤带、领口、袖口。若溺水幼儿的呼吸心跳已停，应迅速为其施行人工呼吸或胸外心脏按压术。

第二节　托幼机构突发事件的应急处理

幼儿由于年龄小、活泼好动、自理能力差、防护意识薄弱，面对突发事件，缺乏应急和逃生的能力。托幼机构应根据《中小学幼儿园安全管理办法》《中华人民共和国未成年人保护法》等相关法规，制订突发事件的应急计划，从而确保在突发事件发生时，托幼机构能够快速有效地采取应急措施，保障幼儿的人身安全。

一、火灾事故

（一）防范措施

（1）托幼机构的负责人是消防安全的第一责任人，应全面负责本园（所）的消防安全工作，并根据消防法律法规，结合实际明确托幼机构的消防安全管理制度，落实托幼机构消防安全责任制。

（2）托幼机构应成立义务消防队伍，按规定配备消防器材。后勤负责人应负责消防器材、设备的维护与保养，经常检查和定期更换灭火器药品。要配合消防部门定期对托幼机构设施进行排查，对发现的各类火险隐患要及时排除和整改。

（3）对保教人员和幼儿进行消防安全教育，普及基本消防知识。托幼机构的活动室、寝室、食堂等重点防火场所的消防设施、器材要完备，要保证道路通畅，不堆放杂物。要定期组织保教人员和幼儿模拟演练，让其学会正确使用灭火器材，掌握扑救和逃生方法。

（二）应急措施

（1）一旦发生火险，应在第一时间扑救。如果火势失控，要指派专人向"119""110"报警，并告知发生火灾的位置、燃烧物种类、被困人员情况。要立即启动托幼机构的火灾应急预案，并在第一时间向所属区县教育局和当地党委、政府报告。

（2）立即切断着火楼（室）的电源。指派专人切断电源、气源，关闭供油设备。如果火灾发生在夜间，应在人员全部撤离以后再切断电源。

（3）听到火警报告后所有工作人员应该立即进入紧急状态，按照平时消防演练逃生的路线迅速疏散幼儿。如不能撤离，应迅速带领幼儿进入相对安全的区域，如厕所、阳台、楼顶等有窗户的房间，把毛巾弄湿后折叠起来盖住幼儿口鼻，不要随便打开窗户，以防形成冷热空气对流，加重火势或烟雾。

（4）在火灾现场的负责人要统一指挥，果断命令距离火场最近的人员首先撤离，其余人员依次疏散。将全体教师和幼儿疏散到室外安全地点并立即清点人数。在确保安全的前提下让专人断后清场，并确认人员全部撤出。

（5）如有幼儿受伤要及时将其送往区级以上医院救治，及时通知家长或者家属。

（6）保护现场，配合消防部门、行政部门开展调查，有关人员要写出事故报告，要追究责任，维护托幼机构的利益，协助处理善后事宜。

二、幼儿走失

（一）防范措施

（1）除接送时间开门外，托幼机构的大门应该始终保持关闭状态，并有专人看守。

（2）幼儿应牢记父母姓名、家庭住址、工作单位及自己所在托幼机构的名称。

（3）幼儿无论是在教室里，还是在院子里活动，都应该始终在教师的视线之中。

（4）组织幼儿外出，如散步、游玩和参观等活动，要事先了解沿途的线路、目的地的环境。

（5）出发前应对幼儿讲清纪律要求，并反复强调。外出活动排队时，队伍前后均应有教师，可一个教师领头，另一个教师在后。幼儿可两两手拉手排成队，教师应该随时清点人数，以便能及早发现问题。活动中，教师必须随时留意每一位幼儿，不得自顾聊天。活动结束后，要清点好幼儿人数。

（二）应急措施

（1）一旦发生幼儿走失的情况，应立即与园所领导联系，同时打"110"报警电话。

（2）园所领导应立刻组织工作人员，以幼儿走失地点为中心，展开辐射式搜寻。

（3）应立即通知家长，散发幼儿的照片，协助警方进行查找。

三、地震

（一）防范措施

（1）园（所）长一定要在思想上高度重视，做到宁可千日无震，不可一日不防，切实把保护职工及幼儿的生命和国家财产安全放在首位。

（2）加强对保教人员和幼儿防震抗灾知识及自救知识的宣传教育。

（3）选择合适位置作为避险区，确定好撤离疏散路线图，定期进行模拟演练。

（二）应急措施

（1）地震发生后，保教人员要沉着冷静，先看清自己所处的位置，然后组织幼儿有序地按照熟悉的路线逃生，迅速撤离到安全地带。

（2）如果震后不能迅速撤离或被困于室内，最安全、最有效的办法是让幼儿及时躲到两个承重墙之间最小的房间内，如洗手间、厕所内等。也可以让幼儿躲在桌、柜等下面以及房间内侧的墙角，并且注意保护好头部。千万不要去窗下躲避。

（3）如果幼儿正在睡觉，应叫醒幼儿并有序地组织幼儿躲在床底下或墙脚。

（4）如被建筑物挤压，让幼儿千万不要惊慌，不要盲目采取措施，要懂得发出报险信号，等待救援。

（5）如果在室外活动，要把幼儿集中到操场中间的空旷场地或树木周围。

（6）要从精神上安慰幼儿，不断鼓励幼儿，这非常重要。

保教结合

促进幼儿提升安全防范和自我保护能力的教育策略

促进幼儿提升安全防范和自我保护能力，可以从创设安全活动环境和开展各种安全知识渗透活动等方面来进行。

一、创设安全活动环境

首先，应尽量让幼儿远离有危险的地方，把伤害性事件发生的可能性降到最低程度。

例如，活动时尽量避免有尖角的地方，卫生间的地砖应是防滑的，水桶的水应是温水等。其次，可以通过生动、直观、形象的环境布置让幼儿知道什么是安全，什么是危险，如在楼梯上贴上上下脚印、在窗台张贴禁止攀爬的标记等。最后，不要为了避免幼儿发生意外伤害，就把危险隐藏起来，这样会影响幼儿从自然环境中学习、积累安全的经验。

二、开展各种安全知识渗透活动

1. 集体教学活动

集体教学活动是培养幼儿安全防范和自我保护能力的重要方式。除了将消防安全、交通安全、面对陌生人的教育纳入教育的内容，教师还应该将现代家庭中可能存在的安全问题纳入教育的内容中，如家用电器存在的隐患、药品的危害、窗户跌落等。

2. 随机教育

教师应充分利用危险出现的特定场所和时间，对幼儿加以引导和教育，帮助幼儿了解周围环境中的不安全事物，教育幼儿不做危险的事，这种教育具体、直观、形象，符合幼儿认知特点，容易为幼儿所理解。如参加户外体育活动时，提醒幼儿不要疾跑，避免与其他幼儿发生碰撞；不要从高处往硬的地面跳等。

除了给幼儿指出危险，还应该给幼儿正确示范，促进幼儿安全防范和自我保护能力的发展。教师在帮助幼儿认识常见的安全标识，如小心触电标识、有毒标识的同时，还应告诉幼儿怎样正确地使用电器、怎样正确地对待药品等；告诉幼儿小心热汤热水、鱼刺的同时，还应该告诉幼儿热汤热水吹一吹再喝，把鱼刺挑干净再吃。

3. 定期组织专门的地震、火灾逃生演练

幼儿园要定期开展突发灾害事件演习，其目的在于：对突发灾害时的安全疏散进行实战演练，使幼儿增强安全意识，掌握现场逃生的技能；讲解各种安全知识，使幼儿了解逃生的基本知识；锻炼脱离危险的能力，培养幼儿的自我保护意识。

4. 充分利用各种游戏

游戏是幼儿喜欢的方式，可以通过各种游戏方式让教师和幼儿在轻松愉快的氛围中进行知识的传递。可以设计模拟剧情表演使幼儿对陌生人的恐惧心理降低；传授家庭安全常识或交通安全常识都可以用棋类游戏、角色游戏等方式进行。

技能实训

指导幼儿分组为幼儿园设计防火标志。

思考与练习

1. 幼儿鼻中隔是易出血区，该处出血后，正确的处理方法是（　　）

A. 在鼻根部涂抹紫药水，然后让幼儿安静休息

B. 让幼儿头略低下，冷敷前额、鼻部

C. 止血后，半小时不做剧烈运动

D. 让幼儿仰卧休息

2. 幼儿有时会不小心划伤自己，教师在处理时，应用干净的纱布按压伤口止血，止血后在伤口周围用浓度为（　　）的酒精由里向外消毒，敷上消毒纱布，最后进行包扎。

A. 25％　　　　　　B. 50％　　　　　　C. 75％　　　　　　D. 100％

3. 教师如果发现幼儿出血的伤口较大，应该使用（　　）

A. 一般止血法　　　　　　　　　　B. 加压止血法

C. 包扎止血法　　　　　　　　　　D. 加压包扎止血法

4. 如果幼儿被蜜蜂蜇伤，可在伤患处涂（　　）液体

A. 弱碱性　　　　　　B. 弱酸性　　　　　　C. 强碱性　　　　　　D. 强酸性

5. 幼儿发生触电时，首先要（　　）

A. 拿开电线　　　　　　　　　　　B. 快速切断电源

C. 将幼儿拉开　　　　　　　　　　D. 施行人工呼吸

 拓展阅读

常用急救技术

一、止血

正确判断出血的性质有助于对出血的处理。动脉出血呈鲜红色，速度快，呈间歇性喷射状；静脉出血多为暗红色，持续涌出；毛细血管损伤多为渗血，呈鲜红色，血自伤口缓慢流出。

（一）指压法

指压法是在出血部位的上端（近心端），用手指将出血动脉压向骨骼而止血。此法较难持久，只能作为应急措施，需要在短时间内改成其他方法。指压止血法适用于头部、颈部、四肢的动脉出血。

（二）加压包扎法

加压包扎法是用数层消毒纱布、干净毛巾或布块等盖在创口上，再用三角巾或绷带

扎紧来止血，包扎的松紧度以能达到止血目的为宜。必要时，可用手掌置于纱布外均匀加压，一般 20 分钟后即可止血。包扎后将手上部位抬高，以利于静脉血回流或减少出血。一般小动脉、中小静脉或毛细血管损伤出血可使用此法。这是最常见的止血方法。

（三）止血带法

止血带法一般只用于四肢大出血，且加压包扎法无法止血的情况下，使用不当会造成更严重的出血或肢体缺血坏死（见图 18 - 1）。使用止血带法的注意事项有：止血带下应加以衬垫，以增加接触面积，以免造成神经损伤；止血带的松紧要适宜，以摸不到远端的脉搏为宜；每隔 0.5～1.0 小时将止血带放松 1～2 分钟（一般待血流恢复后再扎紧）；如果动脉出血，应在放松的同时指压动脉止血；松解止血带前，应先输液或输血，补充血容量，打开伤口，准备好止血用的器材。

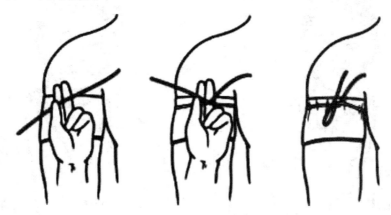

图 18 - 1　止血带止血法

资料来源：杨建芬. 急救护理技术. 北京：人民军医出版社，2015：130.

二、骨折的固定

固定用于骨折或骨关节损伤，以减轻疼痛，避免骨折片损伤血管、神经等，并能防止休克，更便于对伤者的搬运。对疑有骨折的伤者，都应按骨折处理。

（一）用物

1. 夹板

夹板用于扶托、固定伤肢，其长度、宽度要与伤肢相适应，长度一般要跨伤处上下两个关节。没有夹板时可用健侧肢体、树枝、竹片、厚纸板、报纸卷等代替。

2. 敷料

用于垫衬的敷料可用如棉花、布块、衣服等；用于包扎捆绑夹板的敷料可用三角巾、绷带、腰带、头巾、绳子等，但不能用铁丝、电线。

（二）骨折的固定方法

1. 前臂骨折的固定方法

有夹板时，可把两块夹板分别置放在前臂的掌侧和背侧，可在伤者伤侧掌心放一团棉花，让伤者握住掌侧夹板的一端，使腕关节稍向背曲，然后固定，再用三角巾将前臂悬挂于胸前（见图18-2）。无夹板时，可将伤侧前臂弯曲，让手端略高，用一条三角巾悬挂于胸前，再用一条三角巾将伤臂固定于胸前。

2. 上臂骨折的固定方法

有夹板时，可将伤臂弯曲贴在胸前，在伤臂外侧放一块夹板，垫好后用两条布带将伤臂骨折上下两端固定并吊于胸前，然后用三角巾将上臂固定在胸前（见图18-3）。无夹板时，可使上臂自然下垂并用三角巾固定在胸侧，用另一条三角巾将前臂挂在胸前。

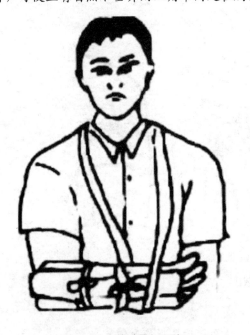

图18-2 前臂骨折固定

资料来源：李一杰. 急救护理技术. 北京：人民军医出版社，2010：116.

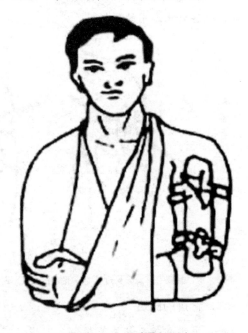

图18-3 上臂骨折固定

资料来源：李一杰. 急救护理技术. 北京：人民军医出版社，2010：116.

3. 小腿骨折的固定方法

有夹板时，将夹板置于小腿外侧，其长度应从大腿中段到脚跟，在膝、踝关节垫好后用绷带分段固定，再将两下肢并拢上下固定，并在脚部用"8"字绷带固定，使脚掌与小腿成直角。无夹板时，可将两下肢并列对齐，在将膝、踝部垫好后用绷带分段来将两腿固定，再在脚部用"8"字绷带固定，使脚掌与小腿成直角（见图18-4）。

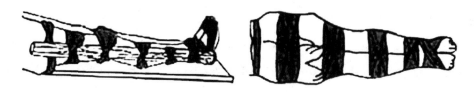

图 18-4　小腿骨折的固定方法

4. 大腿骨折的固定方法

将夹板置于伤肢外侧，其长度应从腋下至脚跟，两下肢并列对齐，垫好膝、踝关节后用绷带分段固定，再用"8"字绷带固定，使脚掌与小腿成直角。无夹板时亦可用健肢固定法（见图 18-5）。

图 18-5　大腿骨折的固定方法

5. 脊椎骨折的固定方法

在对脊椎骨折的抢救过程中，最重要的是防止脊椎弯曲和扭转，不得用软担架搬运，也不可徒手搬运。如有脑脊液流出的开放性骨折，应先加压包扎。固定时，由 4～6 人用手分别扶托伤员的头、肩背、臀、下肢，保持动作一致将伤者抬到硬木板上。颈椎骨折时，伤者应仰卧，尽快给伤者上颈托，无颈托时用沙袋或衣服填塞头、颈部两侧，防止头左右摇晃，再用布条固定。胸椎骨折时伤者应平卧，腰椎骨折时伤者应俯卧于硬木板上，用衣服等垫塞颈、腰部，用布条将伤者固定在木板上。

（三）护理时的注意事项

（1）开放性骨折骨断端外露时，不可将断端送入伤口内，以免造成感染。

（2）用夹板固定时，其长度必须超过骨折的上、下两个关节，且除要固定关节部位上下端外，还要固定上下两关节。

（3）夹板不可与皮肤直接接触，应先垫棉花或其他柔软织物，且应在夹板两端、骨凸出部位、悬空部位加厚衬垫，以防止受压或固定不妥。

（4）固定应松紧适度，以免影响血液循环。肢体骨折固定时，应将指（趾）端露出，以便随时观察末梢血液循环情况，如发现异常，如指（趾）端苍白、发冷、麻木、疼痛、浮肿或青紫，应松开重新固定。

（5）避免不必要的搬动，不可强制伤者进行各种活动。

三、搬运

可选用硬模板、门板、硬担架作为搬运和固定工具。搬运时，可3～4人托住伤者并抬起，使伤者的身体保持平整，小心地将其平放在模板或担架上。如无法按照上述方法处理，也可让伤者不动，打"120"等救护车到后施救。

四、人工呼吸

由各种原因引起的窒息、触电、溺水等意外事故以及药物中毒、过敏等，都会引起心跳呼吸骤停，心肌收缩力减弱，血压下降，心率失常，脑组织受损直至死亡。用人工呼吸和胸外心脏按压的方式，使中断的心肺功能恢复称为心肺复苏。

在挽救生命的过程中，争分夺秒是关键，无论什么原因导致呼吸完全停止4分钟以上，都可造成死亡或濒临死亡。在无抢救用具的情况下，为达到心肺复苏的目的，就应在伤者呼吸刚刚停止时，对其进行人工呼吸。

简便且行之有效的人工呼吸法是口对口（鼻）吹气法，操作要领如下：

（一）疏通呼吸道

（1）让伤者取仰卧位，清除其口（鼻）腔中的异物、血块、淤泥、黏液、呕吐物等。

（2）将伤者颈部垫高，使其头部后仰，舌根抬起，保持呼吸道畅通。

（二）进行吹气

救助者一只手捏住伤者的鼻孔，另一只手托起伤者的下颌，使伤者的头尽量向后仰；救助者的嘴紧贴伤者的嘴，向里吹气。吹完一口气，救助者的嘴离开，放开伤者的鼻孔，轻压其胸部，帮助其呼吸。应3～4秒一次（一吹一压算一次），直至伤者自主呼吸恢复为止。若伤者牙关紧闭，也可对着其鼻孔吹气，方法和口对口吹气法相同。

对婴儿，可用嘴衔住婴儿的口鼻，往里吹气，吹完一口气，轻压其胸部，帮助其呼气。这样有节奏地进行。2～3秒一次。婴儿肺部娇嫩，胸壁较薄，吹气时不可太用力。见到其胸部隆起，就把嘴松开。这样有节奏地进行，直至患儿恢复自主呼吸为止。

五、胸外心脏按压

通过外力挤压给停止搏动的心脏施加压力，促使心脏排出血液，输送到全身组织器官，可达到心脏复苏的目的。实施胸外心脏按压前必须确定无颈动脉搏动，因对有脉搏的患者进行胸外心脏按压可使患者出现心脏停搏等严重后果。

（一）手的正确位置

实施胸外心脏按压可将一手的手掌根部放在患者胸骨体的中下1/3处，另一手叠于其上（见图18-6）。图18-6的（1）（2）（3）表示的内容如下：

（1）心脏按压部位在胸骨下1/3。

（2）心脏按压时手的位置的确定。

（3）婴幼儿心脏的按压部位。

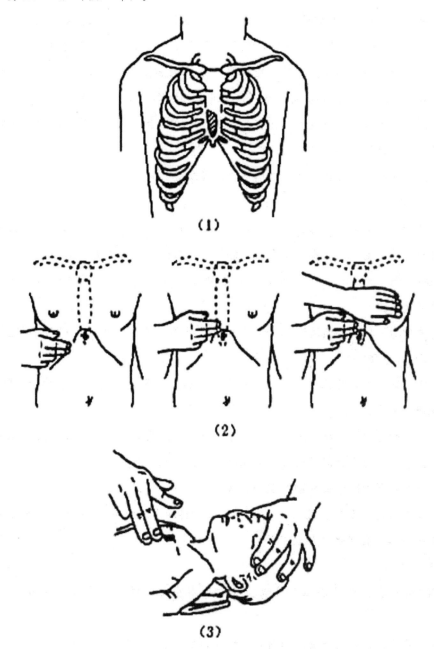

（1）

（2）

（3）

图18-6　胸外心脏按压中手的正确位置

资料来源：霍正禄. 实用急诊急救技术手册. 北京：科学出版社，2002：110.

（二）正确的按压技术

（1）救助者的两肘关节不动，两臂伸直，双肩位于双手正上方，从而使每次按压的力量直接压在患者胸骨上。如果不直接向下按压，患者躯体就有转动的倾向而使救助者丧失部分力量，使按压效果较差。

（2）对1岁以内的婴儿实施胸外按压的部位在其胸骨中部，两乳头之间的连线上。可用右手托其背，用左手的食指和中指指头，有节奏地冲击下压，使其胸骨下陷2厘米左右，频率为100次/分。对1~8岁的幼儿应用单手手掌根部按压，深度为2.5~4厘米，频率为80~100次/分。对有正常身材的成人，胸骨必须被向下压4~5厘米。

（3）按压后放松，让血液流入患者心脏，每次按压后必须全部放松，使患者胸部恢复其正常位。放松时间与按压时间相同。

（4）双手不要离开患者胸部，以免手的位置改变。

（三）注意事项

（1）患者必须躺在坚硬的物体上。如果患者躺在席梦思床或钢丝床上，应在患者背下垫上一块与床等宽的硬板。如果患者坐在躺椅或沙发上，可将患者移到地板上。

（2）按压频率为80~100次/分，可以达到最佳的峰压。过慢或过快均达不到理想的血流动力学效果。

（3）胸外心脏按压必须与人工呼吸结合进行才能更有效，单人时的按压/通气比例为15∶2，双人时为5∶1。

（4）实施胸外心脏按压应掌握按压的力量，尽量避免造成患儿肋骨骨折、肝脾破裂、血气胸等严重病症。

（5）实施胸外心脏按压时患儿必须水平仰卧，如果头部比心脏稍高，流向脑部的血流会很少甚至全无。为增加静脉回流，按压时可抬高患儿下肢。

六、婴幼儿呼吸道存有异物的现场急救

对1岁以内的患儿常采用拍背法和冲胸法以排除异物，对1岁以上的患儿建议采用Heimlich手法和卧位腹部冲压法。

（一）适应症

当患儿突然发生呼吸困难、咳嗽、张口说不出话或喘鸣，应怀疑有异物被吸入其气道。

若患儿有意识，应鼓励其连续自主咳嗽，以咳出异物。

若不能咳出或已无意识，应立即施行抢救。

（二）方法

1. 拍背法

用一手拍背部，另一手掏口内异物（见图18-7）。

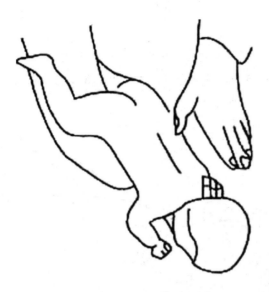

图 18 - 7　拍背法

（1）让患儿俯卧于救助者前臂上，将救助者的前臂放在患儿大腿上，用手指托住患儿的嘴并固定其头，使其头低于躯干。

（2）用另一只手的掌根部在患儿的肩胛之间进行 5 次有力的拍打。

2．冲胸法

（1）让患儿仰卧于救助者一只手的前臂上，救助者将手臂置于患儿的大腿上，救助者应保持头低位。

（2）用另一只手的中指和食指在患儿的胸骨下 1/3 处施行 5 次快速的胸外冲击（见图 18 - 8）。此法的机制是利用患儿肺部压力的突然增高将异物冲出。

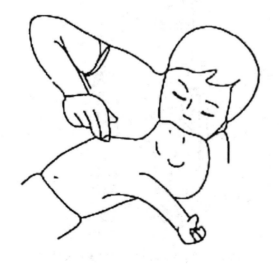

图 18 - 8　冲胸法

3. Heimlich 手法

使患儿仰卧，躺在地面或床板上，救助者在其一侧（见图 18‑9）或使患儿骑坐在救助者的大腿上（见图 18‑10），救助者将两手的中指和食指放在患儿胸部和脐间的上腹部，快速向上冲击，反复施行，直至异物排出。

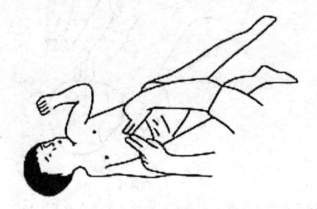

图 18‑9　患儿仰卧，救助者在其一侧施救

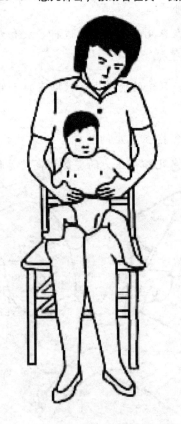

图 18‑10　患儿骑坐在救助者的大腿上

第十九章

幼儿园的环境与建筑设备的卫生保健

本章导读

　　幼儿的身心健康发展离不开良好的外部环境。幼儿园的房舍、场地和各项设备都是幼儿生活的重要环境。适宜的园址、空气新鲜和阳光充足的活动室、适合幼儿身材的课桌椅、足够的活动场地及必要的活动设施，不仅能促进幼儿的生长发育和身体健康，还能够保证幼儿园各项教育、教学活动顺利进行。因此，在新建、改建或扩建幼儿园的园舍时，幼儿园的园址、规模、建筑、设备都必须符合相关卫生要求和卫生标准，这既便于幼儿园工作人员进行保育和教育，也便于促进幼儿的身心健康。

学习目标

　　1. 了解国家和有关部门规定的幼儿园建筑的标准和要求。

　　2. 掌握幼儿园建筑的卫生原则和卫生要求。

　　3. 掌握幼儿园常用设备设施的选择标准和卫生要求。

　　4. 认识到幼儿园的环境因素对幼儿生长发育的影响。

　　5. 具备按照卫生要求为幼儿创设适宜环境的能力。

第一节　幼儿园的建筑卫生

一、幼儿园的规划

（一）幼儿园的规模

　　为了广大幼儿能够接受学前教育，同时也为了解决家长的后顾之忧，应在居民区适当的地方设置幼儿园。根据居民生活和幼儿身体发展的需要，幼儿园的服务半径一般为 300～500 米，以方便家长接送。

幼儿园的规模分为大、中、小三种基本类型。一般来说，1～4 个班为小型，5～9 个班为中型，10～12 个班为大型。小班 20～25 人每班，中班 26～30 人每班，大班 31～35 人每班。幼儿园的班级规模以中型为宜，过大难以管理，特别是发生传染病时不能很好控制，而规模过小，易造成设备、人力等的浪费。

城市幼儿园用地面积定额及园舍建筑面积定额如表 19-1 及表 19-2 所示。

表 19-1　　　　　　　　　　　　　城市幼儿园用地面积定额

规模	用地面积（m^2）	用地面积定额（m^2/生）
6 班（180 人）	2 700	15
9 班（270 人）	3 780	14
12 班（360 人）	4 860	13

表 19-2　　　　　　　　　　　　　城市幼儿园园舍建筑面积定额

规模	园舍建筑面积（m^2）	建筑面积定额（m^2/生）
6 班（180 人）	1 773	9.9
9 班（270 人）	2 481	9.2
12 班（360 人）	3 182	8.8

注：表 19-1、表 19-2 中每班均以 30 人计算。

资料来源：国家教育委员会，建设部. 城市幼儿园建筑面积定额（试行）.（1988-07-14）. http://www.csdp. edu. cn/article/587. html.

（二）园址的选择

幼儿园园址的选择应符合以下要求：

1. 环境安静

环境中的噪声既会对幼儿的听力和神经系统产生有害影响，又会干扰幼儿园正常的生活与学习秩序，为此，园址的选择应远离喧闹的交通要道、车站、码头、机场、工厂、市场等场所。

2. 空气清新

空气清新是幼儿能够利用自然因素进行体育锻炼的重要条件之一，受污染的空气容易引发幼儿的呼吸道疾病，因此，园址应远离医院和工业区，如属这类单位的自建园，则应将园址定于上风地带，并有足够的防护距离或可靠的隔离措施，以减少粉尘、有害气体等的污染。

3. 园址安全

幼儿园周围不能有生产或贮藏易燃物品、易爆物品及农药等危险物品的车间库房，不能在架空高压线的影响范围内。虽然为了方便家长接送，幼儿园周围要交通便利，但为了保证幼儿的安全，幼儿园应远离城市主要干道，园门不宜直接开向机动车流量超过300辆/小时的道路，门前应留有一定缓冲地带（以80～100米为宜）。

4．日照充分

幼儿园主体建筑物应有良好的日照和朝向，应与四周的建筑物保持一定距离。一般来说，在东、南两个方向，幼儿园主体建筑物与四周建筑物的距离不得小于最高建筑物高度的2倍，在西、北两个方向，距离则不得小于最高建筑物高度的1.5倍。

5．地势适宜

幼儿园不宜选址在地势较低的地段，以防排水不畅而影响幼儿的活动。园内场地应平坦、干燥、排水良好。

6．面积充足

幼儿园的面积应符合《托儿所、幼儿园建筑设计规范》中的规定保证幼儿园有必需的建筑场地及绿化面积，并为各种户外设施的设置提供必要条件，同时留有足够的空地供幼儿的户外活动使用。

二、园内布局的卫生要求

幼儿园用地主要由建筑用地、运动场地、绿化地带三部分组成，规划时应做到功能分区合理，避免相互干扰，这样方便管理，有利于交通疏散，且朝向适宜，运动场地获得的日照充足，可创造符合幼儿身心发展特点的环境空间。

（一）建筑用地

建筑用地包括生活用房、服务用房与供应用房等主体建筑物和附属建筑物。城市的建筑用地按主体园舍建筑为三层楼房计算，附属建筑物为平房计算，建筑面积不宜大于幼儿园占地总面积的30%。

1．主体建筑物

主体建筑物主要是指生活用房，包括活动室、卧室、卫生间、音体活动室等。为方便幼儿开展各种活动，楼房以2～3层为宜，不应采用高层建筑。一般将小中班安排在低层，大班安排在高层，音体活动室可安排在较高层。生活用房应朝南、日照充分、通风良好，满足冬至日底层满窗日照不少于3小时的要求。温暖地区、炎热地区的生活用房应避免朝西，否则应设遮阳设施。

主体建筑物的顶部应有防雷设施，走廊应设有防火设施。楼梯应按照保障安全、便于行走和疏散的原则来设计，一栋楼最好有几个楼梯同时使用，并有直接通向户外的楼梯。楼梯内应天然采光，不宜采用螺旋式楼梯。楼梯两侧应加幼儿扶手，扶手高度不应高于 0.6 米。楼梯宽度不应小于 1.2 米，以三人能同时上下为宜。楼梯的坡度应不大于 30 度，每一踏步的高度以 12~14 厘米为宜，不应大于 15 厘米；深度为 20 厘米左右。楼梯栏杆的高度不低于 90 厘米，并在高 50 厘米处装有幼儿专用扶手，相邻两根栏杆之间的距离不大于 12 厘米。

2. 附属建筑物

附属建筑物主要是指服务用房与供应用房。服务用房包括保健室、隔离室、晨检接待室以及教职工办公室、会议室、值班室、资料室、教职工厕所等，供应用房包括厨房、消毒室、洗衣用房及储藏室等。

附属建筑物应与主体建筑物分开，但厨房与生活用房不宜距离太远，应有走廊连接，以便遮雨。厨房及隔离室应有单独的出入口。

（二）运动场地

幼儿园必须设置各班专用及全园共用的室外游戏场地。各班的游戏场地面积不应小于 60 平方米，园内一旦流行传染病，运用各游戏场地可以实施隔离。全园共用的室外游戏场地，应设置大型游戏器具、30 米跑道、沙坑、洗手池和储水深度不超过 0.3 米的戏水池等，以便幼儿进行户外活动。全园共用的室外游戏场地，其面积不宜小于下式计算值：

$$全园共用的室外游戏场地面积（m^2）=180+20(n-1)$$

式中，180、20、1 为常数，n 为班数（乳儿班不计）。

（三）绿化地带

幼儿园应有足够的绿化面积，不应小于全园总面积的 30%。

绿化地带可改变局部小气候，对净化空气、减少尘埃、降低温度、增加湿度、减少噪声、美化环境都十分有利，同时可兼做自然科学研究园地。

校园四周应种植树木，以乔木和灌木为主，以形成幼儿园与外界的隔离带；园内可以种植草坪、花卉，适当种植乔灌木点缀，便于幼儿活动和观赏；但主体建筑物旁不宜种植高大的树木，否则会影响室内的自然采光和通风。园内严禁种植有毒、带刺的植物。

三、幼儿园各室配置的卫生原则与要求

（一）幼儿园各室配置的卫生原则

1. 便利性原则

各室的配置应以幼儿为中心，有利于幼儿的游戏、教学、进餐、盥洗、睡眠等活动的

顺利开展，能为保证幼儿一日生活的正常进行提供便利条件。

2. 预防性原则

为有效控制传染病的流行，幼儿园每个班级都应有一套单独使用的空间，组成独立的单元，主要包括活动室、卧室、卫生间、保健室、隔离室、厨房等。每个班的单元房间以活动室为主，单元内部各个室分别与之相互连接。每个班的单元房间都应有其通往院内的出入口，必要时可将班级隔离，有效控制传染病的流行。

3. 安全性原则

注意防火。生活用房在一、二级耐火等级的建筑中不应设在四层及四层以上，在三级耐火等级的建筑中不应设在三层及三层以上，在四级耐火等级的建筑中不应超过一层。

注意用电安全。电线应用暗线，不宜用暴露在外的明线。电器固定设备装置高度应在1.7米以上，应有接地孔。

注意防止外伤。室内墙角及各种用具如窗台、暖气罩、窗口竖边等应避免有棱角，必须做成小圆角；1.3米以下的墙角应采用光滑且易清洁的材料，不应粗糙。门以开放式为佳，宽度为1.2～1.5米，门把高达1.2米，幼儿经常出入的门应在距地面0.7米处加设幼儿专用把手。在距地0.6～1.2米高度内，不应装易碎玻璃，不应设置门槛和弹簧门，不应装落地玻璃门。

（二）幼儿园各室配置的卫生要求

1. 活动室

活动室是幼儿开展室内活动及午睡、进餐的主要场所。为了保证幼儿在活动区内能正常开展各项活动，活动室应有足够的活动面积和空气容量，并有空间存放家具和大型玩具。根据相关规定，城市幼儿园活动室每班一间，使用面积120平方米，如果活动室与卧室分设，活动室的使用面积不宜小于70平方米。

活动室应有充足的采光，通风良好，最好两面设窗，窗高（内地面至窗上缘高）不低于2.8米，窗的面积与地面面积比为1∶5～1∶4。为使幼儿能在室内向外远眺，窗台距地面的高度应为0.5～0.6米。楼层无室外阳台时，应设护栏，距地面1.3米内不应设平开窗。活动室室内净高不低于3.3米。地面应铺木地板，保温、防潮、便于打扫，且可防止幼儿摔伤。室内噪声声级不应大于50分贝。

2. 卧室

寄宿制幼儿园或有条件的全日制幼儿园应设专门的幼儿卧室。

为了避免幼儿卧床时紧密接触，减少飞沫感染的机会，方便保教人员和幼儿在床间行走，同一行的两床头的间距应为0.5米，两行床的间距应为0.9米。每个幼儿应有单独的床及床上用品。

卧室的墙面宜用淡色，应有质地较厚的深色窗帘。地面宜铺木地板，室内注意防潮，经常开窗通风。被褥应经常清洗、曝晒，根据气候及时更换。

3. 卫生间

每班应配备一间卫生间，包括盥洗室和厕所，使用面积不少于 15 平方米。卫生间内不设台阶，厕所和盥洗室应分间或分隔，并应有直接的自然通风，地面应容易清洗、不渗水，并防滑。两个班若合用一个盥洗室和厕所，在使用盥洗室和厕所的时间上要错开，避免消极等待或因拥挤引发安全事故。每班卫生间的卫生设备数量不应少于如表 19-3 所示的规定。

表 19-3　　　　　　　　　　　每班卫生间卫生设备的最少数量

污水池（个）	大便器（个）	小便器（沟槽）（个或位）	盥洗台（水龙头，个）
1	6	4	6

资料来源：中华人民共和国住房和城乡建设部. 托儿所、幼儿园建筑设计规范. (2016-05-17). http://www. mohurd. gov. cn/wjfb/201605/t20160517_227480. html.

盥洗室应位于厕所与活动室或厕所与卧室之间，这样可避免厕所内的污浊气味直接进入活动室或者卧室。盥洗室内应设有盥洗台 1 个，高度为 0.50～0.55 米，宽度为 0.40～0.45 米，水龙头 6～8 个，水龙头的间距为 0.55～0.60 米。

厕所内无论采用沟槽式或坐便式大便器，都应有 1.2 米高的架空隔板，并设幼儿扶手；每个厕所的平面尺寸应为 0.80 米×0.70 米，沟槽式的槽宽应为 0.16～0.18 米，坐式便器高度应为 0.25～0.30 米。

应设茶杯箱和毛巾架，每条毛巾间距应在 10 厘米以上。

全日制幼儿园还应有淋浴设备，设更衣准备室，热水洗浴设施宜集中设置，集中浴室的使用面积一般为 20～40 平方米。

幼儿园生活单元房间的最小使用面积不应小于如表 19-4 所示的规定，最小净高如表 19-5 所示。

表 19-4　　　　　　　　　　幼儿生活单元房间的最小使用面积　　　　　　　　　　（m²）

房间名称		房间最小使用面积
活动室		70
寝室		60
卫生间	厕所	12
	盥洗室	8
	衣帽储藏间	9

资料来源：中华人民共和国住房和城乡建设部. 托儿所、幼儿园建筑设计规范. (2016-05-17). http://www. mohurd. gov. cn/wjfb/201605/t20160517_227480. html.

表 19-5　　　　　　　　　　　　　　室内最小净高　　　　　　　　　　　　　　（m）

房间名称	净高
活动室、寝室、乳儿室	3.0
多功能活动室	3.9

资料来源：中华人民共和国住房和城乡建设部. 托儿所、幼儿园建筑设计规范.（2016-05-17）. http://www.mohurd.gov.cn/wjfb/201605/t20160517_227480.html.

4. 保健室和隔离室

为方便开展卫生保健工作，幼儿园应设保健室一间，其使用面积按幼儿园规模大小来设置，一般为 14～18 平方米。保健室设有盥洗设备、简单的医疗器械及常用药品。

隔离室供隔离传染病患儿及临时观察治疗患儿所用，故出入口要远离活动室，使用面积一般为 10～16 平方米，内设隔离床 1～3 张，有专用的床上用品、盥洗用具，有独立的厕所以及玩具、食具等。

保健室和隔离室宜相邻设置，与幼儿生活用房有适当距离。

5. 厨房

厨房是加工食品的主要场所，为避免油烟、气味和噪声，不应设置在主体建筑物内，应与生活用房分开单独设置，但又不宜过远；应有走廊与主体建筑物相通，便于雨雪天气送饭。

厨房内应有各种必备的烹调设备，应有洗切食物、储存生熟食物和洗刷食具的设备，应有纱门纱窗，还应有对食具进行消毒和保洁的设备以及防蝇、防鼠、防蟑螂和防尘的卫生设施等。如果厨房内设有食品加工机械，应注意适当增加厨房的使用面积。

四、室内的采光和照明

采光和照明是为了形成良好的视觉环境，保证安全和卫生，提高生活和学习的效率。幼儿园的房舍，尤其是活动室的采光充足、照明良好，能减少幼儿的视觉疲劳，保持幼儿情绪愉快。

（一）自然采光

采光又称自然采光，是指以太阳光线为光源，室内得到光线，以保证有效率的室内生活和活动的条件。

活动室内自然采光的卫生要求是：桌面和黑板面有足够的照度，照度分布均匀；单侧采光应从幼儿左侧射入，双侧采光也应将主要采光窗设在左侧；避免眩光的作用，形成柔和、舒适的生活与活动环境。为了综合评价活动室的采光情况，一般用采光系数作为衡量指标。采光系数是指室内工作面一点的照度与同时间室外开阔地天空散射光的水平照度的比值。一般要求离窗最远的桌面上的采光系数不低于 $1\%\sim1.5\%$。

室内采光状况与多种因素相关，除了太阳光的强弱，以下因素也会对自然采光产生重要影响。

1. 窗地面积比

窗地面积比是指窗玻璃的透光面积与地面积之比，是衡量室内采光状况的一个重要指标。为了提高室内自然采光的效果，采光窗应适当地加大，窗的上缘应尽可能高些。

幼儿园的生活用房、服务管理用房和供应用房中的各类房间均应有直接自然采光，其采光系数最低值及窗地面积比应符合如表 19-6 所示的规定。

表 19-6 采光系数最低值和窗地面积比

房间名称	采光系数最低值（%）	窗地面积比
活动室、寝室、乳儿室、多功能活动室	2.0	1：5.0
保健观察室	2.0	1：5.0
办公室、辅助用房	2.0	1：5.0
楼梯间、走廊	1.0	—

资料来源：中华人民共和国住房和城乡建设部. 托儿所、幼儿园建筑设计规范. （2016-05-17）. http://www.mohurd.gov.cn/wjfb/201605/t20160517_227480,html.

2. 室深系数

室深系数是指窗上缘距地面高度与室深之比。单侧采光时，室深系数不应小于 1：2，或投射角（室内桌面一点到窗侧所引的水平线与该点到窗上缘所引的水平线之间的夹角，也称为入射角）不小于 20～22 度。若是双侧采光，室深系数应不小于 1：4。为了使室深系数符合卫生学要求，活动室窗户要适当加大，窗上缘要尽可能高些。

3. 室外遮挡物

室外如果有高大的建筑物、树木、围墙、大型运动器械等遮挡物，对室内的采光会影响很大。一般来说，对面建筑物（遮挡物）至活动室之间的距离应不小于该建筑物高度的2倍。活动室附近不应种植高大树木或安置大型运动器械。

4. 窗玻璃的清洁程度

普通玻璃的遮光率为 10% 左右，而被尘埃污染的玻璃的遮光率可达 $20\%\sim30\%$。为降低遮光率，应保持门窗玻璃的清洁。

5. 墙壁、家具及天花板的色调

室内墙壁宜刷成白色，天花板及家具宜为淡色，以改善室内的采光状况。因为颜色越深，光反射率越小。如白色是 0.8～0.9，淡米黄色是 0.5～0.6，浅黄色是 0.5～0.6，黄色是 0.4，浅蓝色是 0.3，浅褐色是 0.15，黑色是 0.01～0.02。

6. 活动室朝向

我国大部分地区的建筑物以南向（或南向偏东、偏西）为宜。东西朝向所接收太阳光照射的时间过短，所以幼儿园的主体建筑物不应采用东西朝向，最好采用南北向的双侧采光。活动室采用南外廊北活动室设置时，应以北向窗为主要采光面，教师应将小黑板、贴绒板等置于活动室东面，以使幼儿在进行桌面活动时，大部分桌面能形成左侧采光。

(二) 人工照明

照明，即人工照明，是指利用人工光源获得光线的方法。采光条件较好的幼儿园，一般不需要人工照明，但在冬季、阴雨天或室外有遮挡物时，需要利用人工照明来弥补自然采光的不足。

幼儿园室内人工照明的卫生要求有：应保证桌面和小黑板面上有足够的照度，照度分布均匀，不产生或少产生阴影，没有或尽量减少眩光作用；在幼儿视野内不能有强烈的发光体（如裸露的灯泡）；要保证空气的质量和安全性，避免室内气温过度增高或空气受到污染等。

1. 照度大小适宜

照度的大小取决于灯的数量、功率和种类。照度的大小对幼儿的视觉功能以及学习效率有直接的影响。如果暂时无法改变室内照度不足的情况，就应缩短幼儿的作业时间，增加休息次数，以防视疲劳过度。幼儿园的房间照明标准值应符合如表 19-7 所示的规定。

表 19-7　　　　　　　　　　　房间照明标准值

房间或场所	参考平面及其高度	照度标准值（lx）	UGR	Rn
活动室	地面	300	19	80
图书室	0.5m 水平面	300	19	80
美工室	0.5m 水平面	500	19	80
多功能活动室	地面	300	19	80
寝室	0.5m 水平面	100	19	80
办公室、会议室	0.75m 水平面	300	19	80
厨房	台面	100	—	80
门厅、走道	地面	300	—	80

资料来源：中华人民共和国住房和城乡建设部. 托儿所、幼儿园建筑设计规范.（2016-05-17）. http://www. mohurd. gov. cn/wjfb/201605/t20160517_227480. html.

2. 室内照度应均匀

照度的均匀度即均匀系数，是指室内最小照度与平均照度之比，一般要求该系数不低于 0.7。照度的均匀度主要与灯的数量、种类、悬挂高度、布置方式等有关。一般来说，均匀系数是随灯的悬挂高度的升高而加大的，但要注意桌面的照度会因悬挂高度的增加而降低。

3. 减轻或消除室内眩光

眩光是指能在视野范围内形成不舒适的干扰或使视觉产生疲劳的光亮，分为直接眩光和反射眩光。直接眩光是指在观察物体的方向或接近这一方向的发光体而引起的；反射眩光是由视野内的定向反射表面反射的高亮度影像所引起的。

眩光会造成视觉范围内的不舒适，极易造成视觉疲劳。降低光源亮度或降低视野范围内的亮度对比，以及在视野范围内尽量减小形成眩光的光源面积或使光源尽量避开视野，都可以减轻或消除室内眩光。

五、室内的通风和采暖

季节和天气的变化影响着室内的气温、气湿和气流，而幼儿的身体调节机能不够完善，需要在室内得到必要的新鲜空气，在适宜的微小气候中生活和活动，因此幼儿园必须有科学合理的通风和采暖。

(一) 通风

通风的目的是通过空气流动，排出室内的污浊空气，将新鲜空气送入室内，调节室内的气温、气湿和气流。幼儿对气温、气湿等变化的调节机能发育得尚不完善，对于氧的需要量相对较大。幼儿园室内气温如果过高、过低，或者骤然变化，都容易引起上呼吸道感染等疾病。活动室和卧室是幼儿生活和活动的主要场所，由于幼儿人数较多，室内空气容易变得混浊，二氧化碳含量会增加，造成空气闷热，使幼儿出现注意力不集中、精神不振、疲倦、头晕等现象。因此，解决室内通风换气问题，创造适宜的微小气候，是幼儿园建筑及设备的重要功能。

通风的形式可以分为自然通风和人工通风两种，幼儿园多采用自然通风的形式。

1. 自然通风

自然通风的原理是由风力和室内外温差引起空气的流动。风力和室内外温差越大，气流速度就越快，通风所需时间就越少。

幼儿园生活用房应有良好的自然通风条件，天花板、地板、门窗缝隙、通风管道等均能通风。但在门窗紧闭的室内，仅靠建筑物的空隙所流入的空气是远远不够的，还必须经常开窗换气，以保证室内空气新鲜。

为了加强自然通风，可采取以下措施：

（1）活动室及卧室设气窗。

幼儿园的生活用房应有足够面积的窗户，最好能在相对两侧设置窗或门，使空气对流。还可在窗户的上部1/3处设总面积不少于活动室地面积1/60的风斗式小窗，以小窗底部为轴，向室内开启，回转角度为30度左右。窗框两侧应有铁制或木制夹板。室外气流经风斗式小窗流向天花板，呈弧形下降，这样可避免冷气直接吹到幼儿身上，也不会使室内气温骤然下降。

（2）有合理的开窗换气制度。

应按不同季节和天气规定合理的开窗换气制度。寒冷季节，应在幼儿室外活动期间，及时开窗换气。如果室内有合理的供暖和通风小窗设备，寒冷季节也可整日打开小窗。炎热地区四季都可开窗，温暖地区可采用开窗与开小窗相结合的方式。

（3）室内墙壁设自然抽出式通风管道。

有通风道的室内比无通风道的室内二氧化碳蓄积程度低，可使每小时换气次数自然增加。

2. 人工通风

在自然通风的情况下，室内气温仍然到达30摄氏度以上时，应采用人工通风的辅助设备，如电扇、空调、排风扇等，使室内外空气得以交换，弥补自然通风的不足。在厨房与卫生间应安装排风扇。

当采用换气次数确定室内通风量时，房间的换气次数不应低于如表19-8所示的规定；采用机械通风的或有空调的房间，人员所需新风量应不小于如表19-9所示的规定。

表 19-8　　　　　　　　　　　　房间的换气次数　　　　　　　　　　　　（次/h）

房间名称	换气次数
活动室	3
寝室	3
厕所	10
多功能活动室	3

资料来源：中华人民共和国住房和城乡建设部. 托儿所、幼儿园建筑设计规范. （2016-05-17）. http://www.mohurd.gov.cn/wjfb/201605/t20160517_227480.html.

表 19-9 人员所需最小新风量 [m³/(h·人)]

房间名称	新风量
活动室	20
寝室	20
保健观察室	38
多功能活动室	20

资料来源：中华人民共和国住房和城乡建设部. 托儿所、幼儿园建筑设计规范. (2016-05-17). http://www. mohurd. gov. cn/wjfb/201605/t20160517_227480. html.

(二) 采暖

严寒季节，既要保持室内有一定的气温，又要维持室内空气新鲜，因此，托幼机构在注意通风换气的同时，还必须考虑合理地采暖。

托幼机构的采暖方式一般有集中式采暖和局部式采暖两种。

1. 集中式采暖

包括蒸汽式采暖和热水式采暖。

用蒸汽式采暖时，散热片表面温度较高，容易引起幼儿烫伤，并会因有机尘埃的燃烧产生臭味；蒸汽停止时，散热片会很快冷却，使室温波动较大。

用热水式采暖时，经锅炉加热的水温不超过 95 摄氏度，散热片表面温度不高于 70 摄氏度，停止供热时，散热片中的热水逐渐冷却，使室内温度波动较小。所以，幼儿活动室内以集中的热水式采暖为宜。

集中式采暖所用的散热片应平滑以便清扫，安装在外墙下的墙壁凹处，使室内形成良好的气流条件；散热片外应设有木栏或围挡，避免幼儿烫伤。

幼儿园如果经济条件许可，可采取效果较好的空调设备取暖。

2. 局部式采暖

规模较小的或经济条件较差的幼儿园可进行局部式采暖，如北方的火墙和地坑、火炉等都属于局部式采暖。其中，火墙和地坑较好，烧坑应在室外，并要防止墙面和地面漏烟，使烟和灰尘进入室内。用火炉采暖时要安装烟筒，以便排烟，防止一氧化碳中毒。火炉周围应安放隔热铁板或栏杆，注意防止幼儿烫伤。电热取暖器、电热油汀等也属于局部式采暖的方式，相对比较卫生，但也应注意防止触电和烫伤。

局部采暖的缺点是室内的气温不均匀，不同部分温差较大，空气干燥，应采取适当的措施加以克服。

室内采暖，应能达到使幼儿感觉舒适的目的。活动室和寝室的气温以 16～18 摄氏度为宜，相对湿度为 40%～60%，50% 较佳，风速不应超过 0.3 米/秒。若幼儿年龄小，室内气温可略高些。室内温度应尽量保持均匀，水平面各点的气温差及垂直各点（足部和头部）的气温差最好不超过2摄氏度，一昼夜的气温差不应超过6摄氏度。

幼儿园房间的供暖设计温度宜符合如表19-10所示的规定。

表 19-10　　　　　　　托儿所、幼儿园房间的供暖设计温度　　　　　　　（℃）

房间名称	室内设计温度
活动室、寝室、喂奶室、保健观察室、晨检室（厅）、办公室	20
乳儿室	24
盥洗室、厕所	22
门厅、走廊、楼梯间、厨房	16
洗衣房	18
淋浴室、更衣室	25

资料来源：中华人民共和国住房和城乡建设部. 托儿所、幼儿园建筑设计规范.（2016-05-17）. http://www. mohurd. gov. cn/wjfb/201605/t20160517_227480. html.

第二节　幼儿园的设备卫生

幼儿园的基本设备是组织幼儿开展生活与教育活动的物质前提，各项设备只有符合一定的卫生要求，才能有利于幼儿身心健康的发展。

一、家具的卫生

（一）桌椅

桌椅是幼儿在游戏、学习、进餐、饮水时都要使用的家具，也是幼儿在幼儿园使用最多的家具之一。桌椅的构造是否符合一定卫生要求，与幼儿身体能否正常发育有着密切的关系。合乎卫生要求的桌椅是培养幼儿良好的坐姿的重要条件，有利于避免幼儿脊柱弯曲异常及近视眼的发生。

桌椅的卫生要求是：适合幼儿的身材，有利于形成良好坐姿，减少疲劳的产生，有助于保护视力，不妨碍幼儿正常的生长发育；安全、坚固、美观、造价经济、不妨碍教室的清扫。其中以有利于幼儿形成良好的坐姿为最基本的卫生要求。

1. 坐姿

正确的坐姿是：脊柱正直，写字时头部不过分前倾，不耸肩，不歪头；两肩之间的连线与桌缘平行，前胸不受压迫，大腿水平，两足着地，保持身体稳定而不易产生疲劳；血液循环流畅，呼吸自如，下肢的神经不受压；看书、写字、作画时，眼睛与桌面上书本的距离一般为30～35厘米，幼儿可稍近。不合乎卫生要求的桌椅会使幼儿坐姿不良、肌肉持续紧张、疲劳程度增加。

坐姿可根据重心的不同分为前位坐姿和后位坐姿。前位坐姿是指上体重心落在两坐骨结节上或其前方的姿势，后位坐姿是指上体的重心落在坐骨结节之后的姿势。采用前位坐姿时，骶棘肌肉、背阔肌、背长肌及斜方肌等持续紧张，很快出现疲劳；而采用后位坐姿时，由于背部有依靠，则少有这种情况。一般来说，后位坐姿适用于休息、听讲和看书，而写字、画画时必须采用上体稍微前倾的体位。

2. 桌椅的尺寸

桌椅的尺寸应根据幼儿的身高及其上、下部的比例确定。桌椅的尺寸主要包括以下几方面：

（1）椅高（或椅面高）。椅高是指椅面前缘最高点距地面的垂直距离。合乎卫生要求的椅面高应保证躯干的重量能合理地分布在臀部、大腿和足底三个支撑面上。适宜的椅高应与小腿高相适应，使脚掌能平放在地板上，大小腿成90度直角，腘窝下没有明显压力。椅面过低或过高都会使幼儿坐姿不稳定，容易产生疲劳。

（2）椅深。椅深是指椅面前后方位的有效尺寸。幼儿就座时大腿的后3/4应置于椅面上，小腿的后方应留有空隙。

（3）椅宽。椅宽是指椅面前缘左右方向的尺寸。椅宽应略大于坐姿臀宽，一般比幼儿的骨盆宽5～6厘米。

（4）椅靠背。椅靠背最好具有与腰部外形相吻合的结构，靠背以向后倾斜3～7度为宜，上缘高达肩胛骨下角之下。幼儿园不应采用无靠背板凳。

（5）桌椅高差。桌椅高差是指桌高（桌面上缘的垂直高度）与椅高之差。合乎卫生学要求的桌椅高差，能使幼儿就坐时双臂自然地放在桌面，两肩齐平，背部挺直，应为幼儿坐高的1/3。椅高确定后，再加桌椅高差即为桌高。在桌椅尺寸的配合关系中，桌椅高差是最重要的因素，对幼儿就座姿势的影响最大。

如果桌椅高差太大，幼儿眼睛与书之间的距离必然缩短，两肩会上提，或以单侧臂横架在桌面上，致使脊柱呈侧弯状态。如果桌椅高差太小，幼儿做作业时必然上体前倾，或以单侧臂支持上体的重量于桌面，致使脊柱呈侧弯状态，或弯腰低头，使脊柱后凸。

（6）桌下净空。为保证幼儿就座时下肢能在桌下自由移动，桌面下一般不设抽屉或横木，如设置抽屉，则在幼儿大腿上面与屉箱底之间应留有空隙。一般来说，桌面至箱底的高度不应大于桌椅高差的1/2，应使桌下有足够大的空间，以使幼儿的小腿和脚前后移动自如，不受阻碍。

（7）桌面。桌面有平面和斜面两大类。斜面桌有利于阅读和书写，斜度不宜过大，以 10～12 度为宜，并应在桌面远侧有大约 9 厘米宽的水平部分。幼儿园活动室用桌往往兼顾游戏、作业及就餐，故应采用平面桌；图书角用桌可采用斜面桌。桌面的宽度不宜小于书写时两肘之间的距离，即应为 50～55 厘米。桌面的前后尺寸约等于前臂加手长，或不小于书本长度的一倍半，即应为 35～50 厘米。

（8）桌椅距离。桌椅距离即桌与椅之间的水平距离，包括椅座距离和椅背距离两种。椅座距离即椅面前缘与桌近缘向下所引垂线之间的水平距离。在椅深适宜的条件下，正距离和零距离都不能使幼儿保持良好的读写姿势，要求最好有 4 厘米以内的负距离。椅背距离是指椅背与桌近缘之间的水平距离，就座幼儿的胸前应有 3～5 厘米的自由距离，避免挤压胸部。

3. 桌椅的颜色

桌椅的颜色对室内的光线和幼儿的心理状态会产生一定的影响，不合适的颜色不仅影响室内的光线，而且易使幼儿产生疲劳，情绪不稳定。从光学和心理学的角度考虑，应选用反射率高，能给人以舒适、安静、安定感的色彩，如浅米色、木本色等。但不宜用白色，因白色反射率太高、易伤眼睛，同时极易污染、不易清洁。

（二）橱柜

为了幼儿生活方便及活动室的整洁，幼儿园内可设有多种橱柜，如玩具柜、教具柜、衣帽柜、鞋柜、书包柜、饮水杯子柜、碗具柜和被褥柜等。

为了给幼儿留有更大的活动空间，留给幼儿更大的活动余地并避免幼儿在活动时碰撞，室内的橱柜不可设置过多，亦可将柜橱等家具设置在墙内。

为方便幼儿自己去放和整理物品，幼儿用橱柜的高度和深度应适合幼儿的身材。橱柜高度应相当于幼儿的平均身高，一般为 100～115 厘米；深度应相当于幼儿的前臂加手长，为 35～50 厘米。各种橱柜在设计和制作时应注意避免可能伤害幼儿的棱角，表面应光滑，避免有木刺或钉子露出。橱柜门上的拉手也应注意安全性。

橱柜可设置为落地式，既便于清扫，又稳固安全。橱柜里外应经常打扫，定期曝晒，防止蛀虫。

（三）幼儿床

寄宿制幼儿园和有条件的全日制幼儿园应给每位幼儿配备专用的小床和寝具，以避免传染病的传播。

床的大小应适合幼儿的身材，床长应为幼儿的身长加 15～25 厘米，一般为 150 厘米左右，床宽应为幼儿肩宽的 2～2.5 倍，一般为 70 厘米。为了幼儿的安全以及便于幼儿自己整理被褥，床不应过高，一般为 30～40 厘米。幼儿床四周应有栏杆。

幼儿用床必须坚固结实，还应注意绷床的通气性和软硬度。条形木板床既透气又利于幼儿脊柱保持正直，最为适宜；棕绷、藤绷床也较好，但使用时间长了以后，绷床有可能松弛，应及时修理；帆布床轻便、便宜，也可使用，但必须扯紧帆布，否则时间一长，易造成幼儿脊柱弯曲。

为了方便幼儿就寝，保证幼儿安全，要尽量避免使用双层床，尤其是小班不宜采用。

床的排列应避免床头对床头，以防传染疾病；床与床之间应留有过道，以便保教人员照顾维护。

（四）更衣室的家具

幼儿园的更衣室应有挂衣架和镜子。

挂衣架的样式很多，常用的有隔离式挂衣架和敞开式挂衣架两种。隔离式挂衣架，每名幼儿一格，无门，分上、中、下 3 层，上层可放帽子、手套等，中层挂放外衣，下层放鞋，衣架安装在中层后壁的上方。敞开式挂衣架不分格子，可将若干个挂衣钩安装在架子的上部，挂衣架无后壁，也无门，架底离地 1～15 厘米处可设一层隔板放置鞋子。

幼儿园的更衣室内还应设有镜子，便于幼儿自己穿脱衣服和检查自身的整洁状况，镜子可离地高 25～30 厘米，最好是安在墙体上。

（五）盥洗室的家具及用具

幼儿盥洗使用的卫生用品种类很多，包括肥皂、毛巾、牙刷、牙膏、护肤剂、手纸等。除肥皂外，其他所有盥洗用具都要专人专用。

要选用刺激性小的肥皂。幼儿的皮肤薄嫩，保护机能差，易损伤，因此要防止碱性重的肥皂损伤其皮肤。用肥皂洗手后要用清水冲洗干净。药皂中含有适量的消毒剂，除能去污外还有一定的消毒作用；硼酸浴皂适合幼儿洗澡使用；香皂含碱很少，多属中性，适合幼儿洗脸用。

要选用质地柔软的纯棉毛巾。毛巾不宜太大、太厚，应便于幼儿自己盥洗。每次使用后应立即搓洗干净并分开晾挂，以保持毛巾的清洁和干燥。因此，盥洗室内应设有毛巾架，毛巾架一般是敞开式的，离地 100～120 厘米，搁置在靠近窗户空气流通的地方，轻便并且可以自由挪动。平时要多利用太阳光对毛巾架和毛巾进行曝晒消毒。

要为幼儿选用幼儿型牙刷和牙膏。刷牙后要将牙刷冲洗干净、甩干，刷头朝上放在杯子里或牙刷架上，以保持牙刷的干燥。牙刷还要定期更换，最好是每个月换一次。应为幼儿选用幼儿牙膏，刷牙时要提醒幼儿将牙膏沫刷洗干净，不要吞食。牙刷杯应定期清洗和消毒。

要为幼儿选用卫生、柔软的手纸，要教会幼儿便后正确使用手纸的方法。

二、教具和文具的卫生

（一）黑板

黑板最好是可移动的磁性黑板，磁性黑板平整、无裂缝、无反光，使用方便卫生。黑板表面应由耐磨材料制成，无眩光，书写流畅，容易擦拭，书写时不产生噪声。普通木制黑板易膨胀，会造成表面凹凸不平，且易脱色，书写困难，字迹不清晰，不宜采用。在使用黑板时，要注意字体、图片和贴绒教具等的颜色与黑板颜色之间的反差度，避免反光，以便幼儿能看清楚。另外，书写时应尽量少用彩色粉笔，因其中多含有毒物质。擦黑板适宜用湿布或吸粉尘的黑板擦。

（二）文具

文具的规格与造型应在最大程度上适合幼儿的生理特点，使用方便，不会因使用增加视力负担。

供幼儿阅读的图书、图片等，其画面和文字印刷应清晰，不宜过小，文字、插图、符号等与纸张颜色之间要有鲜明的对比，色调柔和、色彩协调，避免给幼儿的视觉造成过度刺激。书本大小应适宜，厚薄和重量应适中，纸质应结实、质地应致密，纸面应平滑而不反光。应注意图书装订质量，防止因装订质量差造成订书钉等刺伤幼儿。图书在翻阅时书页应平整，不会自动卷曲，以免幼儿阅读时经常需要用手按住书页而疲劳。图书容易磨损和受污染，因此要及时修补，定期消毒，可将图书放在太阳下翻晒 4～6 小时。太过破旧和肮脏的图书应及时废弃。

幼儿使用的油画棒、水彩笔、蜡笔、铅笔及绘画颜料等均不能含有毒色素或其他有毒物质。笔杆上所涂颜料应有不易脱落、不溶于水和唾液的透明漆膜。笔杆粗细应适中，直径为 0.8 厘米为好，过粗或过细的笔杆会使幼儿握笔时手的动作不协调，手指关节和肌肉过分紧张。

幼儿书写和绘画时所用的纸张以白色或浅色为宜，要求质地结实、坚韧。

（三）背包

幼儿园一般不要求幼儿来园时背书包。如为幼儿准备书包，不宜选择单肩背包，长期左肩右腰式地携带单肩背包，会使左侧肩背部的肌肉过度紧张和痉挛，成为引发脊柱左凸弯曲异常的原因之一，而单纯采用右肩左腰式背包，也不利于肩背部肌肉协调发育。双肩背包最适宜，有利于幼儿的正常发育且能减轻幼儿的疲劳，它可以使书包的重量平均分配在肩背部肌肉上，书包重量一般不宜超过幼儿体重的 1/10。

三、玩具的卫生

玩具是幼儿进行游戏活动的基本物质材料，是幼儿园必备的物品。按照卫生要求选择玩具和管理玩具，是幼儿园卫生保健的一项重要工作。

（一）无毒

幼儿园选用的玩具应是无毒的，有毒材料制作的玩具会对幼儿的健康造成伤害。

禁止使用有毒材料制作的玩具，如含有未充分缩合的酚和醛的酚醛塑料、加入大量有毒增塑剂的聚氯乙烯塑料等都不能用作玩具材料。

由于幼儿常喜欢将玩具放入口中，玩具所涂颜料含有的铅、汞、砷及其他有毒物质都必须低于有关卫生指标，在有色颜料的上层还应涂抹 2～3 层透明漆，以形成牢固的保护薄膜。颜料和透明漆都必须无臭无味，不溶于唾液、胃液和水。

（二）安全

幼儿园选用的玩具应是安全的，对幼儿身体容易产生危害的玩具应禁用。

玩具的表面应光滑，无尖刺、无裂缝、无锐利的棱角或锯齿。如果金属玩具破损后出现锐利的棱角，必须经过修理才能使用。

玩具不宜过小，玩具的小零件如娃娃的眼睛、螺丝、钉子等应牢固、不易脱落，体积过小的串珠、拼板等玩具不宜选用，以免幼儿误吞或放入耳道、鼻孔中。

玩具不能过重，以免砸伤幼儿。

有些玩具性能不适合幼儿，如玩具钢珠手枪、喷水手枪等，对幼儿的眼睛会造成直接威胁，幼儿园不应购买。有些玩具能产生噪声，如口哨类，易损害幼儿的听觉，应避免使用。此外，在外形和功能上有恐怖色彩的，易引起幼儿视觉、听觉或触觉不安的玩具，以及具有赌博、迷信色彩的玩具，都不宜给幼儿使用。

（三）易于清洗和消毒

玩具使用频率高，容易弄脏，需要定期清洗和消毒，一般来说，聚氯乙烯塑料玩具最易清洗，经过太阳曝晒即可达到消毒目的。其他玩具可根据材料性质，用温水清洗。或用浓度为 0.2％ 的漂白粉溶液浸泡，或选择湿布或酒精棉擦拭、曝晒、蒸煮等方法清洁消毒。

幼儿园应建立玩具定期消毒制度。一般而言，要保证一周两次。在消毒方式上，可以采用温水和肥皂清洗，或使用消毒液清洗，也可以根据玩具材料的性质采用蒸煮或日光曝晒等方法进行消毒。幼儿园新添置的玩具都应经过消毒处理后才可使用。

（四）结实耐用

使用幼儿园玩具的幼儿数量比较多，容易损坏的玩具不仅造成经济损失，而且会影响幼儿的活动，甚至给幼儿的身体和心理健康造成潜在危害。

玩具还应有规定的存放场所，要指导幼儿正确使用，并培养幼儿爱护玩具的良好习惯。对于已损坏的玩具，应及时修复；对于过分陈旧的、无法修复的玩具，应予以报废。

四、体育设备的卫生

幼儿的体育锻炼以发展动作为主，体育设备应多为平衡设备、攀登设备、跳跃设备及投掷设备。其中大型体育器械有攀登架、平衡木、荡床、转椅、滑梯、秋千等，小型体育器械有木马、手推车、大小皮球、沙包、藤圈、哑铃、体操棒等。幼儿园体育用具要适合幼儿身心发展的特点，有利于促进幼儿动作的平衡性、协调性及灵敏性。

（一）体育用品

各种体育器械应坚固、耐用、安全；体育用具要简单、轻巧、美观，便于修理和保养。大型体育器械一般应安置在草坪上，并有专门的保护措施，如设有沙坑或软垫，以确保幼儿的安全。体育用具应指定专人定期检查维修，尤其是关键部位，以加强安全和清洁管理；如有破损、脱落、生锈等现象时，应立即停止使用，并及时处理。

（二）体育活动场地

幼儿体育活动场地以草地或泥地为宜，必须清洁、平坦，不得留有玻璃、石块、碎砖、木桩等会给幼儿带来损伤的异物，场地内也不得留有积水。在幼儿进行体育活动时，教师和保教人员应在一旁指导和保护，防止发生意外事故。

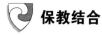 **保教结合**

幼儿园采购玩具要查验"3C"认证[1]

从 2007 年 6 月 1 日起，国家对童车、电动玩具、弹射玩具、金属玩具、娃娃玩具、塑胶玩具等 6 类幼儿玩具实施"3C"强制性产品认证，并将其列入目录内产品，经过认证并标注认证标志后，方可出厂、销售、进口或在其他经营活动中使用。

---

[1]　李箕云. 对幼儿园采购玩具安全性的思考. 中国教育技术装备，2012（26）.

针对目前市场上玩具质量参差不齐的现状，幼儿园采购配备普通玩具时，应当注意以下几点：（1）应当分清产品是否具备"3C"标志，杜绝三无玩具；（2）玩具主要材质、成分、合格证、厂名、厂址、电话以及售后服务保证等内容标注是否齐全；（3）玩具的可迁移化学元素（如锑、砷、钡、镉、铬、铅、汞、硒）、机械和物理性能、燃烧性能、环保卫生等项目检验是否合格；（4）关注质量安全，特别是对于一些可能被啃咬、吞食，或者接触皮肤时间长的玩具要仔细检查，以免幼儿误食、勒伤、卡喉、夹指或诱发呼吸道疾病等。

此外，还要做到几个避免，例如，避免选配颜色过分鲜艳的玩具，因为其中可能含有大量的重金属铅，容易造成幼儿慢性铅中毒；避免选配弹射类玩具，弹射类玩具的弹射物不能是小零件，包括毛绒玩具的眼睛等，都要尽量选择尺寸大过幼儿口腔的，防止幼儿误服；避免选配棱角过于锋利、易给幼儿造成伤害或者本身具有暴力倾向的玩具。

技能实训

请对一所幼儿园进行调研，并针对该幼儿园的建筑卫生情况写出一份调研报告。

思考与练习

1. 如果您要新建一所幼儿园，应如何进行选址？
2. 幼儿园园内布局的卫生要求是什么？
3. 幼儿园各室配置的卫生原则是什么？
4. 活动室通风的卫生要求是什么？
5. 什么是桌椅高差？幼儿园选购幼儿桌椅时有何卫生要求？
6. 如何从卫生学的角度出发为幼儿园选购玩具？

拓展阅读

幼儿园绿化植物的选择[①]

选择幼儿园绿化植物不仅要乔、灌、草、花、藤多种类兼顾，实现"四季常青、三季有花"的景观效果，更要有利于幼儿的身心成长，符合其活动特点。

---

① 张凤兰. 幼儿园绿化植物选择. 中国花卉报，2012-09-06（S07）.

幼儿天真活泼，幼儿园园区的植物应多采用颜色鲜艳的开花植物，营造热烈、欢快的氛围。乔木应选择树冠大、遮阴效果好、耐修剪、易于管理的国槐、龙爪槐、楸树、合欢、核桃、栾树、白蜡等树种。灌木可选择春天开花的迎春花、连翘、贴梗海棠、丁香、榆叶梅、碧桃、西府海棠、樱花等，夏季开花的石榴、木槿、珍珠梅等，秋季开花的紫薇、胡枝子等。草本花卉可根据不同颜色和花期，选择如鸢尾、马蔺、凤仙花、紫茉莉、半支莲、石竹、金鸡菊、蜀葵、菊花、美人蕉、波斯菊、矮牵牛等花期长、色彩艳丽、管理粗放的品种。草坪是幼儿嬉戏的乐园，故应选择抗寒性和耐践踏性比较强的草地早熟禾、细叶羊茅、狗牙根等草种。园区绿篱可选择四季常青、耐寒能力较强的植物，如侧柏、大叶黄杨、小龙柏、锦熟黄杨、胡枝子等。以爬山虎等攀援性较强的植物覆盖墙面，不仅能美化园舍，还能发挥"天然空调"的作用。围墙周边可栽种金银花、扶芳藤、牵牛花等藤本植物，使其攀附在墙壁上，形成绿色屏障。棚架植物可选择紫藤、葡萄、丝瓜、南瓜、猕猴桃、白蔹等生长速度快、遮阴效果较好的材料。为了增加童趣，除了设置修剪成卡通造型的大叶黄杨、女贞、桧柏，还可以用大叶黄杨、小叶黄杨、女贞等建成植物迷宫，供孩子们玩耍。金叶女贞、紫叶小檗、红叶李、五角枫等彩叶树种和彩叶草、紫苏等草本花卉能够为园区增添色彩，而金枝国槐、红瑞木、黄瑞木、棣棠等冬季观枝植物，则能让寒冬仍有景可赏。

为了培养幼儿热爱植物、热爱大自然的意识，还可以种植一些抗病性强、病虫害少、耐粗放管理的果树，如苹果、枣、沙果、山楂、海棠等，组织幼儿给果树施肥、浇水、拔草，果实成熟时一起采摘，让其体验劳动的乐趣，享受自己劳动的成果。

选择幼儿园园区绿化植物还必须着眼于给幼儿创造安全的活动环境。园区内不宜栽种有刺激、有异味或容易引起过敏的植物，如漆树的树液有刺激性，极易使幼儿皮肤发生过敏。法桐花粉容易引起幼儿皮肤过敏、呼吸道不适。黄蝉、夹竹桃、凌霄等有毒植物也不能种植。月季、黄刺玫、枸杞、凤尾兰等长有钩刺的植物应尽量少种或不种。易发生病虫害的植物，如榆树、柳树等也应尽量少种植。此外，泡桐、毛白杨、洋槐等高大乔木要远离电线杆等设施。一些根系较浅的树种，如法桐等同样应少栽种，因其树根经常会将地砖拱起，幼儿在玩耍或行走时容易被绊倒，造成伤害。

幼儿园的健康
保健及研究

第二十章

幼儿园的健康教育与保健组织

本章导读

对于幼儿而言，健康教育的目的是通过组织与幼儿健康有关的活动，促进幼儿获取有益于形成健康行为的知识和能力；或者是当幼儿遇到影响其自身健康的问题时，能够起到帮助幼儿做出解决这些问题的明智决策的作用。本章介绍了幼儿园健康教育的目标、内容、途径和方法。

学习目标

1. 了解幼儿园健康教育的具体分类。
2. 掌握幼儿园健康教育的内容。
3. 了解幼儿园健康教育的途径与方法。

第一节 幼儿园健康教育的目标和内容

一、幼儿园健康教育的目标

幼儿园健康教育是幼儿教育的重要组成部分，其目的是通过实施健康教育，使幼儿各个器官、组织得到正常的生长发育，使幼儿能较好地抵抗各种急、慢性疾病；使幼儿性格开朗、情绪乐观、无心理障碍、对环境有较强的适应能力，以达到身体、心理和社会适应性的良好状态，为其一生的发展奠定基础。

（一）幼儿园健康教育的终极目标

目前在我国学前教育理论界，有关专家学者将幼儿园健康教育的终极目标总结为三条。

（1）促进幼儿身体的正常发育，增强幼儿的体质，促进幼儿身心健康发展。

（2）培养幼儿对体育活动的兴趣和积极参加体育锻炼的习惯，发展幼儿的基本动作，同时培养幼儿活泼、开朗、勇敢、不怕困难等心理品质。

（3）帮助幼儿获得基本的健康常识，培养其良好的生活习惯以及自我保护的初步意识和能力。

（二）幼儿园健康教育的分类目标

（1）身体发展能力目标。身体发展能力目标包含形态健康、机能指标正常、基本素质达标、心理健康、能力强等。

（2）自我保健能力目标。自我保健能力目标包含能正确认识自己身体、独立进餐和睡眠、有良好的卫生习惯、懂得必要的交通规则、能识别常见的安全标志、说得上三种以上报警方法等。

（3）综合素质发展目标。综合素质发展目标包含好的心理素质、环保意识、创新意识、模仿能力、竞争意识与协作能力、自我评价意识与能力、审美意识等。

二、幼儿园健康教育的内容

幼儿园健康教育内容的选择与组织应根据幼儿健康教育的目的和任务来实施，除此之外，幼儿园健康教育的实施还需要顾及幼儿的身心特点，顾及社会对幼儿健康教育的基本要求。健康教育不仅要使幼儿初步认识和了解自己的机体，按照健康的要求自觉地维护和增进身体的健康；还要培养幼儿积极向上的情绪情感，使其学习适当表达自己思想和情感的方法，增强自知和自我接受的意识，逐步形成自觉地抵制有损于身体和心理健康的行为和习惯。因此，幼儿园健康教育的具体内容主要有以下几个方面：

（一）身体保健教育

对幼儿进行身体保健教育，特别是从小培养幼儿良好的个人卫生习惯，对于维护和增进幼儿机体的健康、预防疾病的产生具有极为重要的意义。幼儿行为的可塑性大，幼儿期正是培养个人卫生习惯的良好时机，在这个时期不仅容易形成良好的个人卫生习惯，也较易纠正不良习惯。在幼儿期要注意培养的幼儿个人卫生习惯主要有以下几方面：

1. 增强生活自理能力

在一日生活中锻炼幼儿的生活自理能力，让幼儿学会自己刷牙、洗脸、上厕所、吃饭、穿脱衣服鞋袜、收拾整理玩具和用品等。

2. 注重清洁卫生

教育幼儿饭前便后要洗手，要定期更换衣物，养成勤洗手、勤洗头、勤洗澡、勤剪指甲、勤理发等清洁卫生习惯；在咳嗽、打喷嚏时会用手帕或纸巾捂住口鼻；不要用手挖耳、抠鼻、揉眼，也不要将手指、蜡笔、铅笔等放入口中。

3. 注意环境卫生

注意环境卫生是幼儿对待周围环境时应养成的习惯，主要内容包括：东西要放在固定地点，摆放要整齐；不乱丢果皮、纸屑；不乱写乱画；不随地大小便；不随地吐痰。

4. 注重器官保护

注重器官保护是指幼儿在保护自我身体器官方面应养成的习惯，主要内容有：眼保健、声带保健、耳保健、鼻保健、皮肤保健。

（二）心理健康教育

幼儿的心理发展包括感知觉、运动、语言、认知和社会性等方面的发展。幼儿园心理健康教育的目的在于使幼儿提高智力水平、保持良好的情绪、建立友好的人际关系、培养良好的性格等。

幼儿园心理健康教育的内容包括：帮助幼儿学习表达和调节情绪的方法、学习社会交往的技能、养成良好的习惯，进而预防和矫治幼儿的心理障碍和行为异常，培养幼儿的自我保护能力和提高幼儿的心理健康水平，具体包括以下几个部分：

（1）让幼儿学习表达和调节自己情绪的方法。

（2）培养幼儿对自己和他人的积极情感。

（3）形成与人合作、分享和商量的品质。

（4）增强幼儿的自尊、自信、自主和自我控制能力。

（5）增强幼儿自知和自我接受的意识。

（三）饮食与营养卫生教育

营养卫生教育就是通过有计划、有组织、有系统的教育活动，帮助幼儿形成有关营养的正确观念，并能根据季节、市场供应、个人口味及经济状况为幼儿选择合适的食品，制订平衡的膳食计划，懂得建立合理的饮食环境，使幼儿自觉形成良好的饮食卫生习惯。

一般情况下，幼儿园的饮食教育与营养卫生教育会同时进行，在进行教育时，需要注意以下几点：

（1）使幼儿养成良好的饮食习惯，包括饮食定时定量、不挑食、不偏食、细嚼慢咽、少吃零食、饭前饭后不做剧烈运动、不吃汤泡饭、进餐时保持安静及其他饮食卫生习惯。

（2）让幼儿初步认识人体所需的各种营养素，让他们基本了解应从哪些食物中去获得这些营养素，特别是要让幼儿知道要多吃富有粗纤维的蔬菜等食物。

（四）环境卫生教育

人类赖以生存的环境对人类的健康状况有着重要的影响。人类的生产生活对环境的影响越来越深刻，一般情况下人与环境能够形成一种动态平衡，但是如果环境发生剧变，或者由人为的因素使环境的构成或者状态发生变化，就会造成环境污染，甚至扰乱和破坏生态平衡，严重影响人类的健康与生活。开展环境卫生教育旨在让幼儿养成初步的环保意识，懂得环境卫生对人类健康的重要性。

（五）性教育

人在幼儿期形成的性观念和性认识是成人后明确的性概念和性信念的前身，可能成为成年后性行为形成的主要影响因素之一。幼儿园性教育的第一个任务是：帮助幼儿建立正确的性别认同（身份认同），避免或者消除幼儿对自己出生与性别的羞耻感。幼儿园性教育的第二个任务是：教给幼儿科学的生理知识，让其了解最基本的性卫生知识，建立初步的性道德观念。幼儿园性教育的第三个任务是：帮助幼儿形成良好的自我保护意识，知道自己的隐私部位不能给别人看、不能让别人摸。幼儿园的性教育可以采用主题教育活动、绘本阅读活动、随机教育等方式进行。可通过自然界现象和日常生活情景，让幼儿逐渐认识到一些关于动植物和人类繁衍后代，以及不同性别的人在社会中的作用与相互关系的粗浅知识。

第二节　幼儿园健康教育的途径和方法

一、幼儿园健康教育的途径

幼儿园健康教育应通过健康教育环境的创设、结合日常生活活动、结合课程、与家庭形成教育合力等途径实施。

（一）健康教育环境的创设

教育环境包括幼儿园的物质环境和精神环境。物质环境包括幼儿园的建筑、设备、卫生、采光、通风、取暖、绿化等，精神环境包括人际关系（同伴关系、幼儿与教师的关系、幼儿与父母的关系）等。卫生安全、美好和谐的教育环境，有助于培养幼儿对周围环境、自身发展的关注，有助于幼儿养成良好的卫生习惯。

（二）结合日常生活活动

幼儿良好的卫生行为和习惯可在其一日生活中得以培养，并通过日常生活表现出来。可让幼儿在一日生活中不断接触与健康有关的材料或活动，在这种活动中，幼儿通过与同伴、教师的交往等途径有意或无意地接收有关健康的信息，并在一日生活中将这些信息内化，表现出健康行为。

（三）结合课程

教师将有关幼儿身体保护和生活自理能力的教育内容适当地纳入课程教学，幼儿就可以在学习、体验和完成课程的过程中，获取有关身体保护和生活自理能力方面的知识。

（四）与家庭形成教育合力

幼儿园健康教育还必须通过家庭教育的途径实现。家庭教育可以巩固、练习幼儿园正在培养的健康行为，也可以弥补、完善幼儿园教育的不足。

二、幼儿园健康教育的方法

幼儿园健康教育的任务主要是要将幼儿在教育过程中获得的知识和形成的态度转化为其健康有益的行为和习惯。所以我们在思考用什么方法进行幼儿园健康教育时，必须要考虑这一任务的达成。

幼儿园健康教育的方法多种多样，不同方法的特点和适用情况存在差异。要有效地使用不同方法来达到幼儿园健康教育的目的，教师需要熟悉不同教育方法的含义、特点、局限，并且能够根据幼儿自身的情况、教育内容等来具体操作。

（一）随机教育法

随机教育法是促进幼儿形成健康教育理念、养成健康习惯的一种十分重要的方法。幼儿的日常生活蕴藏着丰富的教育契机，我们要善于观察、捕捉并适当运用，这样有利于幼儿将健康的行为落实到具体的生活情境中，并逐渐内化为自身的品质。在幼儿一日生活中，经常会出现一些意想不到的却很有教育价值的机会，教师不应拘泥于固定的教育计划，而应抓住一日生活中的教育契机，对幼儿进行随机教育，这样的教育方式在幼儿园健康教育中十分常见，也十分有效。

（二）示范讲解法

具体而又形象地为幼儿讲解浅显的与其健康有关的知识，在讲解过程中可以结合身体动作、具体情境、影视、模型进行示范，这是幼儿健康教育常用的方法之一。例如，在培养幼儿独自穿脱衣服的能力时，可以先挑选出能正确穿脱衣服的大班幼儿，让其给中小班的幼儿做示范，也可由教师亲自示范，边示范边讲解，给幼儿一个完整的概念，让幼儿对独自穿脱衣服产生学习的欲望，进而掌握这一能力。

（三）环境教育法

环境教育可以分为物质环境教育和精神环境教育。物质环境教育方面，可为幼儿准备丰富的操作工具、一日生活必需品、必要的设施设备等，这些可以对幼儿健康行为的养成起到一定的暗示作用。精神环境教育主要是指为幼儿创设轻松、和谐的氛围，让幼儿在乐意接受的环境中，产生学习的愿望，了解个人健康的重要性，掌握相关的行为方式。

（四）作品感染法

以文学作品来向幼儿传递健康知识也是幼儿园常见的教育方式。文学作品主要包括绘本故事、诗歌、儿歌、影视作品等，这种形式深受幼儿喜爱，这种形式的教育可以对幼儿健康知识的获得与行为的养成起到潜移默化的作用。如儿歌《垃圾的家》、木偶表演《小羊请客》等，都能产生很好的教育效果。

（五）讨论法

讨论是一个相互交流观点、不断沟通的过程，组织合理的讨论活动能够让每一个幼儿参与，并自由发表自己的观点，在这一过程中教师能为幼儿发表意见、交流思想和情感提供机会，并能帮助他们理解和尊重他人的观点，从而帮助幼儿建立有关个人健康的正确观念。

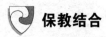 **保教结合**

习惯养成——家园一致

现实生活中常常可以看到一些幼儿行为的"两面性"，即幼儿在幼儿园非常能干，是老师的小帮手，但在家里连吃饭都要大人喂，失去了学习生活自理能力的宝贵机会。幼儿常常在幼儿园建立了良好的行为习惯，放假后回到幼儿园，又打回"原形"，出现我们常说的"5＋2＝0"效应。

使幼儿养成良好的习惯并不只是幼儿教师的工作，家庭成员的言语行为对幼儿习惯的养成同样重要，因此需要家庭和幼儿园在促进幼儿养成健康行为的过程中形成合力，遵循一致性原则，形成家园共育。

家园共育有以下几种途径：

幼儿教师可充分利用家长接送孩子的时间与其交谈，利用电话联系、家访等形式，加强与家长的沟通，了解幼儿在家里的行为表现和家长的教养方式，有针对性地和家长沟通交流。

幼儿园可每月固定一天当作家长开放日，家长在这一天中可以随时来幼儿园观看幼儿日常的生活，同时看看幼儿园是如何培养幼儿自理能力的。

幼儿园可建立家园联系手册，可每隔几个月定期发放一次，教师可在这个联系本上把每个幼儿在该时段的能力、习惯及最近表现都反映给家长，让家长及时了解幼儿的生活自理水平，并在家庭中督促、鼓励、帮助幼儿巩固生活自理行为。

幼儿教师可通过家园联系栏、家长论坛、家长会、家长学校等告诉家长一些比较科学的育儿知识和方法，并介绍幼儿园的生活作息制度的意义、确立依据和操作方法，介绍幼儿生活习惯以及生活自理能力培养的要求、内容和方法等，请家长配合幼儿园做到统一标准、统一要求。

技能实训

幼儿自理能力观察记录表

自理能力观察记录表					
					姓名：　　性别：　　年龄：
			时间	地点	内容
在园	生活环节	进餐			
		解便			
		洗手			
		午睡			
		其他			
	集教活动	集中注意			
		主动参与			
		其他			
	户外、游戏	安全			
		自主			
		合作			
		分享			
	人际交往	师—幼			
		幼—幼			

续前表

			时间	地点	内容
在家	生活环节	进餐			
		解便			
		卫生——手			
		卫生——足			
		卫生——口			
		卫生——洗澡			
		换衣			
		睡眠——定时入睡			
		睡眠——定时起床			
		其他			
	人际交往	父母			
		亲人			
		其他			

 思考与练习

    1. 幼儿园健康教育的目的和任务是什么？

    2. 幼儿园健康教育的途径是什么？

    3. 幼儿园健康教育可采用哪些主要方法？

 拓展阅读

比比和朋友

    "比比和朋友"是一项专为五至六岁幼儿设计的旨在促进其情绪健康与社会性发展的系统化的幼儿心理健康教育课程。由英国慈善机构"儿童好拍档"开发，现已推广至20多个国家和地区，20多万名幼儿受益。整套方案围绕着一只竹节虫"比比"和一群幼儿之间发生的故事展开，故事讲述的都是幼儿们在日常生活中所碰到的各种情绪与社会性问题，诸如结交朋友、与他人交流、受欺负、处理纠纷、孤独和适应环境等，让幼儿们在故事情境中通过讨论与思考、绘画、角色扮演和游戏等活动，自己找出解决问题的办法。该项目有助于提升幼儿处理情绪问题和社会性问题的能力，对于他们在幼儿期乃至在成年时期有效地应对困境与危机，更好地与他人合作，获得朋友和友谊，都大有裨益。

　　"比比和朋友"课程是首个在我国实施的系统化的幼儿心理健康教育课程。上海于
2006 年引进该课程，开启了将心理教育引入学前教育阶段的尝试。

第二十一章

幼儿园的卫生学研究

本章导读

　　婴幼儿时期是个体生长发育最为关键的时期，这一阶段的生长发育和健康情况将会直接影响个体今后的发展。在幼儿园实施卫生学调查，分析评价幼儿的生长发育和健康情况，探究影响幼儿健康的因素，已受到家长、教师、医护工作者和社会的广泛关注。

　　本章的研究内容包括幼儿身体发育及健康状况、幼儿园心理健康教育、幼儿园体育锻炼、幼儿园膳食营养、幼儿园食品卫生和安全监管、幼儿园防病工作、幼儿园物质环境卫生、幼儿园卫生保健组织与健康教育。本章目的是使学习者了解幼儿园卫生学研究的主要内容、研究方法和评价标准。

学习目标

1. 了解幼儿园卫生学研究的主要内容。
2. 掌握常用的幼儿园卫生学研究方法。
3. 了解幼儿生长发育评价、幼儿营养状况评价等的评价标准。

第一节　幼儿身体发育及健康状况的研究

　　对幼儿这一群体的体格发育情况、健康状况和常见病进行调查是幼儿园卫生保健的重要工作。定期调查幼儿的身体发育状况，及时发现幼儿体格发育的异常，有助于幼儿园和相关部门确定营养改善策略，促进幼儿更好地成长。

一、幼儿身体发育的评价指标[①]

身高、体重和头围是反映幼儿生长发育的指标。另外，在卫生学的幼儿研究中也经常采用身体质量指数（BMI）评价幼儿的生长发育情况，BMI（千克/平方米）＝身体质量/身高^2。身高测量采用经过标定的身高测量仪，身高测量器的最大值为 2 米，精确度为±0.1 厘米。测量时要求所有幼儿脱鞋摘帽，取立正姿势，正视前方，双臂自然下垂，五指并拢，将头、脊柱肩凸部、臀和足跟靠在测量尺上，将测量卡板由上向下滑动至头顶，读取数据。测量者读取数据时视线必须与测量刻度在一个水平面上。数据记录以厘米为单位，保留至小数点后 1 位。体重的计量采用经检验合格的杠杆式磅秤，精确度为±50 克。应按规定及时检查磅秤的"0"点是否正常。测量前幼儿要先排空大小便，测量时只穿 1 件薄内衣，轻轻站在秤台中央适中的位置，双手自然下垂，身体避免摇动，数值记录以千克为单位，保留至小数点后 1 位。头围的测量采用软尺从头部右侧眉弓上缘经枕骨粗隆、左侧眉弓上缘回到起点。测量结果用厘米表示，记录到小数点后 1 位。测量时软尺紧贴头皮，左右对称。

评价幼儿生长发育的方法有两种。第一，参照《WHO 推荐 0～6 岁儿童身高、体重参考值及评价标准》，用身高（H/A）、体重（W/A）的均值（$\bar{x}$）和标准差（s）来评价，其中身高、体重超均值：H/A、W/A$\geqslant\bar{x}$；低体重：W/A$<\bar{x}-2s$；发育迟缓：H/A$<\bar{x}-2s$；消瘦：W/H$<\bar{x}-2s$；肥胖：体重超过同年龄同性别同身高标准体重值的 20%。第二，用 Z 标准差法评价。Z 分值＝（测量值－参考标准的中位数）/参考标准的标准差，测量值即被转化为 Z 分值，由 Z 分值的大小确定发育等级：<-2 为下等；$-2～-1$ 为中下等；$>-1～1$ 为中等；$>1～2$ 为中上等；>2 为上等。

二、幼儿的龋齿检查、视力筛查

龋齿是牙体组织脱钙、有机质分解、牙体解剖形态逐渐被溶解破坏引起的一种口腔常见疾病。牙齿的窝沟点隙或光滑面有明显的龋洞，或有明显的釉质下破坏，或有明确的可探及软化洞底或洞壁，这样的病损即为龋齿。

---

① 胡锦华. 长春市 10 所省级示范幼儿园儿童生长发育趋势与健康状况调查. 长春：吉林大学，2011.

幼儿的视力筛查可用 Sure Sight 视力筛选仪。在未散瞳的情况下，Sure Sight 视力筛选仪可排除周围光线、仪器与被测者的距离、角度等干扰因素，在幼儿模式下测出正确数据。视力异常采用屈光异常作为参考标准：S 表示眼的球镜屈光度；DS 表示球镜，即凸透镜或凹透镜的度数。人 2～3 岁时 S≤−1.0 DS 或 S≥3.0 DS，4～5 岁时 S≤−1.0 DS 或 S≥2.5 DS，6 岁以后 S≤−1.0 DS 或 S≥2.0DS 即为屈光异常。C 表示眼的柱镜屈光度；DC 表示柱镜度数，即散光度数。C>1.0 DC 即为屈光异常。

三、幼儿营养状况和矿物质元素的测量

贫血是幼儿的重要临床表现之一，其患病率能够反映出地区群体幼儿的健康水平。幼儿的血红蛋白含量可采用氰化高铁血红蛋白测定法测定，可针刺幼儿的左手无名指取血。按世界卫生组织推荐的标准，幼儿血红蛋白的正常值为 120～140 克/升，贫血的诊断标准为<110 克/升。

对矿物元素（锌、铁、钙、镁、铜），可通过抽取幼儿静脉血，用原子吸收光谱法检测末梢全血中的矿物质含量。结果的判定标准为：血铜低于 11.8 微摩尔/升为低铜，血锌低于 62.0 微摩尔/升为低锌，血钙低于 1.55 毫摩尔/升为低钙，血镁低于 1.12 毫摩尔/升为低镁，血铁低于 7.5 毫摩尔/升为低铁。

四、研究案例分析

（一）《铜陵市 2～6 岁儿童 10 年生长发育的变化趋势分析》[①]

1. 对象与方法

研究将 2003 年与 2012 年全市"六一"体检资料按照世界卫生组织 2006 年版的评价标准分性别及年龄进行个体评价，对 2～6.5 岁的幼儿每半岁分一个年龄组，共 9 组进行群体综合分析。

2. 结果显示

铜陵市 10 年来的幼儿体格发育呈现正增长，体重增长相对明显；2003 年与 2012 年比较，体重达标率（$\chi^2=94.759$，$P<0.001$），身高（长）达标率（$\chi^2=11.831$，$P<0.05$），差异均有统计学意义；肥胖检出率明显上升，由 2003 年的 2.45% 升至 2012 年的 5.32%，

---

① 胡冬香，高红琼，陈尚徽. 铜陵市 2～6 岁儿童 10 年生长发育的变化趋势分析. 中国妇幼健康研究，2013 (4).

差异有统计学意义（$\chi^2 = 42.547$，$P < 0.001$）；营养不良、贫血及龋齿发病率差异无统计学意义（均 $P > 0.05$）。

3. 研究结论

铜陵市幼儿生长发育的整体水平呈逐渐增长的趋势，总体营养状况尚好；应注意对肥胖儿的干预；托幼机构及卫生部门应采取措施降低幼儿常见病的发生率。

（二）《山东省 5 岁以下儿童定期健康体检及生长发育现状分析》[1]

1. 对象与方法

研究选取山东省内 0～5 岁的婴幼儿 1 645 名进行问卷调查。调查了婴幼儿的身高、体重等体格发育检查、国家计划免疫预防接种、健康状况评价和营养咨询、口腔检查的情况。研究资料采用 $\bar{x} \pm s$，即均数±标准差来表示，两组间比较用 t 检验和 χ^2 检验；计数资料以率表示；采用标准 WHO Anthro 软件计算 Z 评分。

2. 结果显示

婴幼儿健康体检率为 59.3%，平均检查次数为 1.4 次，1 岁以下婴儿及 2～3 岁幼儿的健康体检次数达标率分别为 19.4% 和 33.9%，5 岁的幼儿为 3.1%。其中，体格检查率为 94.5%，免疫接种率为 98.6%，口腔检查率为 13.4%。幼儿低体重、消瘦和生长迟缓的发生率分别为 2.2%、3.8% 和 10.7%。

3. 研究结论

幼儿健康体检率相对较低，部分健康检查的项目参与率较低，应拓展幼儿健康检查服务内容，积极开展幼儿保健工作的监测和指导，增强幼儿家长健康检查意识，保障幼儿健康成长。

第二节 幼儿园心理健康教育的研究[2]

2016 年的《幼儿园工作规程》第十九条增加了"幼儿园应当关注幼儿心理健康"的内容。心理健康教育是维护幼儿心理健康、促进幼儿身心和谐发展的重要途径。当前，幼儿园心理健康教育以全体幼儿为服务对象，以发展为主、治疗为辅。

① 赵思琪，徐昕，徐凌忠. 山东省 5 岁以下儿童定期健康体检及生长发育现状分析. 中国儿童保健杂志，2016 (4).

② 周文. 促进幼儿心理发展的教育干预实验. 昆明：云南师范大学，2000.

一、幼儿园心理健康教育的内涵与研究趋势

幼儿园心理健康教育是为了保障幼儿心理健康，根据幼儿生理、心理发展特征，运用有关教育方法和手段，培养幼儿良好的心理素质，促进幼儿身心健康、和谐发展和素质全面进步的教育活动。其内涵包括[①]：第一，面向全体幼儿实施发展性心理健康教育。培养幼儿形成有益于心理健康的情感、态度、行为方式和行为习惯以及良好的个性心理品质和社会适应能力；促进幼儿情感、态度、能力、知识和技能等方面素质整体的全面发展；自觉抵制各种不健康行为，增强自我心理保健意识和能力。第二，为少数有心理与行为问题的幼儿提供补救性的心理健康咨询与辅导，使其尽快恢复心理健康和提高心理健康水平。第三，对极少数有严重心理健康问题的幼儿，及时识别和转介，使其密切配合专业心理治疗机构，尽早治愈心理问题，以健康的心理面貌回归日常生活。幼儿园心理健康教育应以发展性教育模式为主，将全体幼儿作为心理健康教育的对象，针对幼儿共同的成长课题给予指导，并兼顾少数有障碍幼儿，给予心理治疗与行为矫正。

当前，国际幼儿园心理健康教育研究的趋势如下：内容都是从"自我意识""自我探究"开始展开；以培养本民族本国的合格公民为目标，传递符合自己国情的价值观，注意本土特色研究；研究逐渐从分散的社会开展走向国家有组织的实施及研究；从单纯讲授幼儿心理健康知识的研究到结合日常生活培养幼儿良好的心理健康素质和健全人格的研究；开始注重幼时的经验和体验影响幼儿一生的研究，同时开始进行幼儿园心理健康教育课程体系建构的有益探索；针对心理健康教育目标体系和评价体系的研究较多；其研究者从以专业的研究机构及高校为主力扩展到幼儿园教师、社区及家庭共同参与；更加关注特殊幼儿的心理健康问题研究；根据实际情况修改相应的政策，并用政策引领幼儿园心理健康教育活动的开展与实施；针对幼儿园教师实施心理健康教育的研究日益增多，强调教师的高学历及专业训练的必要性；探究以游戏方式来进行心理健康教育的有效性，并探究实施方案；对互联网及现代科技的运用较多，包括在心理研究中使用精密测量仪器[②]。

二、幼儿园心理健康教育的研究内容

幼儿园心理健康教育应着眼于培养幼儿健康的情绪、积极的情感、良好的个性特征和意志品质，其研究目标和研究内容如表 21-1 所示。

---

① 许海英. 幼儿心理健康教育的家园合作研究. 济南：山东师范大学，2014.
② 刘余，李雪平. 幼儿园心理健康教育的文献研究综述. 乐山师范学院学报，2017（12）.

表 21 - 1　　　　　　　　　幼儿心理健康目标和内容考查表

表现层次 心理成分	生理自我	心理自我	社会自我
自我认知	对自己生理状态、自然情况的认知	对自己心理状态和个性心理特征的认知	通过对他人的了解而达成的对自己的认知
自我情感体验	对自己生理状态、自然情况的肯定和悦纳	对自己心理状态和个性心理特征的肯定和悦纳	通过对别人的尊重而获得的自我尊重
自我调控	对自己肢体的自我调控	对自己心理状态的自我调控，对自己个性心理特征的有意识的培养	在与他人的交往中对自己行为的自我调控

资料来源：黄芳. 课程视野下广州市幼儿园心理健康教育现状研究. 广州：华南师范大学，2007.

此外，还有关于幼儿心理健康问题的研究，内容包括婴儿和幼儿的情感、人际关系和行为；与婴儿情感、人际关系和行为有关的家庭资源，如扩展的家庭支持和其他自然支持；家庭问题，如亲子关系、经济问题、环境问题和养育问题等[1]。

三、幼儿园心理健康教育的研究方法

（一）观察法

观察法的重点集中于教师设计的具体的心理健康教育活动、教师组织开展活动的具体环节、具体的教学方法执行情况以及活动中教师的具体行为、教师对教育活动的评价等方面。

（二）调查法

调查法是通过问卷、访谈等方式，收集幼儿园心理健康教育的目标、内容、实施途径及方法、评价等方面的现实状况，发现存在的问题，探索规律。

（三）追踪法

追踪法是采取纵向研究的形式，建立幼儿心理成长的档案，对其某种心理行为进行长期的追踪调查研究，探索其心理问题的有效教育模式、长效教育机制及具体指导策略。

四、研究案例分析

（一）《幼儿园心理健康课程实施的研究——以苏州市五所幼儿园为例》[2]

1. 对象与方法

研究以苏州市五所幼儿园为例，采用文献法、观察法、访谈法对这五所幼儿园心理健

---

① 方丰娟. 关于幼儿心理健康问题的研究. 上海：华东师范大学，2006.
② 周卫萍. 幼儿园心理健康课程实施的研究：以苏州市五所幼儿园为例. 苏州：苏州大学，2011.

康课程实施的现状及影响因素进行了研究与分析。

2. 结果显示

苏州市幼儿园心理健康教育课程实施的特点是：心理健康教育的目标大致清楚；缺乏专门的心理健康教育课程教育参考书籍，只有部分幼儿园能分离出心理健康教育课程的内容，系统性不够；组织实施的途径和方法趋于多样化；部分幼儿园已开始关注心理健康教育课程的评价，整体关注度不够、评价对象指标单一。总体而言，幼儿园心理健康教育课程的实施水平还有待进一步提高。

3. 研究结论

要提高幼儿园心理健康教育课程的实施水平，应发挥园长的核心领导作用；通过多种途径提高幼儿园教师的素质；丰富和完善教学资源；创设健康的幼儿园环境；拓宽教育视野，寻找家长和社会的支持；等等。

(二)《石家庄市幼儿园心理健康教育课程开展状况研究》①

1. 对象与方法

研究以石家庄市七所幼儿园的心理健康教育课程开展状况为研究对象，运用访谈法、观察法、文献分析法等研究方法，对七所幼儿园的心理健康教育课程的开展情况进行调研。

2. 结果显示

石家庄市幼儿园心理健康课程的特征：幼儿园能够掌握心理健康教育课程的目标要求；缺乏专业的幼儿园心理健康教育的参考书籍；部分幼儿园没有独立地开展心理健康教育课程，不够系统明确；课程开展的方法和途径较为丰富；对于课程的评价不够重视，评价指标单一。总体来说，幼儿园心理健康教育课程的开展还有很多需要改善的。影响幼儿园心理健康教育课程开展的因素包括：教师的专业知识、教师的素质能力、教师开展课程的取向等内部因素以及教学环境、教学资源、园长的态度、家长和社会的配合等外部因素。

3. 研究结论

幼儿园心理健康教育课程要顺利开展，需要的是：提高幼儿园心理教师的专业综合素质；取得园长对课程开展的支持；完善教学资源；为幼儿成长创造健康的环境；多途径取得家长和社会的配合支持。

---

① 齐晓芳. 石家庄市幼儿园心理健康教育课程开展状况研究. 石家庄：河北师范大学，2015.

第三节　幼儿园体育锻炼的研究

　　提供适宜的体育锻炼机会是保障幼儿健康发展的重要基础。幼儿园作为开展幼儿教育的主要机构，应开发适合幼儿发展的体育课程，促进幼儿的健康与发展。幼儿园体育锻炼的卫生学要求是：首先，应符合循序渐进、全面锻炼、区别对待、动静交替等卫生原则；其次，在卫生监督方面应调节好运动负荷和心理负荷，特别注意预防运动损伤[①]。

一、幼儿园体育锻炼研究的内容

（一）幼儿园体育锻炼的内容与形式

　　幼儿园体育锻炼的具体内容包括：体操活动（主要包括徒手操、轻器械操、听口令走步）、基本动作的练习（主要包括走、跑、单双腿跳、投掷、平衡、钻、爬、攀登等基本动作）以及体育游戏、大型玩具等；组织形式包括：幼儿早操活动、课间操、幼儿体育锻炼活动、幼儿户外体育活动、幼儿运动会等集体活动和分散活动。

（二）幼儿园体育锻炼的运动检测，包括运动量安排和运动评价

　　运动密度即运动时间与活动时间的比率×100%，例如，幼儿体育锻炼的时间为 50 分钟，其中幼儿心率达到 130～160 次/分的时间为 30 分钟，运动的密度为（30÷50）×100%＝60%。幼儿合理的运动密度范围为 35%～65%，婴儿班为 35% 左右，小班为 45% 左右，中班为 55% 左右，大班为 65% 左右，具体的可根据锻炼的性质和气候等适度调整。运动评价包括心率测定和运动后的表现评判。可利用心音听诊法、指触法等方法测定心率，一般选择运动中、运动结束和运动结束后 5 分钟三个时间点进行测定。运动后的表现评判是指对幼儿在体育锻炼过程中和完成后的面色、汗量、呼吸、精神、食欲、睡眠等情况进行综合观察和分析，做出运动负荷是否适宜的判断和评价。观察的项目、标准和评价如表 21-2 所示[②]。

表 21-2　　　　　　　　　　　幼儿运动后的表现评判表

疲劳分类 评价指标	轻度疲劳	中度疲劳	重度疲劳
面色	稍红	相当红	十分红或苍白
汗量	不多	较多	大量出汗

---

　　① 吴小平. 卫生学视角下的幼儿体育教学活动适宜性的研究. 广州：华南师范大学，2011.
　　② 吴迪. 如何在幼儿户外体育活动中实施有效运动监测. 中国学前教育研究会学前儿童健康教育专委会第八届全国学前儿童健康教育学术研讨会，2011.

续前表

疲劳分类 评价指标	轻度疲劳	中度疲劳	重度疲劳
呼吸	中速较快	加深急促	节律紊乱
精神	愉快	略有倦意	疲乏
食欲	良好、较大	一般	降低
睡眠	入睡快，睡眠良好	较慢，睡眠一般	入睡难，睡眠不安

（三）幼儿园体育锻炼的物质与环境保障情况

幼儿园体育锻炼需要物质与环境保障，其具体内容包括：锻炼的环境安全、体育设施和设备配备的卫生与安全情况、锻炼器械的卫生与安全、体育锻炼中的医务监督、运动损伤的预防等。

（四）幼儿体育教师

对幼儿体育教师进行调查，其具体内容包括：教师的锻炼观念，包括教师对幼儿运动技能、幼儿特点以及对体育锻炼中幼儿情绪体验的关注情况；教师的体育卫生知识和体育卫生意识状况；教师对幼儿体育锻炼运动负荷的安排情况；教师对幼儿体育锻炼效果的满意程度；等等。

二、幼儿园体育锻炼的研究方法

（一）测查法

测查法是利用一定的仪器和工具对幼儿体育锻炼的时间以及锻炼中幼儿的运动密度、运动强度、运动负荷等进行测量。

（二）调查法

调查法是根据具体研究需要设计调查问卷、访谈提纲，针对幼儿体育锻炼的内容与形式、物质与环境保障情况、幼儿体育教师的体育卫生知识和体育卫生意识等内容开展调查。

（三）数理统计法

利用 SPSS、Excel 等统计软件对收集的幼儿体育锻炼的数据进行统计分析，并做 χ^2 检验、t 检验等检验分析。

三、研究案例分析

（一）《幼儿园体育课运动量的调查分析》①

1. 对象与方法

本研究采用分层随机抽样的方法在重庆市 5 所城市幼儿园共 15 个样本班中选取 90 名幼儿。本研究采用测查法对样本班体育课的时间和样本幼儿的运动密度、运动强度进行了调查分析。

2. 结果显示

幼儿园各年龄段班级体育课的总时间安排和运动密度基本合理；体育课各部分的时间分配不尽合理，基本部分时间太少；体育课的强度不够。部分体育教师学科专业化程度不高，对体育课结构的了解和认识不够。教师对体育课运动量的判断仅仅依赖于观察法。

3. 研究结论

教育主管部门可采用定期生理测定法评价幼儿园体育课的运动量；幼儿园应尽可能聘用有体育专业背景的体育教师，以更合理地安排幼儿体育锻炼的时间和运动强度；应加强对幼儿园体育教师的相关专业技能的培训。

（二）《2000—2010 年我国 3～6 岁幼儿体质动态变化的研究》②

1. 对象与方法

本研究以 2000 年、2005 年和 2010 年中国幼儿（3～6 岁）的身体形态、素质状况为研究对象，利用 SPSS 11.5 统计软件对收集的数据进行了统计分析，对 2010 年和 2000 年的体质指标监测数据进行了样本平均数的显著性 t 检验。本研究对统计出来的数据进行了横向和纵向的比较，运用逻辑分析原理分析了幼儿体质的动态变化规律及其原因。

2. 结果显示

2000 年至 2010 年我国 3～6 岁男女幼儿的平均身高、坐高、体重、胸围和立定跳远、10 米折返跑、双脚连续跳成绩明显提高（$P<0.05$），走平衡木成绩明显降低（$P<0.05$），网球掷远成绩略有降低，幼儿身体素质发展的不平衡性可能与重智轻体、过度保护、运动不足、体育游戏和体育活动种类单一、游戏和活动安排不合理等因素有关，2000 年至 2005 年，我国幼儿的形态和素质指标提高的幅度远大于 2005 年至 2010 年。

---

① 李静，任娜娜，黄琴林. 幼儿园体育课运动量的调查分析. 学前教育研究，2009（11）.
② 刘元田. 2000—2010 年我国 3～6 岁幼儿体质动态变化的研究. 山东体育科技，2012（34）.

3. 研究结论

学前教育应注重改变重智轻体、过度保护、运动不足、教学内容"小学化"等不合理现象，丰富体育游戏和体育活动的内容，增加体育游戏和体育活动的系统性、科学性和趣味性，合理安排幼儿每天的活动内容，促进幼儿的生长发育和体质均衡发展、全面发展。

第四节 幼儿园膳食营养的研究

幼儿处于生长发育阶段，合理膳食、均衡营养是幼儿德、智、体全面发展的基础物质条件，对于保证幼儿身体和智力正常发育以及预防疾病、提高健康水平起着重要作用。

一、幼儿群体营养评价的内容

幼儿群体营养评价是指统计蛋白质、脂类、糖类、维生素、水、矿物质、膳食纤维等各种营养素及热能的摄入量，并将其与平均参考摄入量进行比较，确定幼儿群体的营养水平。幼儿群体营养评价的内容如下：

食物蛋白质在动物性食品、谷物、豆类以及其他食物中的来源分布。幼儿应注重优质蛋白质即肉、蛋、奶等动物性食品和豆类的摄入量，必须保证优质蛋白质的摄入量占蛋白质总摄入量的50%以上。

蛋白质、脂肪、碳水化合物3类宏量营养素或常量营养素的来源，以及其占幼儿所获得的总体热量的比重。幼儿的热量来源及分布应合理均衡，要适应幼儿生长发育快、活动时间多的生理特点。幼儿的热量摄入应注重控制脂肪量，世界卫生组织建议脂肪提供能量应占膳食总能量15%～30%，3岁以上的幼儿维持在15%比较适宜。

每日早餐、午餐、午点、晚餐的热量分配情况。中国营养学会推荐的幼儿园每日三餐一点的热量分配比例为：早餐占20%～25%，午餐占30%～35%，午点占10%～15%，晚餐占25%～30%。幼儿应保证早餐热量的摄入，以确保大脑获得充足的能量，保证一天的生活和学习效率。

钙、铁、锌等矿物质和视黄醇、核黄素、烟酸等维生素的来源及分布。幼儿应注意均衡膳食，注重奶和奶制品、海产品、蛋类、新鲜的水果和蔬菜的摄入，保证钙、铁和锌以及维生素的摄入。

幼儿血红蛋白含量的测定。测定幼儿的血红蛋白含量，通常采用世界卫生组织推荐的氰化高铁血红蛋白测定法，针刺幼儿的左手无名指取血。诊断标准：<110克/升为贫血。

二、幼儿群体营养评价的方法

幼儿群体营养评价通常采用称重法和记账法相结合的方法，具体操作为：首先，记录在幼儿园就餐的幼儿连续 5 天的总食物消耗量，并记录全园用餐的幼儿人数；园外采用调查表，记录幼儿在家所摄入的各种食物量。其次，计算每位幼儿每日各种食物的平均摄入量，然后根据《食物成分表》计算平均每人每日各种营养素及能量的摄入量。最后，将计算数值与"中国居民膳食营养素参考摄入量（DRIs）"进行比较，采用 Z 评分法评价幼儿群体的营养状况。

三、研究案例分析

（一）《幼儿膳食营养供给现状的调查研究——以保定市幼儿园为例》[①]

1. 对象与方法

确定保定市 3 所私立幼儿园的在园幼儿为研究对象，对 3 所幼儿园的幼儿在园的膳食情况采用记账法，调查其一个月摄入的全部食物的种类和数量；发放就餐人数调查表，记录一日三餐和加餐的就餐人数。研究运用聪慧幼儿园营养分析系统，主要从平均每人每日各种营养素的摄入量、热能食物来源分布、热能营养素来源分布和蛋白质食物来源分布分析幼儿的膳食营养状况。

2. 结果显示

在 3 所幼儿园中，两所幼儿园平均每人每日各种营养素的摄入量基本合理，而另外一所条件稍差的 C 园，多数营养素的摄入量没有达到推荐量的 90％。钙、锌的摄入量普遍低于推荐量。三大营养素供给的热能比例基本合理。在蛋白质构成中，优质蛋白质的量偏低，豆类摄入不足。

3. 研究结论

幼儿园应坚持伙食费专款专用；为幼儿补充钙、锌含量丰富的食物和优质蛋白质，让幼儿多食用豆类及豆制品；提高厨房的烹调工艺；热量供给不足的 C 园应适当增加富含能量的食物，如谷类、薯类、根茎类等；应纠正幼儿不良的饮食习惯。

（二）《邯郸市区省级示范幼儿园儿童膳食状况调查与评价》[②]

1. 对象与方法

本研究采用称重法与记账法相结合的方法，对邯郸市 7 所省级示范幼儿园的幼儿进行

---

① 闫学利. 幼儿膳食营养供给现状的调查研究：以保定市幼儿园为例. 保定：河北大学，2015.
② 张利. 邯郸市区省级示范幼儿园儿童膳食状况调查与评价. 邯郸：河北工程大学，2015.

膳食调查，选取 2014 年 9 月、12 月，2015 年 3 月、6 月，代表一年四季的膳食调查时间，一次膳食调查的持续时间为一个月。将每次调查整理的膳食数据、进餐人数和性别输入"营养士儿童版 V4.0 官方版"进行数据处理，以《中国居民膳食营养素参考摄入量》为评价标准。

2. 结果显示

邯郸市区 7 所省级示范幼儿园幼儿的三大产能营养素和能量、维生素 C、维生素 B1、维生素 B2、磷的摄入量符合膳食评价标准；钙磷比值和钠钾比值分别为 0.46、1.9；钠、钙、铁、维生素 A、膳食纤维的实际摄入量占推荐摄入量的百分比分别是 163.5%、39.8%、147%、56.7%、53.1%；奶及奶制品的钙比值、动物性脂肪的比值、动物性铁的比值分别是推荐比值的 57.9%、118%、125%。

3. 研究结论

邯郸市区省级示范幼儿园幼儿蛋白质、脂肪、碳水化合物三大产能营养素的摄入量以及动物性铁的比值能够满足需要量。钠、铁的摄入量及钠钾的比值过高；钙、维生素 A、膳食纤维的摄入量以及钙磷比值、奶及奶制品的钙比值过低。

第五节　幼儿园食品卫生和安全监管的研究

食品是满足幼儿健康成长需要的重要物质。确保幼儿园的食品卫生是保障幼儿成长和发展、预防疾病、保障幼儿身体和心理健康的基石。

一、幼儿园食品卫生和安全监管的内容

幼儿园厨房、食堂的基本条件和基本设施设备。幼儿园厨房布局、功能间配备、加工设备、冷冻冷藏设备、灶具、加工操作台具、消毒保洁设备、排油烟设备、水汽设备等满足加工能力和供餐需要的情况。

炊事人员/食物从业人员的素质。食品从业人员健康证和卫生知识培训合格证的持有情况。

幼儿园膳食卫生的管理组织情况和管理制度情况。调查幼儿园的餐饮服务许可证、带量食谱、幼儿园膳食委员会、营养评估、炊事人员与幼儿的比例、教职工是否与幼儿一起就餐、每学期膳食收支盈亏、食物留样、餐饮用具定点清洗和餐饮用具定点消毒情况等。

二、幼儿园食品卫生和安全监管的研究方法

（一）检测法

使用特定的检测仪器、检测试纸，遵循相关的检测程序，针对餐具消毒等情况实施检测。

（二）调查法

参照《中华人民共和国食品安全法》《托儿所幼儿园卫生保健工作规范》《托儿所幼儿园卫生保健管理办法》等法律文件，设计问卷、访谈提纲，对幼儿园食品卫生和安全监管情况实施现场或网络问卷调查以及访谈调查。

（三）评价法

采用国家卫生系统专用的卫生质量评价表格，对幼儿园食物加工过程中的卫生质量情况进行评价分析。

（四）观察法

根据研究需要设计观察表，对各幼儿园食品的采购与存储、膳食加工、餐具清洗、卫生消毒等过程进行跟踪调查。

三、研究案例分析

（一）《学校和幼儿园食品安全监督管理问题与对策》[①]

1. 对象与方法

本研究选取青岛市的 653 家幼儿园、150 所学校的 144 家食堂，通过问卷调查和现场考察的方式，进行卫生现状调查与餐具消毒质量检测。

2. 结果显示

144 家食堂餐饮服务许可证的持有率为 98.61%（142/144）；食堂人员有健康证的占 77.08%（538/698）；区直单位幼儿园、120 家学校均有独立的食堂；有冷冻、冷藏设施的占 93.75%（135/144）；有餐具消毒设施的占 90.28%（130/144）；餐具消毒合格率为 95.83%（460/480），其中区直单位为 98.52%（266/270），个体幼儿园为 80.00%（48/60）。此外，还存在监督管理环节力量薄弱、食品加工场所卫生条件差、硬件设施投入不足等问题。

3. 研究结论

青岛市个体幼儿园、私立学校食堂存在的卫生问题较多，区直学校、幼儿园的食品卫

---

① 王伟红，李丽，闫香君. 学校和幼儿园食品安全监督管理问题与对策. 中国校医，2016（5）.

生状况好于私立学校、个体幼儿园。应继续加大食品安全监管力度，食品药监、卫生与教育部门应齐抓共管，在监督管理方面加强对私立学校、个体幼儿园的监管力度，增加抽检频次，严防学校及幼儿园集体性食物中毒及食源性疾患的发生。

（二）《阜新市学校、幼儿园食堂餐具容器消毒卫生状况及监督管理建议》①

1. 对象与方法

本研究对阜新市 44 所各类学校、幼儿园食堂的 672 份餐具和盛放直接入口食品的容器的消毒情况进行了检测，并按《食（饮）具消毒卫生标准》（GB 14934—1994）的要求进行了评价。

2. 结果显示

6 类餐具中匙的消毒效果较差（合格率为 51.9%），44 所学校的消毒效果，中专、幼儿园食堂的消毒效果好于大学、中学食堂。

3. 研究结论

要加强卫生与教育行政主管部门的联系协调，充分发挥教育行政部门对所属学校食品卫生工作的行政管理；在学校及幼儿园食堂全面推行食品卫生量化分级管理制度；卫生监督部门要按照《食品卫生许可证管理办法》和《餐饮业和集体用餐配送单位卫生规范》的要求监管学校食堂卫生许可证的发放；对餐饮具消毒实行专人负责制。

第六节　幼儿园防病工作的研究

幼儿自身的免疫系统发育还未健全，免疫力较差，在幼儿园集体生活中容易感染各种类型的传染性疾病。在幼儿园严格执行预防接种证查验，对传染性疾病实施全面预防控制管理，是确保幼儿建立针对传染病的免疫屏障、控制传染病在幼儿园传播的有效手段。

一、幼儿园防病工作的研究内容

幼儿园防病工作的研究内容包含以下内容：

幼儿预防接种证的持有率和全程疫苗接种率。

幼儿园疾病预防从业人员的素质，保健医生的配备、专业背景，保育员卫生知识和传

---

① 赵兴转，单华，张萍平. 阜新市学校、幼儿园食堂餐具容器消毒卫生状况及监督管理建议. 现代预防医学，2007，34（9）.

染病知识的知晓情况等。

幼儿园常规的疾病检查仪器、卫生消毒设施设备的配备情况。

传染病预防组织和管理制度的确定以及落实的情况。

传染病发生集中期的疾病预防机制。在传染病疫情发生的 3 月、4 月和 9 月，针对春季传染病、呼吸道疾病、手足口病、流行性腮腺炎等传染病流行的特点，有针对性地开展针对幼儿园集体环境和常用物品的卫生清洁消毒工作和卫生管理统计工作。

二、幼儿园防病工作的研究方法

（一）描述流行病学法（横断面调查或患病率调查）

描述流行病学法是根据研究需要采用抽样调查或者普查的方式收集幼儿在特定时间和空间内患某种疾病的描述性资料，以描述疾病的分布并观察某些因素与疾病之间的关联。

（二）调查法

调查法是根据特定研究目的设计问卷、观察表和访谈提纲等，选择幼儿教师、幼儿园管理人员、幼儿家长以及教育行政人员等有代表性的样本实施调查，并根据调查结果估算或估计幼儿某种疾病的患病率或某些特征。

（三）实验法

实验法是选取实施预防保健工作的幼儿园在园幼儿，采用随机数字表法等方法将幼儿随机分为实验组和对照组。对照组实施常规园内感染控制，观察组实施全面周密的传染性疾病预防控制措施，并比较两组的控制效果。

（四）统计学方法

统计学方法是对收集到的幼儿园疾病预防数据采用 SPSS 20.0 等相关统计软件进行统计分析，并进行组间比较、显著性检验等统计分析。

三、研究案例分析

（一）《幼儿园传染性疾病的预防控制分析》①

1. 对象与方法

本研究选取实施健康保健的幼儿园幼儿 252 例，随机分为观察组和对照组，每组 126 例。对照组实施常规院内感染控制，观察组实施全面预防控制，观察 2 组幼儿传染性疾病

---

① 何洁颖. 幼儿园传染性疾病的预防控制分析. 临床合理用药杂志，2017（29）.

的发生情况及家长满意度。

2. 结果显示

观察组传染病总发生率为 3.97%，低于对照组的 15.08%（$P<0.01$）；观察组幼儿的家长满意度为 100.00%，高于对照组的 77.78%（$P<0.05$）。

3. 研究结论

对幼儿园的幼儿实施传染性疾病全面预防控制管理，可明显控制传染性疾病发生，促进幼儿的健康发育，提高家长满意度。

(二)《广州市一起幼儿园流行性腮腺炎暴发疫情调查》[1]

1. 对象与方法

本研究以深圳市一所暴发流行性腮腺炎的幼儿园的全体幼儿为研究对象，采用现场流行病学的调查方法对疫情的流行强度、三间分布、流行原因进行调查。

2. 结果显示

该园流行性腮腺炎的总罹患率为 7.48%（44/588），男女罹患率的差异有统计学意义（$\chi^2=4.67$，$P=0.031$），中位发病年龄为 5 岁，首发病例出现在 2014 年 2 月 27 日，疫情持续 3 个半月，传播 4 代，波及 6 个班级。早期病例有 33.33%（6/18）未及时隔离。出现病例的 6 个班级合计疫苗接种率为 59.41%（120/202），未出现病例的班级的合计疫苗接种率为 81.61%（213/261），二者的差异有统计学意义（$\chi^2=27.80$，$P<0.001$）。大班和大大班的合计疫苗接种率为 62.08%（167/269），中班和小班的合计疫苗接种率为 85.57%（166/194），二者的差异有统计学意义（$\chi^2=35.79$，$P<0.001$），疫苗效果指数（VE）为 59.81%。

3. 研究结论

该事件为幼儿病例引入幼儿园后引发的流行性腮腺炎疫情，是人传人增殖模式。环境条件差和疫苗接种率不高是本次疫情传播的原因。落实默尔康（麻疹腮腺炎风疹联合减毒活疫苗）接种率，加强幼儿园软硬件管理，是预防和控制流行性腮腺炎暴发的重要措施。

第七节　幼儿园物质环境卫生的研究[2]

幼儿园的物质环境与幼儿的健康发展息息相关。为幼儿提供一个良好的、符合卫生要求的物质环境，是保证幼儿正常发育和健康发展的基础。

---

[1]　朱琦，等. 广州市一起幼儿园流行性腮腺炎暴发疫情调查. 中国学校卫生，2013（2）.
[2]　黄琴林. 卫生学视野下的幼儿园物质环境现状研究. 重庆：西南大学，2011.

一、幼儿园物质环境卫生的研究内容

幼儿园物质环境卫生的研究内容包括以下几个方面：

园地卫生。园地卫生的研究内容主要包括园地环境、户外活动的场地面积和绿化情况、建筑物间距、户外活动场地绿化卫生、楼梯设计、阳台窗户的保护措施等。

房舍卫生。房舍卫生的研究内容主要包括活动室的面积、自然采光、人工照明、通风、地面清洁情况，寝室的面积、床间距、寝具、地面清洁情况等，以及盥洗室和厕所的通风、地面清洁情况及是否分厕等。

设备卫生。设备卫生的研究内容主要包括家具桌椅、床、盥洗和厕所设备、饮食用具、玩具、教具、电视、图书、文具和体育器械的卫生。

二、幼儿园物质环境卫生的研究方法

（一）测查法

测查法是运用钢尺、数字式照度计、电子手提秤、直尺、卷尺、棉棒等相关测查工具，对幼儿园物质环境中可测查的维度进行数据搜集。

（二）观察法

观察法是利用视觉、嗅觉和触觉等感官对幼儿园园地、房舍和设备卫生中可被直接感知的有关现象进行观察。

（三）问卷法

问卷法是以幼儿园教师、保育员、管理者为对象，从意识和行为两个层面来调查他们对物质环境卫生的认识和管理情况。

（四）访谈法

访谈法是以幼儿园管理者为对象，通过访谈了解幼儿园物质环境卫生的宏观管理政策，或幼儿园物质环境的卫生制度等情况。

三、研究案例分析

（一）《2012—2014 年大连市公立与私立幼儿园环境卫生状况调查》[①]

1. 对象与方法

本研究抽取大连市 18 所公立幼儿园、12 所私立幼儿园，检测其活动室的采光、照明、

---

① 魏冰，王连军，王智勇. 2012—2014 年大连市公立与私立幼儿园环境卫生状况调查. 预防医学论坛，2017（2）.

课桌椅、面积。

2. 结果显示

窗地比合格率，公立园（61.11%）明显高于私立园（8.33%）（$P<0.01$）；墙壁反射比合格率，公立园与私立园分别为61.11%和50.00%（$P>0.05$）。以≥150勒克斯为标准，公立园的平均照度合格率（83.33%）高于私立园（50.00%）（$P>0.05$）。课桌符合率，公立园与私立园分别为59.44%和44.17%（$P<0.01$）。课椅符合率，公立园与私立园分别为54.44%和44.17%（$P>0.05$）。公立园活动室的面积（61.73平方米）高于私立园的面积（37.54平方米）（$P>0.05$）；公立园的人均面积（1.70平方米）高于私立园的人均面积（1.31平方米）（$P>0.05$）。人均面积合格率，公立园（55.56%）高于私立园（25.00%）（$P<0.01$）。

3. 研究结论

大连市幼儿园普遍照明不足。在采光、照明、课桌椅配备、人均面积方面，公立园都好于私立园。

（二）《北京市东城区幼儿园物理环境卫生学现状》[①]

1. 对象与方法

对北京市东城区所有27所幼儿园进行整群抽样，开展调查；并对不同朝向、不同楼层的活动室进行典型抽样，对59间活动室进行现场检测。

2. 结果显示

东城区所有幼儿园户外活动场地的人均面积不足10平方米，幼儿园小班活动室的人均面积合格率为46.2%、中班为35.7%、大班为66.7%；窗地比合格率为47.5%，采光系数合格率为54.2%，后、侧墙反射系数合格率为3.4%，50.8%的活动室课桌面平均照度达到300勒克斯，黑板平均照度合格率为12.5%；仅有11.8%的课桌与幼儿身高配套，19.6%的课椅与幼儿身高配套。

3. 研究结论

幼儿园要通过创造良好的物质环境来培养幼儿的良好生活习惯、卫生习惯和参加体育活动的兴趣，增加幼儿的户外活动时间，减少幼儿室内用眼时间，增强幼儿体质，保护幼儿视力。

---

① 黄剑辉，等. 北京市东城区幼儿园物理环境卫生学现状. 中国学校卫生，2013（8）.

第八节 幼儿园卫生保健组织与健康教育的研究

卫生保健与健康教育是幼儿园保教任务的重要组成部分，在促进幼儿德、智、体、美全面发展中起着至关重要的作用。

一、幼儿园卫生保健组织与健康教育的研究内容[①]

（一）卫生保健人员的配备情况

（1）卫生保健人员的基本情况包括：性别、专业背景、学历、编制、相关资格证持证情况、职称、年龄、工作年限、工资收入情况等。

（2）卫生保健人员的专业素质包括三个方面：一是专业理念与师德、职业理解与认识、对幼儿的态度与行为、个人修养与行为；二是专业知识，包括一日生活安排、幼儿膳食、体格锻炼、健康检查、卫生与消毒、传染病的预防与控制、常见病的预防与管理、伤害预防、健康教育、信息搜集等方面的知识；三是专业能力，包括运用能力、指导能力、沟通能力、学习能力。

（二）保健室的配置

（1）保健室的配置情况，如桌椅、药品柜（和保健资料柜共用）、流动水设施等的配置情况。

（2）体检设备，如体重计、身高计、灯光视力箱或对数视力表等，消毒设备，如紫外线灯、常用消毒液等。

（3）常用医疗用品，如体温计、软尺、棉签、对数视力表、电筒、暖水袋等。

（4）常用药品，外用药如碘伏、红汞、龙胆紫、红霉素软膏、创可贴、退烧贴、茶油等。

（5）抗过敏药物，如风油精、万金油等。

（三）保健管理

1. 环境管理

第一，卫生与消毒制度的明确。第二，卫生工作的实施。例如，幼儿的水杯、毛巾、被褥和床单专人专用，基础设备的卫生保障，预防性消毒，活动室和卧室的空气的消毒。第三，环境安全保障包括意外伤害制度和应急预案的明确，设施安全检查和意外伤害预

---

① 谢美玲. 江西省城市幼儿园卫生保健现状及对策研究. 南昌：江西师范大学，2015.

防。其中，应急预案包括预防地震、火灾、暴力、食物中毒和溺水的方案和预防手足口病、水痘等传染病的方案。意外伤害预防包括：预防烧伤、烫伤，预防外伤，卫生间、盥洗室地面防滑，保障幼儿园活动场地、设施的安全，预防幼儿园异物伤害。

2. 健康管理

第一，工作人员的健康检查。第二，幼儿的健康检查，包括入园检查、定期健康检查、计划免疫情况检查、晨检、午检和全日健康观察。

3. 生活管理

生活管理包括保证健康的作息制度、营养膳食和正常的体格锻炼。

（四）卫生保健教育指导

（1）健康教育，即对家长、保教人员和幼儿进行健康教育。

（2）安全指导，即对保教人员进行预防幼儿伤害的知识宣讲和急救能力培训。

（五）卫生保健信息管理

卫生保健信息管理包括对卫生保健信息的收集和对卫生保健信息的统计分析。

二、 幼儿园卫生保健组织与健康教育的研究方法

（一）问卷法

问卷法是依据 2010 年的《托儿所幼儿园卫生保健管理办法》、2012 年的《托儿所幼儿园卫生保健工作规范》、2015 年的《幼儿园工作规程》等文件，收集幼儿的基本情况、班级的保健措施、保健室和营养膳食等信息。

（二）访谈法

访谈法可配合问卷法使用，以更深入地了解幼儿园卫生保健工作与健康教育的具体情况。

（三）个案分析法

个案分析法是根据研究目的选取具有代表性的幼儿园，对其卫生保健工作进行深入了解和深度剖析。

（四）数理统计分析法

数理统计分析法是利用 SPSS、Excel 等统计软件对收集的幼儿园卫生保健组织与健康教育的数据进行统计分析，并做 χ^2 检验、t 检验等检验分析。

三、研究案例分析

（一）《郑州市不同区域幼儿园营养教育现况调查分析》[①]

1. 对象与方法

采用分层随机抽样的方法抽取郑州市市区、郊区、农村 3 个不同区域的幼儿园 438 所，在每个幼儿园随机抽取 1 名保健医生，其中市区 163 名、郊区 106 名、农村 169 名，采用统一标准进行面访调查。在园人数、幼儿饮奶量的比较，采用单因素方差分析。比率比较采用 χ^2 检验。排序突出问题的重要性及次序。数据录入采用 EpiData 3.1，统计分析采用 SPSS 19.0。市区、郊区、农村等幼儿园的幼儿数量均数分别为 308 名、284 名和 257 名。

2. 结果显示

接受政府营养支持措施的幼儿园所占比重为 16.6%。市区开展营养教育的幼儿园所占的比重（89.6%）高于农村（76.4%）。市区建立健康档案的幼儿园所占的比重（97.5%）高于郊区（88.7%）和农村（88.2%）。郑州市幼儿园幼儿日平均饮奶量为 82.4 毫升。郑州市幼儿园幼儿不良饮食习惯率，市区（14.5%）、郊区（15.2%）、农村（18.9%）两两比较，差异具有统计学意义（$P<0.05$）。

3. 研究结论

农村幼儿园的营养教育工作落后于市区和郊区。郑州市幼儿园幼儿的日平均饮奶量整体偏低。幼儿的不良饮食习惯以边吃边玩、吃油炸食品、吃膨化食品和睡前吃糖果等为主。建议农村幼儿园膳食补充顺序依次为水果、鸡蛋、鱼肉及奶类食品等。建议农村幼儿园食品安全工作重要性的排序为保障幼儿用餐卫生、保障幼儿园环境卫生、保障个人卫生及幼儿园食堂卫生等。

（二）《310 例儿童家长及幼儿园教师手足口病相关知识及行为调查分析》[②]

1. 对象与方法

本研究调查了 155 例 2～5 岁幼儿的家长和 155 例幼儿教师对手足口病的知晓率和健康行为形成率。

2. 结果显示

幼儿家长对手足口病相关知识的总知晓率为 58.71%，总健康行为形成率为 60.65%；幼儿教师对手足口病相关知识的总知晓率为 84.52%，总健康行为形成率为 65.81%。电

---

① 杨国俊，等. 郑州市不同区域幼儿园营养教育现况调查分析，中国妇幼保健，2015（16）.
② 许谌，杨文环. 310 例儿童家长及幼儿园教师手足口病相关知识及行为调查分析. 陕西医学杂志，2010（9）.

视、广播、报纸等新闻媒体是幼儿家长及幼儿教师获取手足口病相关知识的最主要渠道。

3. 研究结论

幼儿的家长对手足口病相关知识的掌握不全面，幼儿教师对手足口病相关知识的知晓情况较好，应根据幼儿家长和幼儿教师对手足口病防治知识的需求，采用多元化的卫生宣传教育渠道。

 思考与练习

1. 简述开展幼儿园卫生学研究的意义和价值。

2. 简述国际幼儿心理健康教育研究的趋势及启示。

3. 简述幼儿园卫生学研究的常用方法。

参考文献

唐林兰，于桂萍. 学前儿童卫生与保健. 北京：教育科学出版社，2012.

崔焱. 儿科护理学. 5 版. 北京：人民卫生出版社，2012.

王来圣. 学前卫生学. 2 版. 北京：科学出版社，2011.

李静. 学前卫生学. 北京：北京师范大学出版社，2015.

王练. 学前卫生学. 北京：高等教育出版社，2014.

刘文庆. 人体解剖学. 北京：人民卫生出版社，2004.

王雁. 人体解剖生理学. 北京：北京师范大学出版社，2009.

万钫. 学前卫生学. 2 版. 北京：北京师范大学出版社，2004.

顾荣芳. 学前儿童卫生学. 3 版. 南京：江苏教育出版社，2009.

朱家雄，汪乃铭，戈柔. 学前儿童卫生学. 3 版. 上海：华东师范大学出版社，2015.

张兰香，潘秀萍. 学前儿童卫生与保健. 北京：北京师范大学出版社，2011.

麦少美. 学前卫生学. 上海：复旦大学出版社，2005.

李姗泽. 学前儿童健康教育. 北京：中央广播电视大学出版社，2008.

李海芸，江琳. 幼儿营养与幼儿园膳食管理. 北京：北京师范大学出版社，2015.

康松玲. 学前儿童卫生保健. 武汉：华中师范大学出版社，2013.

蔡黎曼. 新编幼儿卫生学. 广州：广东高等教育出版社，2007.

欧新明. 学前儿童健康教育. 北京：教育科学出版社，2002.

楚思鹏. 育儿百科全书. 北京：中国妇女出版社，2013.

冯谦，李新生. 学前儿童卫生与保健. 沈阳：东北大学出版社，2015.

张佐. 口腔临床实践指导. 银川：阳光出版社，2017.

郦燕君. 学前儿童卫生保健. 北京：高等教育出版社，2007.

陶芳标. 儿童少年卫生学. 8 版. 北京：人民卫生出版社，2017.

陈荣华，赵正言，刘湘云. 儿童保健学. 5 版. 南京：江苏凤凰科学技术出版社，2017.

王卫平. 儿科学. 8 版. 北京：人民卫生出版社，2013.

崔玉涛. 图解家庭育儿. 北京：东方出版社，2013.

国家体育总局. 国民体质测定标准手册：幼儿部分. 北京：人民体育出版社，2003.

麦坚凝. 常见儿童的睡眠障碍. 中国实用儿科杂志，2005 (12).

文玲英，吴礼安. 实用儿童口腔医学. 北京：人民军医出版社，2016.

张颖. 学前体育教学研究. 北京：中国出版集团中译出版社，2016.

刘燕华. 婴幼儿护理与习惯养成. 北京：北京理工大学出版社，2015.

庞建萍，柳倩. 学前儿童健康教育. 上海：华东师范大学出版社，2014.

张立燕，吕昌民，田志升. 学前教育专业体育与幼儿体育活动的指导. 济南：山东人民出版社，2014.

刘馨. 学前儿童体育. 北京：北京师范大学出版社，1997.

魏辛夷，张兵. 人体生物钟养生智慧. 北京：中国妇女出版社，2008.

陈继红，王晓玲，高国凤. 婴幼儿保健知识问答. 广州：广东科技出版社，2004.

荫士安. 现代营养学. 北京：人民卫生出版社，2008.

何桂香. 成长在路上：幼儿园新教师必读. 北京：农村读物出版社，2009.

叶平枝. 学前儿童卫生与保健. 广州：广东高等教育出版社，2016.

莫源秋. 幼儿常见心理行为问题：诊断与教育. 北京：中国轻工业出版社，2015.

王虹，王喜聪. 宝宝健康益智小绝招. 3 版. 北京：中国医药科技出版社，2014.

王新良，张东风. 儿童健康红宝书：幼儿篇. 北京：军事医学科学出版社，2008.

金星明，静进. 发育与行为儿科学. 北京：人民卫生出版社，2014.

岳然. 育儿知识百科. 青岛：青岛出版社，2014.

雷万军. 代涛. 皮肤学. 北京：人民军医出版社，2011.

李永昶，颜纯. 小儿内分泌学. 北京：人民卫生出版社，1991.

兰贯虹. 育婴员. 2 版. 北京：海洋出版社，2013.

耿学超. 幼儿意外伤害的预防与处置. 北京：北京工业大学出版社，2004.

金曦. 儿童五官保健与疾病防治. 北京：中国协和医科大学出版社，2013.

周君琪. 耳鼻咽喉病知识. 上海：上海科学技术出版社，1983.

中国营养学会. 中国居民膳食指南（2016）. 北京：人民卫生出版社，2016.

杜亚松. 儿童心理障碍诊疗学. 北京：人民卫生出版社，2013.

刘晓丹. 儿童保健工作手册. 北京：人民卫生出版社，2010.

柳倩，周念丽，张晔. 学前儿童健康学习与发展核心经验. 南京：南京师范大学出版社，2016.

高泽晴夫. 避免孩子运动受伤：儿童运动安全手册. 西安：陕西人民教育出版社，2000.

唐雨德，周东明. 食品营养与安全. 苏州：苏州大学出版社，2016.

赵成香. 常用护理技术操作与考评. 上海：上海交通大学出版社，2014.

张宏，等. 中西医临床技能模拟实训教程. 昆明：云南大学出版社，2013.

常爱莲，等. 护理技术操作规程手册. 石家庄：河北科学技术出版社，2012.

张孟. 急救护理技术. 南京：东南大学出版社，2006.

霍正禄. 实用急诊急救技术手册. 北京：科学出版社，2002.

托儿所幼儿园卫生保健工作规范

二〇一二年三月

为贯彻落实《托儿所幼儿园卫生保健管理办法》（以下简称《管理办法》），加强托儿所、幼儿园（以下简称托幼机构）卫生保健工作，切实提高托幼机构卫生保健工作质量，特制定《托儿所幼儿园卫生保健工作规范》（以下简称《规范》）。

托幼机构卫生保健工作的主要任务是贯彻预防为主、保教结合的工作方针，为集体儿童创造良好的生活环境，预防控制传染病，降低常见病的发病率，培养健康的生活习惯，保障儿童的身心健康。

第一部分　卫生保健工作职责

一、托幼机构

（一）按照《管理办法》要求，设立保健室或卫生室，其设置应当符合本《规范》保健室设置基本要求。根据接收儿童数量配备符合相关资质的卫生保健人员。

（二）新设立的托幼机构，应当按照本《规范》卫生评价的要求进行设计和建设，招生前应当取得县级以上卫生行政部门指定的医疗卫生机构出具的符合本《规范》的卫生评价报告。

（三）制订适合本园（所）的卫生保健工作制度和年度工作计划，定期检查各项卫生保健制度的落实情况。

（四）严格执行工作人员和儿童入园（所）及定期健康检查制度。坚持晨午检及全日健康观察工作，卫生保健人员应当深入各班巡视。做好儿童转园（所）健康管理工作。定期开展儿童生长发育监测和五官保健，将儿童体检结果及时反馈给家长。

（五）加强园（所）的传染病预防控制工作。做好入园（所）儿童预防接种证的查验，配合有关部门按时完成各项预防接种工作。建立儿童传染病预防控制制度，做好晨午检，儿童缺勤要追查，因病缺勤要登记。明确传染病疫情报告人，发现传染病病人或疑似传染病人要早报告、早治疗，相关班级要重点消毒管理。做好园（所）内环境卫生、各项日常卫生和消毒工作。

（六）加强园（所）的伤害预防控制工作，建立因伤害缺勤登记报告制度，及时发现安全隐患，做好园（所）内伤害干预和评估工作。

（七）根据各年龄段儿童的生理、心理特点，在卫生保健人员参与下制订合理的一日生活制度和体格锻炼计划，开展适合儿童年龄特点的保育工作和体格锻炼。

（八）严格执行食品安全工作要求，配备食堂从业、管理人员和食品安全监管人员，制订各岗位工作职责，上岗前应当参加食品安全法律法规和儿童营养等专业知识培训。做好儿童的膳食管理工作，为儿童提供符合营养要求的平衡膳食。

（九）卫生保健人员应当按时参加妇幼保健机构召开的工作例会，并接受相关业务培训与指导；定期对托幼机构内工作人员进行卫生保健知识的培训；积极开展传染病、常见病防治的健康教育，负责消毒隔离工作的检查指导，做好疾病的预防与管理。

（十）根据工作要求，完成各项卫生保健工作记录的填写，作好各种统计分析，并将数据按要求及时上报辖区内妇幼保健机构。

二、妇幼保健机构

（一）配合卫生行政部门，制订辖区内托幼机构卫生保健工作规划、年度计划并组织实施，制订辖区内托幼机构卫生保健工作评估实施细则，建立完善的质量控制体系和评估制度。

（二）依据《管理办法》，由卫生行政部门指定的妇幼保健机构对新设立的托幼机构进行招生前的卫生评价工作，并出具卫生评价报告。

（三）受卫生行政部门委托，妇幼保健机构对取得办园（所）资格的托幼机构每3年进行1次卫生保健工作综合评估，并将结果上报卫生行政部门。

（四）地市级以上妇幼保健机构负责对当地托幼机构卫生保健人员进行岗前培训及考核，合格者颁发培训合格证。县级以上妇幼保健机构每年至少组织1次相关知识的业务培训或现场观摩活动。

（五）妇幼保健机构定期对辖区内的托幼机构卫生保健工作进行业务指导。内容包括一日生活安排、儿童膳食、体格锻炼、健康检查、卫生消毒、疾病预防、伤害预防、心理行为保健、健康教育、卫生保健资料管理等工作。

（六）协助辖区内食品药品监督管理、卫生监督和疾病预防控制等部门，开展食品安全、传染病预防与控制宣传教育等工作。

（七）对辖区内承担托幼机构儿童和工作人员健康检查服务的医疗卫生机构进行相关专业技术的指导和培训。

（八）负责定期组织召开辖区内托幼机构卫生保健工作例会，交流经验、学习卫生保健知识和技能。收集信息，掌握辖区内托幼机构卫生保健情况，为卫生行政部门决策提供相关依据。

三、相关机构

（一）疾病预防控制机构负责定期为托幼机构提供疾病预防控制的宣传、咨询服务和指导。

（二）卫生监督执法机构依法对托幼机构的饮用水卫生、传染病预防和控制等工作进行监督检查。

（三）食品药品监督管理机构中负责餐饮服务监督管理的部门依法加强对托幼机构食品安全的指导与监督检查。

（四）乡镇卫生院、村卫生室和社区卫生服务中心（站）应通过妇幼卫生网络、预防接种系统以及日常医疗卫生服务等多种途径掌握辖区中的适龄儿童数，并加强与托幼机构的联系，取得配合，做好儿童的健康管理。

第二部分　卫生保健工作内容与要求

一、一日生活安排

（一）托幼机构应当根据各年龄段儿童的生理、心理特点，结合本地区的季节变化和本托幼机构的实际情况，制订合理的生活制度。

（二）合理安排儿童作息时间和睡眠、进餐、大小便、活动、游戏等各个生活环节的时间、顺序和次数，注意动静结合、集体活动与自由活动结合、室内活动与室外活动结合，不同形式的活动交替进行。

（三）保证儿童每日充足的户外活动时间。全日制儿童每日不少于 2 小时，寄宿制儿童不少于 3 小时，寒冷、炎热季节可酌情调整。

（四）根据儿童年龄特点和托幼机构服务形式合理安排每日进餐和睡眠时间。制订餐、点数，儿童正餐间隔时间 3.5～4 小时，进餐时间 20～30 分钟/餐，餐后安静活动或散步时间 10～15 分钟。3～6 岁儿童午睡时间根据季节以 2～2.5 小时/日为宜，3 岁以下儿童日间睡眠时间可适当延长。

（五）严格执行一日生活制度，卫生保健人员应当每日巡视，观察班级执行情况，发

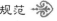

现问题及时予以纠正，以保证儿童在托幼机构内生活的规律性和稳定性。

二、儿童膳食

（一）膳食管理。

1. 托幼机构食堂应当按照《食品安全法》、《食品安全法实施条例》以及《餐饮服务许可管理办法》、《餐饮服务食品安全监督管理办法》、《学校食堂与学生集体用餐卫生管理规定》等有关法律法规和规章的要求，取得《餐饮服务许可证》，建立健全各项食品安全管理制度。

2. 托幼机构应当为儿童提供符合国家《生活饮用水卫生标准》的生活饮用水。保证儿童按需饮水。每日上、下午各1～2次集中饮水，1～3岁儿童饮水量50～100毫升/次，3～6岁儿童饮水量100～150毫升/次，并根据季节变化酌情调整饮水量。

3. 儿童膳食应当专人负责，建立有家长代表参加的膳食委员会并定期召开会议，进行民主管理。工作人员与儿童膳食要严格分开，儿童膳食费专款专用，账目每月公布，每学期膳食收支盈亏不超过2%。

4. 儿童食品应当在具有《食品生产许可证》或《食品流通许可证》的单位采购。食品进货前必须采购查验及索票索证，托幼机构应建立食品采购和验收记录。

5. 儿童食堂应当每日清扫、消毒，保持内外环境整洁。食品加工用具必须生熟标识明确、分开使用、定位存放。餐饮具、熟食盛器应在食堂或清洗消毒间集中清洗消毒，消毒后保洁存放。库存食品应当分类、注有标识、注明保质期、定位储藏。

6. 禁止加工变质、有毒、不洁、超过保质期的食物，不得制作和提供冷荤凉菜。留样食品应当按品种分别盛放于清洗消毒后的密闭专用容器内，在冷藏条件下存放48小时以上；每样品种不少于100克以满足检验需要，并作好记录。

7. 进餐环境应当卫生、整洁、舒适。餐前做好充分准备，按时进餐，保证儿童情绪愉快，培养儿童良好的饮食行为和卫生习惯。

（二）膳食营养。

1. 托幼机构应当根据儿童生理需求，以《中国居民膳食指南》为指导，参考"中国居民膳食营养素参考摄入量（DRIs）"和各类食物每日参考摄入量（见表），制订儿童膳食计划。

2. 根据膳食计划制订带量食谱，1～2周更换1次。食物品种要多样化且合理搭配。

3. 在主副食的选料、洗涤、切配、烹调的过程中，方法应当科学合理，减少营养素的损失，符合儿童清淡口味，达到营养膳食的要求。烹调食物注意色、香、味、形，提高儿童的进食兴趣。

4. 托幼机构至少每季度进行 1 次膳食调查和营养评估。儿童热量和蛋白质平均摄入量全日制托幼机构应当达到"DRIs"的 80％以上，寄宿制托幼机构应当达到"DRIs"的 90％以上。维生素 A、B1、B2、C 及矿物质钙、铁、锌等应当达到"DRIs"的 80％以上。三大营养素热量占总热量的百分比是蛋白质 12％～15％，脂肪 30％～35％，碳水化合物 50％～60％。每日早餐、午餐、晚餐热量分配比例为 30％、40％和 30％。优质蛋白质占蛋白质总量的 50％以上。

5. 有条件的托幼机构可为贫血、营养不良、食物过敏等儿童提供特殊膳食。不提供正餐的托幼机构，每日至少提供 1 次点心。

儿童各类食物每日参考摄入量

食物种类	1～3 岁	3～6 岁
谷类	100～150 克	180～260 克
蔬菜类	150～200 克	200～250 克
水果类	150～200 克	150～300 克
鱼虾类		40～50 克
禽畜肉类	100 克	30～40 克
蛋类		60 克
液态奶	350～500 毫升	300～400 毫升
大豆及豆制品	—	25 克
烹调油	20～25 克	25～30 克

资料来源：中国营养学会妇幼分会. 中国孕期、哺乳期妇女和 0～6 岁儿童膳食指南. 北京：人民卫生出版社，2010.

三、体格锻炼

（一）托幼机构应当根据儿童的年龄及生理特点，每日有组织地开展各种形式的体格锻炼，掌握适宜的运动强度，保证运动量，提高儿童身体素质。

（二）保证儿童室内外运动场地和运动器械的清洁、卫生、安全，做好场地布置和运动器械的准备。定期进行室内外安全隐患排查。

（三）利用日光、空气、水和器械，有计划地进行儿童体格锻炼。做好运动前的准备工作。运动中注意观察儿童面色、精神状态、呼吸、出汗量和儿童对锻炼的反应，若有不良反应要及时采取措施或停止锻炼；加强运动中的保护，避免运动伤害。运动后注意观察儿童的精神、食欲、睡眠等状况。

（四）全面了解儿童健康状况，患病儿童停止锻炼；病愈恢复期的儿童运动量要根据身体状况予以调整；体弱儿童的体格锻炼进程应当较健康儿童缓慢，时间缩短，并要对儿童运动反应进行仔细的观察。

四、健康检查

（一）儿童健康检查。

1. 入园（所）健康检查

（1）儿童入托幼机构前应当经医疗卫生机构进行健康检查，合格后方可入园（所）。

（2）承担儿童入园（所）体检的医疗卫生机构及人员应当取得相应的资格，并接受相关专业技术培训。应当按照《管理办法》规定的项目开展健康检查，规范填写"儿童入园（所）健康检查表"，不得违反规定擅自改变健康检查项目。

（3）儿童入园（所）体检中发现疑似传染病者应当"暂缓入园（所）"，及时确诊治疗。

（4）儿童入园（所）时，托幼机构应当查验"儿童入园（所）健康检查表"、"0～6岁儿童保健手册"、"预防接种证"。

发现没有预防接种证或未依照国家免疫规划受种的儿童，应当在30日内向托幼机构所在地的接种单位或县级疾病预防控制机构报告，督促监护人带儿童到当地规定的接种单位补证或补种。托幼机构应当在儿童补证或补种后复验预防接种证。

2. 定期健康检查

（1）承担儿童定期健康检查的医疗卫生机构及人员应当取得相应的资格。儿童定期健康检查项目包括：测量身长（身高）、体重，检查口腔、皮肤、心肺、肝脾、脊柱、四肢等，测查视力、听力，检测血红蛋白或血常规。

（2）1～3岁儿童每年健康检查2次，每次间隔6个月；3岁以上儿童每年健康检查1次。所有儿童每年进行1次血红蛋白或血常规检测。1～3岁儿童每年进行1次听力筛查；4岁以上儿童每年检查1次视力。体检后应当及时向家长反馈健康检查结果。

（3）儿童离开园（所）3个月以上需重新按照入园（所）检查项目进行健康检查。

（4）转园（所）儿童持原托幼机构提供的"儿童转园（所）健康证明"、"0～6岁儿童保健手册"可直接转园（所）。"儿童转园（所）健康证明"有效期3个月。

3. 晨午检及全日健康观察

（1）做好每日晨间或午间入园（所）检查。检查内容包括询问儿童在家有无异常情况，观察精神状况、有无发热和皮肤异常，检查有无携带不安全物品等，发现问题及时处理。

（2）应当对儿童进行全日健康观察，内容包括饮食、睡眠、大小便、精神状况、情绪、行为等，并作好观察及处理记录。

（3）卫生保健人员每日深入班级巡视2次，发现患病、疑似传染病儿童应当尽快隔离并与家长联系，及时到医院诊治，并追访诊治结果。

（4）患病儿童应当离园（所）休息治疗。如果接受家长委托喂药时，应当做好药品交接和登记，并请家长签字确认。

（二）工作人员健康检查。

1. 上岗前健康检查

（1）托幼机构工作人员上岗前必须按照《管理办法》的规定，经县级以上人民政府卫生行政部门指定的医疗卫生机构进行健康检查，取得《托幼机构工作人员健康合格证》后方可上岗。

（2）精神病患者或者有精神病史者不得在托幼机构工作。

2. 定期健康检查

（1）托幼机构在岗工作人员必须按照《管理办法》规定的项目每年进行 1 次健康检查。

（2）在岗工作人员患有精神病者，应当立即调离托幼机构。

（3）凡患有下列症状或疾病者须离岗，治愈后须持县级以上人民政府卫生行政部门指定的医疗卫生机构出具的诊断证明，并取得"托幼机构工作人员健康合格证"后，方可回园（所）工作。

1）发热、腹泻等症状；

2）流感、活动性肺结核等呼吸道传染性疾病；

3）痢疾、伤寒、甲型病毒性肝炎、戊型病毒性肝炎等消化道传染性疾病；

4）淋病、梅毒、滴虫性阴道炎、化脓性或者渗出性皮肤病等。

（4）体检过程中发现异常者，由体检的医疗卫生机构通知托幼机构的患病工作人员到相关专科进行复查和确诊，并追访诊治结果。

五、卫生与消毒

（一）环境卫生。

1. 托幼机构应当建立室内外环境卫生清扫和检查制度，每周全面检查 1 次并记录，为儿童提供整洁、安全、舒适的环境。

2. 室内应当有防蚊、蝇、鼠、虫及防暑和防寒设备，并放置在儿童接触不到的地方。集中消毒应在儿童离园（所）后进行。

3. 保持室内空气清新、阳光充足。采取湿式清扫方式清洁地面。厕所做到清洁通风、无异味，每日定时打扫，保持地面干燥。便器每次用后及时清洗干净。

4. 卫生洁具各班专用专放并有标记。抹布用后及时清洗干净，晾晒、干燥后存放；

拖布清洗后应当晾晒或控干后存放。

5. 枕席、凉席每日用温水擦拭，被褥每月曝晒 1～2 次，床上用品每月清洗 1～2 次。

6. 保持玩具、图书表面的清洁卫生，每周至少进行 1 次玩具清洗，每 2 周图书翻晒 1 次。

（二）个人卫生。

1. 儿童日常生活用品专人专用，保持清洁。要求每人每日 1 巾 1 杯专用，每人 1 床位 1 被。

2. 培养儿童良好卫生习惯。饭前便后应当用肥皂、流动水洗手，早晚洗脸、刷牙，饭后漱口，做到勤洗头洗澡换衣、勤剪指（趾）甲，保持服装整洁。

3. 工作人员应当保持仪表整洁，注意个人卫生。饭前便后和护理儿童前应用肥皂、流动水洗手；上班时不戴戒指，不留长指甲；不在园（所）内吸烟。

（三）预防性消毒。

1. 儿童活动室、卧室应当经常开窗通风，保持室内空气清新。每日至少开窗通风 2 次，每次至少 10～15 分钟。在不适宜开窗通风时，每日应当采取其他方法对室内空气消毒 2 次。

2. 餐桌每餐使用前消毒。水杯每日清洗消毒，用水杯喝豆浆、牛奶等易附着于杯壁的饮品后，应当及时清洗消毒。反复使用的餐巾每次使用后消毒。擦手毛巾每日消毒 1 次。

3. 门把手、水龙头、床围栏等儿童易触摸的物体表面每日消毒 1 次。坐便器每次使用后及时冲洗，接触皮肤部位及时消毒。

4. 使用符合国家标准或规定的消毒器械和消毒剂。环境和物品的预防性消毒方法应当符合要求。

六、传染病防控

（一）督促家长按免疫程序和要求完成儿童预防接种。配合疾病预防控制机构做好托幼机构儿童常规接种、群体性接种或应急接种工作。

（二）托幼机构应当建立传染病管理制度。托幼机构内发现传染病疫情或疑似病例后，应当立即向属地疾病预防控制机构（农村乡镇卫生院防保组）报告。

（三）班级老师每日登记本班儿童的出勤情况。对因病缺勤的儿童，应当了解儿童的患病情况和可能的原因，对疑似患传染病的，要及时报告给园（所）疫情报告人。园（所）疫情报告人接到报告后应当及时追查儿童的患病情况和可能的病因，以做到对传染病人的早发现。

（四）托幼机构内发现疑似传染病例时，应当及时设立临时隔离室，对患儿采取有效的隔离控制措施。临时隔离室内环境、物品应当便于实施随时性消毒与终末消毒，控制传染病在园（所）内暴发和续发。

（五）托幼机构应当配合当地疾病预防控制机构对被传染病病原体污染（或可疑污染）的物品和环境实施随时性消毒与终末消毒。

（六）发生传染病期间，托幼机构应当加强晨午检和全日健康观察，并采取必要的预防措施，保护易感儿童。对发生传染病的班级按要求进行医学观察，医学观察期间该班与其他班相对隔离，不办理入托和转园（所）手续。

（七）卫生保健人员应当定期对儿童及其家长开展预防接种和传染病防治知识的健康教育，提高其防护能力和意识。传染病流行期间，加强对家长的宣传工作。

（八）患传染病的儿童隔离期满后，凭医疗卫生机构出具的痊愈证明方可返回园（所）。根据需要，来自疫区或有传染病接触史的儿童，检疫期过后方可入园（所）。

七、常见病预防管理

（一）托幼机构应当通过健康教育普及卫生知识，培养儿童良好的卫生习惯；提供合理平衡膳食；加强体格锻炼，增强儿童体质，提高对疾病的抵抗能力。

（二）定期开展儿童眼、耳、口腔保健，发现视力低常、听力异常、龋齿等问题进行登记管理，督促家长及时带患病儿童到医疗卫生机构进行诊断及矫治。

（三）对贫血、营养不良、肥胖等营养性疾病儿童进行登记管理，对中重度贫血和营养不良儿童进行专案管理，督促家长及时带患病儿童进行治疗和复诊。

（四）对先心病、哮喘、癫痫等疾病儿童，及对有药物过敏史或食物过敏史的儿童进行登记，加强日常健康观察和保育护理工作。

（五）重视儿童心理行为保健，开展儿童心理卫生知识的宣传教育，发现心理行为问题的儿童及时告知家长到医疗保健机构进行诊疗。

八、伤害预防

（一）托幼机构的各项活动应当以儿童安全为前提，建立定期全园（所）安全排查制度，落实预防儿童伤害的各项措施。

（二）托幼机构的房屋、场地、家具、玩教具、生活设施等应当符合国家相关安全标准和规定。

（三）托幼机构应当建立重大自然灾害、食物中毒、踩踏、火灾、暴力等突发事件的应急预案，如果发生重大伤害时应当立即采取有效措施，并及时向上级有关部门报告。

（四）托幼机构应当加强对工作人员、儿童及监护人的安全教育和突发事件应急处理能力的培训，定期进行安全演练，普及安全知识，提高自我保护和自救的能力。

（五）保教人员应当定期接受预防儿童伤害相关知识和急救技能的培训，做好儿童安全工作，消除安全隐患，预防跌落、溺水、交通事故、烧（烫）伤、中毒、动物致伤等伤害的发生。

九、健康教育

（一）托幼机构应当根据不同季节、疾病流行等情况制订全年健康教育工作计划，并组织实施。

（二）健康教育的内容包括膳食营养、心理卫生、疾病预防、儿童安全以及良好行为习惯的培养等。健康教育的形式包括举办健康教育课堂、发放健康教育资料、宣传专栏、咨询指导、家长开放日等。

（三）采取多种途径开展健康教育宣传。每季度对保教人员开展 1 次健康讲座，每学期至少举办 1 次家长讲座。每班有健康教育图书，并组织儿童开展健康教育活动。

（四）做好健康教育记录，定期评估相关知识知晓率、良好生活卫生习惯养成、儿童健康状况等健康教育效果。

十、信息收集

（一）托幼机构应当建立健康档案，包括：托幼机构工作人员健康合格证、儿童入园（所）健康检查表、儿童健康检查表或手册、儿童转园（所）健康证明。

（二）托幼机构应当对卫生保健工作进行记录，内容包括：出勤、晨午检及全日健康观察、膳食管理、卫生消毒、营养性疾病、常见病、传染病、伤害和健康教育等记录。

（三）工作记录和健康档案应当真实、完整、字迹清晰。工作记录应当及时归档，至少保存 3 年。

（四）定期对儿童出勤、健康检查、膳食营养、常见病和传染病等进行统计分析，掌握儿童健康及营养状况。

（五）有条件的托幼机构可应用计算机软件对儿童体格发育评价、膳食营养评估等卫生保健工作进行管理。

0～6岁儿童发展的里程碑：儿童发育异常的自查手册

一、从出生到1个月，孩子将这样逐渐成长

头可以从一边转向另一边；醒着时，目光能追随距眼睛20厘米左右的物体；在新生儿身边摇响铃，孩子的手脚会向中间抱紧；与陌生人的声音相比，婴儿更喜欢听母亲的声音；能分辨味道，喜欢甜味；对气味有感觉，当闻到难闻的气味时会转开头；当听到轻音乐、人的说话声时会安静下来；会微笑，会模仿人的表情。

有以下状况，请赶快送孩子去看医生：

对大的声音没有反应，对强烈的光线没有反应，不能轻松地吸吮或吞咽，身高、体重不增加。

二、从1～3个月，孩子将这样逐渐成长

俯卧时能抬头，抱坐时头稳定；能把小手放进嘴里，能手握手；喜欢看妈妈的脸，看到妈妈就高兴；眼睛盯着东西看；会笑出声，会叫，能应答性发声；能以不同的哭声表达不同的需要；喜欢让熟悉的人抱，吃奶时发出高兴的声音。

有以下状况，请赶快送孩子去看医生：

孩子的身高、体重和头围不能逐渐增加；不能对别人微笑；两只眼睛不能同时跟随移动的物体；不能转头找到发出声音的来源；抱坐时，头不能稳定。

三、从4～6个月，孩子将这样逐渐成长

能翻身，靠着东西能坐或能独坐；会紧握铃铛，主动拿玩具，拿着东西就放嘴里咬；玩具能在两只手间交换；喜欢玩脚和脚指头；喜欢看颜色鲜艳的东西，会盯着移动的物体看；会大声笑，会自己发出"o""a"等声音，喜欢别人跟他说话；开始认生，认识亲近的人，见生人就哭；会故意扔摔东西；喜欢与大人玩"藏猫猫"游戏；对周围各种东西都感兴趣；能区别别人说话的口气，受到批评会哭；有明显的害怕、焦虑、哭闹等反应。

有以下状况，请赶快送孩子去看医生：

不会用手抓东西，体重、身高不能逐渐增长，不会翻身，不会笑。

四、从7～9个月，孩子将这样逐渐成长

能自己坐，扶着大人或床沿能站立，扶着大人的手能走几步；会爬；能用一个玩具敲打另一个玩具；能用手抓东西吃，能用拇指、食指捏起细小物品；能发出"ba ba"等音；能听懂大人的一些话，如听到"爸爸"这个词时能把头转向爸爸；喜欢要人抱，会对着镜子中的自己笑；学拍手，能按大人的指令用手指出灯、门等常见物品等；大人表扬自己时有高兴的表示；喜欢与大人玩"藏猫猫"的游戏。

有以下状况，请赶快送孩子去看医生：

不能用拇指和食指捏取东西，对新奇的声音或不寻常的声音不感兴趣，不能独坐，不会吞咽菜泥、饼干等固体食物。

五、从10～12个月，孩子将这样逐渐成长

长出6～8颗乳牙；能熟练地爬；扶着家具或别的东西能走；能滚皮球；喜欢反复拾起东西再扔掉；会找到藏起来的东西，喜欢玩藏东西的游戏；理解一些简单的指令，如拍手和"再见"；会用面部表情、手势、单词与大人交流，如：微笑、拍手、伸出一个手指表示1岁等，会随着音乐做动作；能配合大人穿脱衣服；会搭1～2块积木；能模仿叫"爸爸""妈妈"；喜欢跟小朋友一起玩。

有以下状况，请赶快送孩子去看医生：

当快速移动的物体靠近眼睛时，不会眨眼；还没有开始长牙；不会模仿简单的声音；不能根据简单的口令做动作，如"再见"等；不能和父母、家人友好地玩。

六、从1岁到1岁半，孩子将这样逐渐成长

有8～14颗乳牙；能独站、独走、蹲下再起来，会抬一只脚做踢的动作；走路时能推、拉或者搬运玩具；能玩简单的打鼓、敲瓶等音乐器械；能重复一些简单的声音或动作；能听懂和理解一些话，能说出自己的名字；喜欢听儿歌、故事，听大人的指令能指出书上相应的东西；能用一二个字表达自己的意愿；能从杯子中取出或放进小玩具；能有意识地叫"爸爸""妈妈"；能辨别家人的称谓和家庭里熟悉的东西；能认出镜子中的自己；能堆起2～3块积木；能自己用杯子喝水，用勺吃饭；能指出身体的各个部位；能短时间和小朋友一起玩。

有以下状况，请赶快送孩子去看医生：

囟门仍较大；不能表现多种情感：愤怒、高兴、恐惧；不会爬；不会独站。

七、从 1 岁半到 2 岁，孩子将这样逐渐成长

能向后退着走；能扶栏杆上下楼梯；在大人照顾下，能在宽的平衡木上走；在大人帮助下，能自己用勺吃饭；能踢球、扔球；喜爱童谣、歌曲、短故事和手指游戏；模仿大人，试图拉开和闭合普通的拉链；模仿做家务（如，给干活的大人拿个小凳子，大人做面食时跟着捏）；能手口一致说出身体各部位的名称；能主动表示想大小便；知道并运用自己的名字，如，"宝宝要"；能自己洗手；会说 3 个字的短句；喜欢看书，学着大人的样子翻书；模仿折纸，能试图堆 4～6 块积木；能识 2 种颜色，能识简单形状。如圆、方块、三角等；喜欢玩沙、玩水；能认出照片上的自己，笑或用手指；表现出多种情感（同情、爱、不喜欢等）。

有以下状况，请赶快送孩子去看医生：

不会独立走路；不试着讲话或者重复词语；对一些常用词不理解；对简单的问题，不能用"是"或"不是"回答。

八、从 2 岁到 3 岁，孩子将这样逐渐成长

乳牙出齐 20 颗；会骑三轮车；能两脚并跳；能爬攀登架；能独自绕过障碍物（如，门槛）；能用手指捏细小的物体，能解开和扣上衣服上的大纽扣，会折纸、洗手会擦干；能走较宽的平衡木；能自己上下楼梯；会拧开或拧紧盖子；能握住大的蜡笔在大纸上涂鸦，如玩沙、玩水；开始有目的地运用东西，如，把一块积木当做一艘船到处推；能把物体进行简单的分类，如，把衣服和鞋子分开；熟悉主要交通工具及常见动物；说出图画书上东西的名称；喜欢有人给他念书，能一页一页地翻书，并假装"读书"；能说出 6～10 个词的句子，能比较准确地使用"你""我""他"；脾气不稳定，没有耐心，很难等待或者轮流做事；喜欢"帮忙"做家务；爱模仿生活中的活动，如，喂玩具娃娃吃饭；喜欢和别的孩子一起玩，相互模仿言行。

有以下状况，请赶快送孩子去看医生：

不能自如地走，经常会摔倒；不能在成人帮助下爬台阶；不能提问题；不能指着熟悉的物品并说出它的名称；不能说 2～3 个字的句子；不能根据一个特征把熟悉的物品分类，如，把吃的东西和玩具分开；不喜欢和小朋友玩。

九、从 3 岁到 4 岁，孩子将这样逐渐成长

能交替迈步上下楼梯；能倒着走，能原地蹦跳；能短时间单脚站立；能画横线、竖线、圆圈；喜欢堆积木；认真听适合他年龄的故事，喜欢看书；认识三角形，圆形，正方

形；至少能说出红、黄、蓝色的名称；能用简短的话表达自己的愿望和要求；问越来越多的问题，"是什么""为什么"等；能简单讲述看到和发生的事情；能记住家人的姓名、单位、电话和家庭住址等；能使用筷子、勺等餐具，能独立进餐；知道家里常用物品的位置；能独立穿衣；能按"吃的""穿的""用的"将物品分类；能用手指着东西数数；能与他人友好相处，懂得一些简单的规则，但常常不能坚持做；能参加一些简单的游戏和小组活动；会表达恐惧、喜欢等强烈的感觉；非常重视看护自己的玩具；有时会变得有侵略性，如，抢玩具，把玩具藏起来。

有以下状况，请赶快送孩子去看医生：

听不懂别人说的话；不能说出自己的名字和年龄，不能说 3～4 个字的句子；不能自己一个人玩三四分钟；不会原地跳。

十、从 4 岁到 5 岁，孩子将这样逐渐成长

能熟练地单脚跳；能沿着一条直线行走；能轻松地起跑、停下、绕过障碍物；能正确地握笔，能画出简单的图形和人物；能串较小的珠子；认识 10 以内的数；能按照物体的颜色、形状等特征分类并进行有规律的排列；能独自看懂并说出简单图画的意思；喜欢听有情节的故事、猜谜语；理解日常生活的顺序："我早上起床，穿衣服，刷牙，然后上幼儿园"；能回答"谁""为什么""多少个"等问题；能说比较复杂的话，如，"我还没看清楚猫的颜色，它就跑过去了"；能比较清楚地表达自己的意愿；能努力控制自己的情绪，不乱发脾气，但有时会因为小挫折（如，搭积木无法搭成自己想要的形状）而发脾气；喜欢与小伙伴玩；开始有"最好"的朋友，乐于参加集体活动；喜欢大人的表扬，对取得的成绩很骄傲。

有以下状况，请赶快送孩子去看医生：

无法说出自己的全名；无法辨认简单的形状：圆形、正方形、三角形；说出的话别人听不懂；不能单脚跳跃；不能独立上厕所，不能控制大小便，经常尿裤子。

十一、从 5 岁到 6 岁，孩子将这样逐渐成长

学习交替单脚跳；会翻跟头；能快速、熟练地骑三轮车或有轮子的玩具；能使用笔，能画许多形状和写简单的汉字；能用各种图形的材料拼图；能把各种各样的物体分类，能按从短到长、从小到大等顺序为物体排序；数数能数到 20 或 20 以上，许多孩子能数到100；能把时间和日常生活联系起来：如"5 点钟了，该看电视了"；能辨认一元、五元等钱币；能边看图画，边讲熟悉的故事；能正确地转告简短的口信，能接电话；喜欢伙伴，经常会有一两个要好的伙伴；能与小朋友分享玩具、轮流玩、一起玩；爱参加团体游戏和活动；情感丰富、关心别人，尤其是对比自己年龄小的孩子、受伤的孩子和动物特别体

贴；有更强的自我约束能力；情绪大起大落的情况减少。

有以下状况，请赶快送孩子去看医生：

不能交替迈步上下楼梯；不能安静地听完一个 5～7 分钟的小故事；不能独立地完成一些自理技能，如刷牙、洗手等。

0～6 岁孩子身高（身长）、体重参考表

年龄		体重（公斤）				身长（厘米）			
		男孩		女孩		男孩		女孩	
年	月	下等	上等	下等	上等	下等	上等	下等	上等
0	0	2.5	4.3	2.5	4.0	45.9	55.1	45.6	54.2
	1	2.9	5.6	2.8	5.1	49.7	59.5	49.0	58.1
	3	4.1	7.7	3.9	7.0	55.8	66.4	54.6	64.5
	6	5.9	9.8	5.5	9.0	62.4	73.2	60.6	71.2
	9	7.2	11.3	6.6	10.5	67.0	77.6	65.0	75.9
1	0	8.1	12.4	7.4	11.6	70.7	81.5	68.6	80.0
	6	9.1	13.9	8.5	13.1	76.3	88.5	74.8	87.1
2	0	9.9	15.2	9.4	14.5	80.9	94.4	49.9	93.0
	6	10.8	16.4	10.3	15.9	85.4	99.2	84.5	98.1
3		11.4	18.3	11.2	18.0	87.3	102.5	86.5	101.4
4		12.9	20.8	12.6	20.7	94.4	111.5	93.5	109.7
5		14.4	23.5	13.8	23.2	100.7	119.1	99.5	117.2
6		16.0	26.6	15.0	26.2	106.4	125.8	104.8	124.5

身高（身长）、体重记录卡

测量日期	实足年龄	体重（公斤）		身长（厘米）	
		本次	与上次比较	本次	与上次比较

注：正常的测量值应在上等和下等之间。如同年龄、性别的孩子，体重测量值在上等和下等之间为正常，小于下等为体重不足，大于上等为超重；同年龄、性别的孩子，身高测量值在上等和下等之间为正常，小于下等为生长迟缓，大于上等为异常。当孩子发育不正常时，应请医生查明原因，及时治疗。

常用食物营养成分表（每100克）

名称	能量（千卡）	水分（克）	蛋白质（克）	脂肪（克）	碳水化合物（克）	钾（毫克）	钠（毫克）	钙（毫克）	磷（毫克）	胆固醇（毫克）
稻米（梗标二）	384	13.2	8.0	0.6	77.7	78	0.9	3	99	0
稻米（甲籼标一）	351	12.3	8.8	1.0	76.8	124	1.9	10	141	0
挂面（精白粉）	347	12.7	9.6	0.6	75.7	122	110.6	21	112	0
小麦粉（标准粉）	344	12.7	11.2	1.5	71.5	190	3.1	31	188	0
小麦粉特一	350	12.7	10.3	1.1	74.6	128	2.7	27	114	0
小米	358	11.6	9.0	3.1	73.5	284	4.3	41	229	0
燕麦片	367	9.2	15.0	6.7	61.6	214	3.7	186	291	0
油条	386	21.8	6.9	17.6	50.1	227	585.2	6	77	0
面条（煮，富强粉）	109	72.6	2.7	0.2	24.2	15	26.9	4	25	0
米饭（蒸，籼米）	114	71.1	2.5	0.2	25.6	21	1.7	6	0	0
米饭（蒸，梗米）	117	70.6	2.6	0.3	26.0	39	3.3	7	62	0
米粥（梗米）	46	88.6	1.1	0.3	9.8	13	2.8	7	20	0
小米粥	46	89.3	1.4	0.7	8.4	19	4.1	10	32	0
馒头（蒸，标准粉）	233	40.5	7.8	1.0	48.3	129	165.2	18	136	0
馒头（蒸，富强粉）	208	47.3	6.2	1.2	43.2	146	165.0	58	78	0
烧饼（糖）	302	25.9	8.0	2.1	62.7	122	62.5	51	105	0
油饼	399	24.8	7.9	22.9	40.4	106	572.5	46	124	0
玉米（黄）	335	13.2	8.7	3.8	66.6	300	3.3	14	218	0
玉米（鲜）	106	71.3	4.0	1.2	19.9	238	1.1	0	117	0
豆腐干	140	65.2	16.2	3.6	10.7	140	76.5	308	273	0
豆浆粉	422	1.5	19.7	9.4	64.6	771	26.4	101	253	0
黄豆（大豆）	359	10.2	35.1	16.0	18.6	1 503	2.2	191	465	0
绿豆	316	12.3	21.6	0.8	55.6	787	3.2	81	337	0
扁豆	37	88.3	2.7	0.2	6.1	178	3.8	38	54	0

续前表

名称	能量（千卡）	水分（克）	蛋白质（克）	脂肪（克）	碳水化合物（克）	钾（毫克）	钠（毫克）	钙（毫克）	磷（毫克）	胆固醇（毫克）
蚕豆	104	70.2	8.8	0.4	16.4	391	4.0	16	200	0
黄豆芽	44	88.8	4.5	1.6	3.0	160	7.2	21	74	0
豇豆（长）	29	90.8	2.7	0.2	0.2	4.0	145	4.6	42	50
绿豆芽	18	94.6	2.1	0.1	2.1	68	4.4	9	37	0
四季豆（菜豆）	28	91.3	2.0	0.4	4.2	123	8.6	42	51	0
豌豆	105	70.2	7.4	0.3	18.2	332	1.2	21	127	0
豆腐	81	82.8	8.1	3.7	3.8	125	7.2	164	119	0
豆腐干	140	65.2	16.2	3.6	10.7	140	76.5	308	273	0
豆浆	13	96.4	1.8	0.7	0	48	3.0	10	30	0
豆奶	30	94.0	2.4	1.5	1.8	92	3.2	23	35	0
腐竹	459	7.9	44.6	21.7	21.3	553	26.5	77	284	0
素鸡	192	64.3	16.5	12.5	3.3	42	373.8	319	180	0
荸荠（马蹄、地栗）	59	83.6	1.2	0.2	13.1	306	15.7	4	44	0
慈菇（乌芋，白地果）	94	73.6	4.6	0.2	18.5	707	39.1	14	157	0
甘薯（山芋，红薯）	99	73.4	1.1	0.2	23.1	130	28.5	23	39	0
胡萝卜（红）	37	89.2	1.0	0.2	7.7	190	71.4	32	27	0
胡萝卜（黄）	43	87.4	1.4	0.2	8.9	193	25.1	32	16	0
芥菜头（大头菜）	33	89.6	1.9	0.2	6.0	243	65.6	65	36	0
凉薯（地瓜）	55	85.2	0.9	0.1	12.6	111	5.5	21	24	0
萝卜（白）	20	93.4	0.9	0.1	4.0	173	61.8	36	26	0
萝卜（红）	56	91.6	1.2	0.1	5.2	167	68.0	45	33	0
马铃薯（土豆，洋芋）	76	79.8	2.0	0.2	16.5	342	2.7	8	40	0
藕	70	80.5	1.9	0.2	15.2	243	44.2	39	58	0
玉蔓青	30	90.8	1.3	0.2	5.7	190	29.8	25	46	0
芋头（芋艿）	79	78.6	2.2	0.2	17.1	378	33.1	36	55	0
竹笋	19	92.8	2.6	0.2	1.8	389	0.4	9	64	0
菠菜	24	91.2	2.6	0.3	2.8	311	85.2	66	47	0
大葱（鲜）	30	91.0	1.7	0.2	5.2	144	4.8	29	38	0
大蒜（蒜头）	126	66.6	4.5	0.2	26.5	302	19.6	39	117	0
茴香菜（小茴香）	24	91.2	2.5	0.4	2.6	149	186.3	154	23	0
茭白	23	92.2	1.2	0.2	4.0	209	5.8	4	36	0
金针菜（黄花菜）	199	40.3	19.4	1.4	27.2	610	59.2	301	216	0
韭菜	26	91.8	2.4	0.4	3.2	247	8.1	42	38	0
韭芽（韭黄）	22	93.2	2.3	0.2	2.7	192	6.9	25	48	0
芹菜（茎）	20	93.1	1.2	0.2	3.3	206	159.0	80	38	0
芹菜（叶）	31	89.4	2.6	0.6	3.7	137	83.0	40	64	0
生菜（花叶）	13	95.8	1.3	0.3	1.3	170	32.8	34	27	0
蒜苗（蒜苔）	37	88.9	2.1	0.4	6.2	226	5.1	29	44	0

续前表

名称	能量（千卡）	水分（克）	蛋白质（克）	脂肪（克）	碳水化合物（克）	钾（毫克）	钠（毫克）	钙（毫克）	磷（毫克）	胆固醇（毫克）
茼蒿	21	93	1.9	0.3	2.7	220	161.3	73	36	0
莴苣笋（莴苣）	14	95.5	1.0	0.1	2.2	212	36.5	23	48	0
芥菜（青）	25	90.2	2.8	0.3	2.8	207	32.4	187	59	0
香椿（香棒头）	47	85.2	1.7	0.4	1.8	172	4.6	96	147	0
大白菜（青白口）	15	95.1	1.4	0.1	2.1	90	48.4	35	28	0
大白菜（小白口）	14	95.2	1.3	0.1	1.9	137	34.8	45	35	0
小白菜（青菜，白菜）	15	94.5	1.5	0.3	1.6	178	73.5	90	36	0
雪里红	24	91.5	2.0	0.4	3.1	281	30.5	230	47	0
油菜	23	92.9	1.8	0.5	2.7	210	55.8	108	39	0
圆白菜（卷心菜）	22	93.2	1.5	0.2	3.6	124	27.2	49	26	0
菜瓜（生瓜，白瓜）	18	95.0	0.6	0.2	3.5	136	1.6	20	14	0
冬瓜	11	96.6	0.4	0.2	1.9	78	1.8	19	12	0
黄瓜（胡瓜）	15	95.8	0.8	0.2	2.4	102	4.9	24	24	0
苦瓜（凉瓜）	19	93.4	1.0	0.1	3.5	256	2.5	14	35	0
丝瓜	20	94.3	1.0	0.2	3.6	115	2.6	14	29	0
西瓜	34	91.2	0.5	0	7.9	79	4.2	10	13	0
西葫芦	18	94.9	0.8	0.2	3.2	92	5.0	15	17	0
番茄（西红柿）	19	94.4	0.9	0.2	3.5	163	5.0	10	2	0
辣椒（尖，青）	23	91.9	1.4	0.3	3.7	209	2.2	15	3	0
茄子	21	93.4	1.1	0.2	3.6	142	5.4	24	2	0
干海带（昆布）	77	70.5	1.8	0.1	17.3	761	327.4	348	52	0
鲜蘑菇	20	92.4	2.7	0.1	2.0	312	8.3	6	94	0
黑木耳（云耳）	205	15.5	12.1	1.5	35.7	757	48.5	247	292	0
白木耳（银耳）	200	14.6	10.0	1.4	36.9	1 588	82.1	36	369	0
香菇（干）	211	12.3	20.0	1.2	30.1	464	11.2	83	258	0
紫菜	207	12.7	26.7	1.1	22.5	1 796	710.5	264	350	0
菠萝（凤梨）	41	88.4	0.5	0.1	9.5	113	0.8	12	9	0
草莓	30	91.3	1.0	0.2	6.0	131	4.2	18	27	0
橙	47	87.4	0.8	0.2	10.5	159	1.2	20	22	0
桂圆（鲜）	70	81.4	1.2	0.1	16.2	248	3.9	6	30	0
桔（芦柑）	43	88.5	0.6	0.2	9.7	54	1.3	45	25	0
李（玉皇李）	36	90.0	0.7	0.2	7.8	144	3.8	8	11	0
梨（鸭梨）	43	88.3	0.2	0.2	10.0	77	1.5	4	14	0
荔枝（鲜）	70	81.9	0.9	0.2	16.1	151	1.7	2	24	0
柠檬	35	91.0	1.1	1.2	1.9	209	1.1	101	22	0
苹果（红富士苹果）	45	86.9	0.7	0.4	9.6	115	0.7	3	11	0
苹果（国光苹果）	54	85.9	0.3	0.3	12.5	83	1.3	8	14	0
葡萄	37	88.5	0.4	0.2	8.5	119	1.5	17	13	0

续前表

名称	能量（千卡）	水分（克）	蛋白质（克）	脂肪（克）	碳水化合物（克）	钾（毫克）	钠（毫克）	钙（毫克）	磷（毫克）	胆固醇（毫克）
香蕉	91	75.8	1.4	0.2	20.8	256	0.8	7	28	0
柚（文旦）	41	89.0	0.8	0.2	9.1	119	3.0	4	24	0
葵花子（炒）	616	2.0	22.6	52.8	12.5	491	322.0	72	564	0
杏仁	514	5.6	24.7	44.8	2.6	106	7.1	71	27	0
牛肉（五花肋条）	123	75.1	18.6	5.4	0	217	66.6	19	120	84
牛肉（后腿）	98	77.1	19.8	2.0	0.1	236	30.6	7	194	84
羊肉（肥瘦）	198	66.9	19.0	14.1	0	232	80.6	6	146	92
羊肉（瘦）	118	74.2	20.5	3.9	0.2	403	69.4	9	196	60
猪肉（后臀尖）	331	55.1	14.6	30.8	0	178	57.5	5	130	79
猪肉（里脊，脊背）	155	70.3	20.2	7.9	0.7	317	43.2	6	184	79
猪小排（排骨）	278	58.1	16.7	23.1	0.7	230	62.6	14	135	146
鸡	167	69.0	19.3	9.4	1.3	251	63.3	9	156	146
鸭（北京填鸭）	424	45.0	9.3	41.3	3.9	139	45.5	15	149	96
牛奶	54	89.8	3.0	3.2	3.4	109	37.2	104	73	15
牛乳粉（全脂）	478	2.3	20.1	21.2	51.7	449	260.1	676	469	110
酸奶	72	84.7	2.5	2.7	9.3	150	39.8	118	85	15
鸡蛋（白皮）	138	75.8	12.7	9.0	1.5	98	94.7	48	176	585
鸡蛋（红皮）	156	73.8	12.8	11.1	1.3	121	125.7	44	182	585
草鱼	112	77.3	16.6	5.2	0	312	46.0	38	203	86
大黄鱼	96	77.7	17.7	2.5	0.8	260	120.3	53	174	86
带鱼	127	73.3	17.7	4.9	3.1	280	150.1	28	191	76
鲫鱼	108	75.4	17.1	2.7	3.8	290	41.2	79	193	130
黄鳝	89	78.0	18	1.4	1.2	263	70.2	42	206	126
鲢鱼	102	77.8	17.8	3.6	0	277	57.5	53	190	99
鲤鱼	109	76.7	17.6	4.1	0.5	334	53.7	50	204	84
鳊鱼	135	73.1	18.3	6.3	1.2	215	41.1	89	188	0
黑鱼（乌鱼）	85	78.7	195	1.2	0	313	48.8	152	232	0
泥鳅	96	76.6	17.9	2.0	1.7	299	28.0	2.9	302	136
青鱼（青混）	116	73.9	20.1	4.2	0.2	325	47.4	31	184	108
小黄鱼	99	77.9	17.9	3.0	0.1	228	103.0	78	188	74
蚌肉	71	80.8	15.0	0.9	0.8	6	6.1	190	300	148
鲜贝	77	80.3	15.7	0.5	2.5	226	120.0	28	166	116
鱿鱼（水浸）	75	81.4	18.3	0.8	0	16	134.7	43	60	0
河虾	84	78.1	16.4	2.4	0	329	133.8	325	186	240
龙虾	90	77.6	18.9	1.1	1.0	257	190.0	21	221	121
蟹（河蟹）	103	75.8	17.5	2.6	2.3	181	193.5	126	182	267
蜂蜜	321	22.0	0.4	1.9	75.6	28	0.3	4	3	0
红糖	389	1.9	0.7	0	96.6	240	18.3	157	11	0

续前表

名称	能量（千卡）	水分（克）	蛋白质（克）	脂肪（克）	碳水化合物（克）	钾（毫克）	钠（毫克）	钙（毫克）	磷（毫克）	胆固醇（毫克）
巧克力	586	1.0	4.3	40.1	51.9	111.8	111	56	114	0
淀粉（蚕豆）	341	14.1	0.5	微	84.8	10	18.2	36	29	0
淀粉（土豆粉）	337	12.0	1.2	0.5	82.0	8	4.7	0	23	0
淀粉（团粉，芡粉）	346	12.6	1.5	0	85.0	16	13.3	34	25	0
淀粉（玉米）	345	13.5	1.2	0.1	84.9	8	6.3	18	25	0
粉皮	64	84.3	0.2	0.3	15.0	15	3.9	5	2	0
粉条	337	14.3	0.5	0.1	83.6	18	9.6	35	23	0
粉丝	335	15.0	0.8	0.2	82.6	18	9.3	31	16	0
凉粉	37	90.5	0.2	0.3	8.3	5	2.8	9	1	0
藕粉	372	6.4	0.2	0	92.9	35	10.8	8	9	0
豆油	899	0.1	0	99.9	0	3	5.1	18	1	0
牛油（炼）	898	0.2	0	99.7	0.1	0	0	0	0	135
色拉油	898	0.2	0	099.8	0	3	5.1	18	1	0
芝麻油（香油）	0	898	0.1	0	99.7	0.2	1.1	9	4	0
猪油（炼）	897	0.2	99.6	0.2	0	0	0	0	0	93
芝麻酱	618	0.3	19.2	52.7	5.1	342	0	1170	48	0

图书在版编目（CIP）数据

幼儿卫生学/李姗泽主编. --北京：中国人民大
学出版社，2021.3
21世纪学前教师教育系列教材/朱家雄总主编
ISBN 978-7-300-28934-2

Ⅰ.①幼⋯ Ⅱ.①李⋯ Ⅲ.①婴幼儿卫生-幼儿师范
学校-教材 Ⅳ.①R174

中国版本图书馆 CIP 数据核字（2021）第 008370 号

21世纪学前教师教育系列教材
总主编 朱家雄
幼儿卫生学
主　编　李姗泽
副主编　蒋　希
Youer Weishengxue

出版发行	中国人民大学出版社			
社　　址	北京中关村大街31号		邮政编码	100080
电　　话	010－62511242（总编室）		010－62511770（质管部）	
	010－82501766（邮购部）		010－62514148（门市部）	
	010－62515195（发行公司）		010－62515275（盗版举报）	
网　　址	http://www.crup.com.cn			
经　　销	新华书店			
印　　刷	北京七色印务有限公司			
规　　格	185 mm×260 mm　16 开本		版　次	2021年3月第1版
印　　张	21.75		印　次	2021年3月第1次印刷
字　　数	407 000		定　价	48.00元

版权所有　侵权必究　　印装差错　负责调换

教 学 支 持 说 明

（教学课件）

　　中国人民大学出版社教育学科秉承"出教材学术精品，育人文社科英才"的出版宗旨，多年来，出版了大批高质量的教育学、小学教育、学前教育专业教材和学术著作。

　　我们为本教材制作了相应的 PPT 教学课件，任何一位采用本书作为授课教材的教师均可免费获得该课件。为了确保该课件仅为授课教师获得，烦请您填写如下材料，并将相关信息通过 E-mail 发送给我们，我们将在收到相关信息后通过 E-mail 给您发送该课件。欢迎您加入我们的 QQ 群（教育新视野交流群，群号为 159813080），或登录我社官方网站（www. crup. com. cn），注册并认证成为教师会员，以获得更好的服务。

　　我们的联系方式：

　　地址：（100872）北京市中关村大街甲 59 号文化大厦 1202 室

　　　　　中国人民大学出版社

　　电话：（010）82502724　62514775（传真）

　　E-mail：ggglcbfs@vip. 163. com

　　QQ 群：159813080

　　兹证明＿＿＿＿＿＿＿＿大学/学院＿＿＿＿＿＿＿院/系＿＿＿＿＿＿专业＿＿＿＿＿＿学年第＿＿＿＿＿＿学期开设的＿＿＿＿＿＿＿＿＿课程，采用中国人民大学出版社出版的＿＿＿＿＿＿＿＿＿＿＿＿＿＿＿＿＿＿＿＿＿＿＿（书名、作者）作为本课程教材。授课教师为＿＿＿＿＿＿＿＿，授课班级共＿＿＿＿＿个、学生＿＿＿＿＿人。授课教师需要与本书配套的教学课件。

　　联 系 人：＿＿＿＿＿＿＿＿＿＿＿＿＿＿＿＿

　　通信地址：＿＿＿＿＿＿＿＿＿＿＿＿＿＿＿＿

　　邮　　编：＿＿＿＿＿＿＿＿＿＿＿＿＿＿＿＿

　　电　　话：＿＿＿＿＿＿＿＿＿＿＿＿＿＿＿＿

　　E-mail：＿＿＿＿＿＿＿＿＿＿＿＿＿＿＿＿＿

　　　　　　　　　　　　　　　　系/院主任：＿＿＿＿＿＿＿＿（签字）

　　　　　　　　　　　　　　　　（系/院办公室章）

　　　　　　　　　　　　　　　　＿＿＿＿＿＿年＿＿＿＿月＿＿＿日